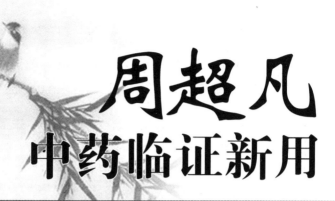

周超凡
中药临证新用

主　审　周超凡

主　编　刘　颖

副主编　郑好飞　姜秀新

编　委　杨巧丽　杨　星　王　燕　邹　雯
　　　　程红霞　高国建　咸庆飞

人民卫生出版社

图书在版编目（CIP）数据

周超凡中药临证新用 / 刘颖主编. —北京：人民卫生出版社，2016

ISBN 978-7-117-22446-8

Ⅰ. ①周… Ⅱ. ①刘… Ⅲ. ①中药学 Ⅳ. ①R28

中国版本图书馆 CIP 数据核字（2016）第 084354 号

人卫社官网　www.pmph.com		出版物查询，在线购书
人卫医学网　www.ipmph.com		医学考试辅导，医学数据库服务，医学教育资源，大众健康资讯

周超凡中药临证新用

主　　编：刘　颖
出版发行：人民卫生出版社（中继线 010-59780011）
地　　址：北京市朝阳区潘家园南里 19 号
邮　　编：100021
E - mail：pmph @ pmph.com
购书热线：010-59787592　010-59787584　010-65264830
印　　刷：三河市博文印刷有限公司
经　　销：新华书店
开　　本：710×1000　1/16　　印张：13
字　　数：240 千字
版　　次：2016 年 5 月第 1 版　2019 年 6 月第 1 版第 2 次印刷
标准书号：ISBN 978-7-117-22446-8/R · 22447
定　　价：30.00 元

打击盗版举报电话：010-59787491　E-mail: WQ @ pmph.com
（凡属印装质量问题请与本社市场营销中心联系退换）

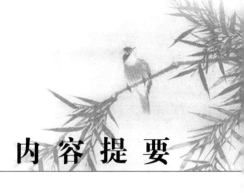

内容提要

　　本书是作者在跟随周超凡教授学习出诊,聆听其口传、笔授时的记录,经收集整理编辑而成。书中主要记录了周教授在临床中常用的百余种中药,在传统中医药理论基础上,总结临证使用的特点和方法。为方便读者学习记忆和临床使用,本书整理了周教授多年总结的百味中药歌诀和相关的汤头歌诀。

　　周教授中医家学渊源深厚,药理学知识丰富,结合自己半个多世纪的科研与医疗实践,深入挖掘了多种中药的不同功用,经临床验证为安全有效。其中有些内容教科书中尚少记载,或语焉不详,在一定程度上丰富了临证使用内容,故取名中药新用。

　　本书收录的中药有百余种,按照药味功能主治进行分类,方便读者参阅,可供临床中医师、中药师和中西医结合医师、高等中医药院校师生及中医药爱好者等参考。

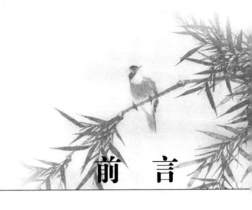

前　言

　　周超凡教授是中国中医科学院研究员，主任医师，当代著名中医药学家，曾为第七、八、九、十届全国政协委员，第五、六、七、八、九届中华人民共和国药典委员会委员、执行委员、中医专业委员会主任，2005年度《中华人民共和国药典临床用药须知》（中药卷）副主编。作为第十届《中华人民共和国药典》特别顾问，为中药的规范与发展尽心尽力。1992年获得国务院特殊津贴，2012年12月23日，国家药典委员会授予周超凡教授"中国药典发展卓越成就奖"。

　　中国医药学是个伟大的宝库。周教授在中药药性理论、中药药化、药理毒理以及中药不良反应等方面造诣颇深。我们在聆听其口传身授的过程中，注重学习和总结他临证用药的经验，发现一些中药的使用经验，这些内容在过去出版的中医药著作中是未曾见到或语焉不详的，通过临床验证安全有效。因此，我们将这些内容收集整理成册，便于临床医生参考应用。

　　本书根据百余种药味功能主治分为十七大类，每一类选择具有代表性的药物用诗歌的方式记录了周教授对其的独特见解，如山楂是常用消食药，本书中记载了周教授用于脑瘤、癫痫以及白喉的治疗经验，如"痰湿蕴结脑瘤生，山楂健脾化痰湿"；"癫痫常因痰瘀生，化痰祛瘀山楂襄"；"白喉化浊消假膜，预防窒息助康复"。并附这百味中药歌诀和与其相关的汤头歌诀，这些歌诀与传统方剂学记载不同，完全按照君臣佐使顺序排列，君药排第一位，并且点明了每一味药的功效，便于读者掌握和运用。

　　周教授非常重视中药治疗剂量，对于中药超大剂量应用，周教授认为要注意以下几点：①适应证要准确；②药物剂量最好要逐渐增加；③严格遵守药物炮制与制剂的规定；④了解中药的毒性、不良反应以及解救措施。本书中详细记载了周教授在临证过程中这百味药的用量，并根据现代药理毒理研究记录了相关的毒副作用和不良反应，为临床应用提供参考。

　　本书限于编者水平，书中难免存在问题及不妥之处，诚挚期盼广大读者指正。

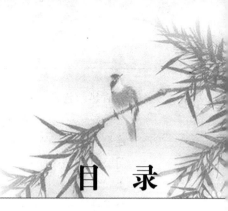

目　录

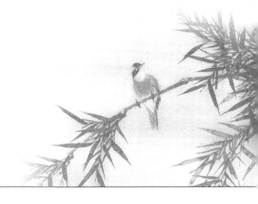

第一章　解表药

一、发散风寒药

麻　黄

麻黄配伍多变通，疑难杂症显奇功

麻黄是周教授临证最喜用药之一。周教授认为临证在用麻黄时，可以参考《伤寒论》与《金匮要略》。若见无汗而喘之哮喘患者，即可以麻黄为主药，如麻黄汤；如遇浮肿无汗者，以甘草麻黄汤主之。对于肾病有胸腔积液、腹水者，也可以麻黄为主组方，如越婢汤。

周教授认为，古今的疾病谱不同，麻黄应有更广泛的用途，用麻黄为主药治疗疑难杂症，如雷诺现象、更年期综合征、面神经麻痹、重症肌无力等，而不是拘泥于用麻黄治"表证"。

现代药理研究也证实一定剂量的麻黄碱能对抗麻黄油乳剂引起的小鼠镇静作用及兔全身肌肉瘫痪现象；麻黄碱对骨骼肌有抗疲劳作用，能促进被箭毒所抑制的神经肌肉间的传导，而重症肌无力的病理之一就是神经-肌肉接头处传递功能障碍，从中医角度讲气血输布受阻，为麻黄治疗重症肌无力提供支持。

重症肌无力除常见症状外，如以视物不清为主症，口干咽燥，吞咽无力，舌红少苔，脉细数，可治以健脾益气，益肾养肝，温通气机，常用处方：党参15g，麻黄10g，黄芪12g，生地10g，熟地15g，枸杞子12g，山茱萸10g，麦冬10g，炙甘草6g，腰膝酸软者加杜仲、桑寄生，四肢发凉者加附子，大便干燥者加火麻仁。若见眼上睑下垂，食欲不佳，大便溏，四肢无力，舌苔薄白，脉濡软，可治以补中益气，健脾升阳。常用处方：黄芪12g，麻黄10g，白术12g，当归10g，陈皮10g，升麻10g，大枣10g。纳呆明显者可加山楂，气虚明显者麻黄减量，另加黄精；吞咽困难加杜仲、补骨脂（肝功能不全者慎用）。

《本经疏证》中说："麻黄气味轻清，能彻上彻下，彻内彻外，故在里则使精血津液流通，在表则使骨节肌肉毛窍不闭"，麻黄是一味通气机之药，巧用麻黄、善用麻黄于重症肌无力之治疗，往往可以取得较好的治疗效果。

周教授非常重视量效之间的关系,15g麻黄用于发汗,10g用于咳喘,3~6g配合附子、肉桂等用于单纯性水肿。一般用量不超过15g,病情特殊最好也不超过30g,否则不良反应机会大大增加。

麻黄附子细辛汤,治疗病窦效堪夸

"病窦"即病态窦房结综合征,好发于素体阳虚,心气不足的老年人,也可见于中青年。中医辨证为心肾阳虚、气虚血瘀。《兰室秘藏》云:"三阴三阳经不流行,而足寒,气逆为寒厥,其脉沉细,麻黄、附子、细辛为主。"对心肾阳虚、寒滞经脉,脉沉迟,心率40次/分左右,但无严重晕厥等心源性脑缺血的患者,用麻黄附子细辛汤合生脉饮加减,可在一定程度上缓解病情,延缓或避免安装心脏起搏器。

临床症状见心悸气短,遇寒加重,面色㿠白,舌淡苔白,脉沉弱,周教授将其归为阳虚寒凝型,治以温经散寒、益气补阳。常用处方:麻黄10g,党参12g,黄芪12g,柴胡10g,干姜6g,细辛3g,制附子6g,炙甘草10g。此方是利用麻黄温经散寒补阳为主,配合方中各药,共奏温经散寒、益气补阳、提高心率之功。诚如《本草正》所说:"麻黄以轻扬之味,而兼辛温之性,故善达肌表,走经络,大能表散风邪,祛除寒毒。"心血凝得除,则心率自可提高矣。如症见心悸气短,胸闷背痛,四肢厥冷,舌紫黯,脉涩,周教授将其归为心血瘀阻型,治以活血化瘀、温阳益气。常用处方:麻黄10g,党参15g,附子10g(先煎)、桃仁10g,丹参12g,川芎10g,赤芍10g。这是利用麻黄温经活血之功为主药之一,配合方中各药,共奏温阳活血、提高心率之效。对于治疗慢性心律失常所用的麻黄,周教授认为起始量可用6g,以后开始递增至10g。麻黄煎时,应先煎去沫,煎时先用武火煮沸,然后再用文火煎煮,煎的时间比一般长一点,这样麻黄发汗作用减弱,去除了伤阳耗阴之弊,更可有调血脉、提高心率的作用。

在以麻黄为主治疗缓慢性心律失常时,周教授认为还要注意两点:①不能仅补心阳,而不补心气。因为心阳虚是在心气虚的基础上发展起来的,若只补心阳,则根本未治。周教授常用"麻黄+党参"作为心气心阳并补的主要药对。②要心阳肾阳并补。因为心阳虚往往引起肾阳虚。心阳虚为主的本病,临证治疗时,必须前瞻性地意识到肾阳虚的可能,才能巩固疗效。周教授常用"麻黄+淫羊藿(仙灵脾)"作为心阳肾阳并补的主要药对。

桂 枝

桂枝善于治杂病,适当配伍功效灵

桂枝是周教授特别重视的一味药,在治疗疑难杂症方面历史悠久,潜力很大,值得深入研究和运用。桂枝在《伤寒论》中的领袖地位众所周知,自《伤寒论》记载:"太阳中风,阳浮而阴弱,阳浮者,热自发,阴弱者,汗自出,啬啬恶寒,淅淅恶风,翕翕发热,鼻鸣干呕者,桂枝汤主之。"之后的医家,对桂枝的用药都是以发汗解表、温经通阳为主,即治疗"伤寒太阳中风"病。直到清代邹澍的《本经疏证》总结桂枝"其用之道有六:曰和营、曰通阳、曰利水、曰下气、曰行瘀、曰补中。其功最大,施之最广,无如桂枝汤,则和营其首功也。"大家才公认,桂枝既入气分,又入血分,可外可内,能散能补,对外感或内伤杂病均可使用。从以上所述还可以看出,随着时代的发展,桂枝的应用有了很大的变化,而与时俱进,学习这些变化,研究这些变化,并用于临床,是我们必须要做的。

周教授言,随着现代人疾病谱的不断变化,临床上应用桂枝也从以解表为主,逐步过渡到以温阳治疗内伤杂病为主。用桂枝治疗内伤杂病,尤其是一些疑难杂症,颇为有效。我们在应用中药治疗现代病时,必须以中医中药理论来指导中医用药,与参考西医理论指导中药的使用相区别,不可混淆。目前医家在临证时,用附子治疑难杂症的很多,但却很少用桂枝治疗疑难杂症。桂枝是最常用的中药,其应用的广度与深度尚未达到理想的程度,值得重视。

桂枝调肝治肝癌,缓缓调治把癌克

肝癌早期一般没有症状,一旦出现症状来治疗,有将近一半都已经处于晚期了,所以应该早期筛查。肝癌致病原因很多,比如长期抑郁,肝气郁滞,气滞血瘀,积蓄于肝内而成癌块。常食霉变食物,湿困中焦,湿聚成痰,日久成积,积而成癌块,而癌块成后,阻滞肝脉,而致右胁下肿胀疼痛。

癌肿与疼痛,是肿瘤的两大特征。对于肝癌的肿块,活血破瘀药如桃仁、红花、三棱、莪术要慎用,用之太急,会引起大出血。而治病求本,癌肿之本在于肝郁,桂枝乃桂木之枝干,入厥阴肝经,肝木之郁得桂枝可通也。肝郁得疏,癌块就有可能缩小。临床上,可用桂枝10~15g,与柴胡10g配用。但必须注意,主药是桂枝,并非柴胡。柴胡为主药,可用于肝癌尚未形成的乙肝,这时利用柴胡疏肝解郁之功,是很正常的思路。若病已确诊为肝癌,说明癌块已成,就非柴胡可及,这时,要用温通消积之桂枝为主药。这时配用柴胡,只是辅助桂枝,略起疏解作用。二药在治疗肝癌中,担负不同角色,谁主谁辅,必须明确。

临证表现有腹胀明显者,可加延胡索12g,香附10g,但对于肝功能差的患者应不宜用川楝子。癌块明显者,加穿山甲12g,土鳖虫6g,但此二药不能久用,一是破积力大,恐引起他症;二是此二药有攻伐作用,可引起脾虚。也可采用1周中攻2天,停1天,补4天的用药方式。补虚药以党参15g,白术15g为主。主药桂枝,可一直应用。

用桂枝温通消积,最初治疗时缩小癌块的作用可能不如活血破瘀类药明显。但桂枝治肝癌,重在缓消,日久见功,而不会因药性太烈而引致他症,此乃桂枝的优点。

心阳不振病证多,桂枝温阳更胜附

冠心病是冠状动脉血管发生动脉粥样硬化病变而引起血管腔狭窄或阻塞,造成心肌缺血、缺氧或坏死而导致的心脏病。冠心病以心胸部憋闷、胸骨后疼痛为主要表现,与中医的胸痹类似。主要因心阳不足、阴寒内盛引起。虽然临床常用当归四逆汤治疗心悸。但事实上常见的冠心病心阳不足的程度往往不是非常厉害,若用附子为主组方,因附子性烈,临床用量往往不易掌握。故常规用桂枝15g为主,合瓜蒌皮10g,薤白10g组方治之。《金匮要略·胸痹心痛短气病脉证并治》中的第5条言:"胸痹心中痞气,气结在胸,胸满,胁下逆抢心,枳实薤白桂枝汤主之,人参汤亦主之"。

周教授认为,桂枝温阳,附子壮阳,两者药性本就不同。附子辛热燥烈有毒,其性善走,为纯阳之品;而桂枝性温,不如附子燥烈,而且可散可补,可内可外,作用较为广泛。治疗冠心病,若非中医大家,或者特别有经验者,用桂枝更为稳妥。治疗冠心病,对于四肢末端尚未发冷的患者,不需使用附子回阳救逆,桂枝为上选。冠心病病人,轻重缓急不同,证型变化多端,选桂枝为主组方,要比选附子为主组方安全、灵活、好用。若病人肩背疼痛剧烈,可以加姜黄6g;胸闷很严重的,加厚朴10g,香附10g;若心率明显减慢,应将桂枝量加到15~20g。

紫苏

紫苏理气又宽中,多种胃病都依从

紫苏乃历代医家治感冒风寒、脾胃气滞证的常用药。周教授认为由于现今之疾病谱要比古代的广,故可以用紫苏所治之病也不应局限于古代医家常治之病。另外,即使对于古代医家所治疗之某脏某腑病,也可以扩大治疗的范围。如古代医家常用紫苏治疗脾胃气滞的胃病。同样是治胃病,但周教授临证常用紫苏治疗胃癌,这也是周教授扩大紫苏治病范围之一例。周教授认为古代医家虽无用紫苏治疗癌肿之例,但从古代医家以紫苏治疗皮肤病及鱼蟹毒,可以从中引申其作用而用治皮肤癌。现代药理研究证实紫苏有抑癌作用,当亦可为紫苏治疗皮肤癌作佐证。

《本草汇言》曾说:"紫苏……宽中气……乃治气之神药也……(其可治)气郁结而中满痞塞。"紫苏治疗之脾胃病,主要从理气作用考虑。对于脾胃气滞、恶心呕吐,周教授常以单味紫苏治之;对于脾胃气滞引起之胃病,周教授也以"紫苏+百合"治之,盖百合与紫苏配合,其可助紫苏滑润凉胃;胃痛又有呕吐,周教授常以"紫苏叶+紫苏梗"治之;对于诊为慢性萎缩性胃炎属脾胃气滞者,周教授常以"紫苏+鸡内金、神曲"治之;对于各种胃病引起之呕吐属脾胃气滞者,周教授常以"紫苏+法半夏"治之。

紫苏治疗皮肤病,抗菌抗癌抗过敏

现代药理研究已证实紫苏有抑菌作用,其对葡萄球菌、链球菌、大肠埃希菌、白喉杆菌、流感病毒均有抑制作用;紫苏尚能抑制皮肤丝状菌的生长;紫苏也能扩张皮肤血管,这对一些皮肤病之治疗有较好的作用。如常用"紫苏+白鲜皮"治疗寻常疣,用紫苏叶治疗荨麻疹。对于各种皮肤癌,周教授也常用紫苏治之。如其用"紫苏+半边莲、土茯苓"治疗热毒内蕴之皮肤癌;用"紫苏+山慈菇、白鲜皮"治疗风毒阻血之皮肤癌。

紫苏黄连玉米须,推陈致新肾衰除

周教授指出,本证型之肾衰乃气机受阻而致病为主,盖脾胃为气机之中枢。本证型已属脾肾衰败,水湿津液运化受阻,郁而成为湿浊。此湿浊郁于肾,即可呈尿中毒状态。尿毒四窜,各脏各腑均受影响。故对于本证型之治疗,不能只着眼于(脾)胃、肾,而要放眼于全身各脏各腑。当然,最终之治疗,还以治(脾)胃、肾为主。在治疗本病时,周教授常以"紫苏+黄连、玉米须"为固定搭配。

症见食少,腹胀腹满,体倦乏力,恶心呕吐,舌苔白,脉沉弱,可治以理气、温阳、泻浊。常用处方:紫苏10g,黄连3g,玉米须15g,大黄3g,党参12g,干姜3g,甘草6g。本证型病势笃重,故临证处方用药亦颇须慎重。方中紫苏理气去浊,黄连清中去浊,干姜温补脾胃,大黄泻肝去浊,玉米须利尿,党参补中,甘草调和诸药。周教授在治疗本证型时,常加丹参、三七粉,用活血化瘀药以改善肾功能;恶心呕吐严重时,可加姜半夏;脘腹胀满明显,可加神曲、山楂、枳实;有水肿时,可加汉防己。若症见食少、恶心呕吐、口干欲饮、脘腹胀满、舌苔黄、脉弦,可治以理气化湿、和胃止呕。常用处方:紫苏15g,竹茹6g,陈皮6g,姜半夏10g,枳实6g,制大黄3g,甘草6g,黄连3g,玉米须15g。方中紫苏理气和胃化湿,竹茹清胃止呕,陈皮、枳实行气和胃,甘草补中,姜半夏祛湿和胃,制大黄通腑去滞,黄连祛浊,玉米须利尿。

《本草乘雅半偈》认为紫苏是一味推陈出新之药。于水液代谢失常之本病,紫苏是常用之药。然紫苏毕竟力小,故常以清热祛浊力较大之黄连助之。紫苏利尿,玉米须可助之,以使有毒物质能顺利排出。玉米须利尿作用虽不大,但胜在持久,故于呈现慢性病程之本病较为合用。紫苏、黄连、玉米须三药合用,使紫苏增强了化浊作用,故于本病之治较为合宜。

生　姜

风寒感冒用生姜,风热感冒不适宜

肺是生姜主要归经之一,周教授临证治疗感冒之前,常对普通感冒还是时行感冒做鉴别。若感冒以受寒为主,患者年龄较轻,素体健壮,无反复感冒病史,无感受"风温"史,可考虑为普通感冒,常用生姜治之。若感受"风温",患者年幼或年老,素体虚弱,可考虑为"时行感冒",则不宜用生姜治之。

若恶寒重,发热轻,无汗,头痛身重,鼻塞流涕,咳嗽,痰稀,舌苔薄白,脉浮,则可治以宣肺散寒。常用处方:生姜12g,荆芥10g,防风10g,柴胡10g,紫苏叶6g,羌活8g,杏仁10g,枳实6g,薄荷3g,甘草6g。方中生姜散寒解表。方内尚有荆芥、防风疏风散寒;紫苏叶、枳实、杏仁、甘草宣肺利气;柴胡、薄荷解表清热;羌活祛风、散寒、止痛。周教授指出,由于感冒可引起肺炎等诸多危重病症,故治疗时必须用足量,以能及早控制症状,争取及早治愈。表寒严重,可用桂枝;有湿,可用苍术、陈皮;咽肿,可用板蓝根、牛蒡子;咳嗽严重,可用前胡、桔梗;脘腹胀满,可用枳壳、半夏。本证型属表寒,故可用散寒解表之药治之。

若症见恶寒发热,咳嗽痰白,倦怠乏力,舌苔薄白,脉浮无力,可治以益气散寒。常用处方:生姜10g,黄芪10g,紫苏叶10g,半夏10g,杏仁10g,陈皮6g,枳实10g,葛根10g,防风10g,甘草6g。方中生姜散寒与鼓舞正气,此外尚有黄芪、防风益气固表,陈皮、紫苏叶、葛根、杏仁疏表止咳,甘草补气和中,半夏、枳实宣肺止咳。本证型之治,应注意服药方法,药汤温热时服,以利于生姜等药力之发挥。另外,服药后可覆被取汗,盖汗出为病邪外泄之象。

生姜治呕是一绝,临床辨证不可忽

周教授临证常用生姜止呕。李杲曰:"孙真人云,姜为呕家圣药。盖辛以散,呕乃气逆不散,此药行阳而散气也。"周教授认为其临证之所以喜用生姜治呕,乃因生姜对于各种呕吐均可治之。如胃寒引起的呕吐,可用"生姜+半夏"治之;胃热引起之呕吐,可用"生姜+黄连"治之;对于胃气上逆之呕吐,可用"生姜+竹茹"治之;对于痰结于胃之呕吐,可用"姜汁+白蜜"治之。周教授认为现代药理研究已证实生姜中所含的姜酮与姜烯酮可抑制呕吐,此亦可供我们临证用生姜止呕时参考。临证用生姜治疗有呕吐症状之胃炎、胃十二指肠溃疡、习惯性呕吐时,最好还是先辨证,若辨得证属胃寒者,则生姜是首选药;若辨证为其他证型,则需要作一定的配伍。临证治各种胃病,周教授常以"生姜+大枣"作为药对应用。盖生姜发汗、和胃,大枣益气和中。"生姜+大枣"有调和脾胃、滋养营卫之功。"生姜+大枣",此药对可用于外感病中,作为调和营卫之用;亦可以用治脾不健运之病,两药合起调补脾胃之作用。

荆 芥

透疹消疮又止痒,中药药理指方向

荆芥性微温,味辛苦。具有祛风解表、透疹消疮、清血止血的功效。现代药理学研究证明,其具有抗菌抗炎、解热镇痛、止血镇静的作用。

银屑病俗称牛皮癣,中医又叫做"白疕"、"风"、"蛇虱"等。这是一种常见的慢性复发性炎症性皮肤病,为红色丘疹或斑块上覆有多层银白色鳞屑,好发于四肢伸侧、头皮和背部,还会出现高热、脓疱、红皮病样改变以及全身大小关节病变。本病治疗困难,目前没有特别有效的治疗方法。

周教授强调,我们要将现代药理对荆芥的研究,用于临床的疑难杂症银屑病治疗。目前对银屑病病因的研究有了一定的进展,我们不谈遗传的因素,银屑病的发生还可能与病毒感染、细菌感染、免疫功能紊乱、内分泌紊乱有关。而荆芥正是对病毒、细菌有对抗作用,又能调节免疫功能,所以可将荆芥用在对银屑病的治疗上。且荆芥治疗疮病,《神农本草经》已有记载。《本草图经》亦言其"治头风,虚劳,疮疥,妇人血风"。《本草汇言》中记有"治一切疮疥"方,为"荆芥、金银花、土茯苓等分。为末,熟地黄熬膏为丸,梧子大。每旦、晚各服百丸,茶酒任下"。

中药的发掘,加上参考现代药理研究成果,可能对一些疑难病的攻克具有特别大的启示作用。周教授举例现代对银屑病有一定治疗效果的几种药的副作用,如雷公藤毒性较大,治疗剂量不易掌握;青黛可能会损坏肝功能;山豆根品种不易区别,广豆根的副作用也值得注意。荆芥治疗银屑病具有副作用小、对肝影响小、品种易区分的优势。

特别值得注意的是,血热内蕴型是银屑病的常见证型之一,而荆芥恰有调血的功效,所以用荆芥作为治疗此证型疾病的主药,效果良好。临床医家在使用传统疗法治疗银屑病收效甚微时,不妨试试荆芥。

防　风

防风治表又治里,不同配伍来相迎

防风具有祛风解表,胜湿止痛,止痉定搐的功效,为治风通用药。可解热镇静,抗炎抗敏,提高免疫力。

周教授强调《神农本草经》言:"防风……主大风"。即防风通治一切风病。不只如此,更应强调"大"字的重要意义,仅用防风治外感表证,太大材小用了。随着疾病谱的改变,防风治疗疾病的范围扩大了许多,尤其是在治疗杂病方面。

在防风的临床应用中,应该注意三点。

第一,《神农本草经》将防风列入上品药,李杲称防风"乃风药中润剂也",此与防风具有提高免疫力的作用相符。周教授在临床上常用防风治疗产后阴肿、脑震荡、过敏性紫癜、面神经麻痹、肾小球肾炎、慢性腰背关节痛等疾病,并非全是感邪之证,还有正虚的表现。

第二,防风主治的病位比肌表略深,即解剖学上的肌肉层。所以防风可以用来治疗一些复杂的肌肉关节病,如神经痛性肌萎缩症、肩部粘连囊炎、无菌性骨坏死、雷诺病等。防风与荆芥的主治位置不同。荆芥的主治风邪留于肌表,比防风的位置要浅。人体受病邪入侵的位置越深,病就越复杂难治。所以防风所治疗疑难杂症的适用度要比荆芥广很多。

第三，《本草正》言："防风，用此者用其性平散风，虽膀胱脾胃经药，然随之诸经之药，各经皆至。"防风的治疗作用经常随配伍药的不同而不同，不单只能治疗肺卫疾病，还能治疗各经风病。例如，可用防风加苍术治疗风寒袭内之痛风性关节炎；防风加胆南星治疗风毒袭内所致的中风；防风加秦艽治疗风邪入络之脑栓塞；防风加防己治疗风湿滞络的风湿性关节炎；防风加白术治疗脾虚风湿滞肠的肠易激综合征；防风加栀子治疗风湿袭肺的荨麻疹；防风加石膏治疗风热袭肺之病毒性肺炎等。

临床不同的配伍，亦可使防风起到双向调节作用，一者能发汗，又能止汗。《施今墨对药临床经验集》中说"若属外感证，用麻桂嫌热、嫌猛；用银翘嫌寒时，荆防用之最宜。"可见防风与荆芥相配有通达腠理、发汗散邪的作用；而防风配黄芪、白术，即玉屏风散，是著名的固表止汗方。两者能止泻，又可通便。吴鞠通取补中益气汤加防风，升清阳以止泻。而《太平圣惠方》搜风顺气丸用防风升脾之清气，配枳壳、大黄以宽肠顺气，治中风而引起的风秘、气秘，使清阳升而浊阴降。王好古亦用防风合苍术、甘草为末（神术散），加生姜、葱白煎服，治内伤冷饮，外感寒邪而无汗便秘者。

防风用来治中风，不同分期量不同

《长沙药解》中提到防风可以"舒筋脉，伸急挛，活肢节，起瘫痪"，故可以用防风为主药治疗中风。周教授常常讲"临证当以教科书为主，进行辨证论治；对于教科书中未明确指出的动态辨证论治，要根据临床经验，细心体会。"注意观察临床证候的变化，时时用动态的辨证论治组方，切忌"一方到底，坐不更药"。

防风治疗中风时，就应注意不同阶段不同时间的不同用量。一般初期可用防风12~20g，中期减至10~12g，晚期则不用防风，或仅用3~6g。若病初以风痰阻络为主要证型，则用防风12~16g。病稍久，风痰转为痰热腑实，就应该去掉防风。若此时有头风，可加少量防风。晚期最初的痰热伤阴，易转为阴虚风动证，可用防风6~10g，但应谨记阴虚为主，不能伤阴。

周教授常用防风治疗中风的配伍举例如下。若突然发病，半身不遂，口舌喎斜，言语謇涩，头晕目眩，肢体强急，痰多而黏，舌红苔腻，脉弦滑，为风痰上涌，应通络祛痰，常用方：防风12g，胆南星10g，天麻10g，香附10g，大黄3g，半夏10g，茯苓10g，白术10g。若病情突然加重，神昏不清，半身不遂，言语謇涩，咳痰较多，便秘，舌苔黄腻，脉弦，辨证为风火上扰，应清火祛风。常用方：防风12g，夏枯草10g，赤芍10g，天麻10g，牛膝10g，大黄3g，茯苓10g，胆南星10g，丹参10g。若症见眩晕耳鸣，手足心热，半身不遂，口舌喎斜，言语謇涩，舌质红瘦，少苔，脉弦细数，为阴虚风动，治法为养阴息风。常用方：防风12g，白芍10g，玄参10g，天冬10g，牛膝10g，龟甲（先煎）12g，龙骨10g，牡蛎15g，麦芽10g。

羌 活

羌活功效有五大，却乱反正称主帅

羌活为周教授临证常用之药。周教授认为羌活之功能较多，临证时应予掌握。周教授指出，羌活的大体作用，可参考《本经逢原》之说："羌活乃却乱反正之主帅……风能胜湿，故羌活能治水湿……治太阳、厥阴头痛，发汗散表，透关利节，非时感冒之仙药也。昔人治劳力感寒，于补中益气汤中用之，深得补中寓泻之意。"其中之"羌活乃却乱反正之主帅"与"补中寓泻"两句话，揭示了羌活的主要作用。若从羌活具体作用方面来说，周教授认为《医学启源》所引用的《主治秘诀》之文，概括了羌活的五大作用："羌活，治肢节疼痛，手足太阳本经风药也。加川芎治足太阳、少阴头痛、透关利节，又治风湿。《主治秘诀》云：其用有五：手足太阳引经，一也；风湿相兼，二也；去肢节痛，三也，除痈疽败血，四也；治风湿头痛，五也"。以上所述，可供临证参考。

羌活善于治头痛，肌肉关节痛无踪

周教授临证用羌活治头痛时，其常用"羌活+威灵仙"治疗脑瘤引起之头痛。盖羌活升举清阳，常可祛湿止痛；而威灵仙辛温善走，可使羌活之药力直达脑巅。又常用"羌活+防风"治疗太阳头痛。羌活发散风寒，善于止痛；而防风祛在上之风力雄，其加强羌活药力于太阳所在之位的头痛。羌活与防风均为太阳经药，只不过防风散风之力较羌活明显。或用"羌活+白芷"治疗阳明头痛。羌活发散风寒、止痛；白芷为治阳明头痛之要药，其可助羌活治疗阳明头痛。也常用"羌活+荆芥"治疗后头痛；"羌活+苍术"治疗头痛如裹。

周教授有时亦用"羌活+桂枝"治疗各种肌肉、关节疼痛。羌活散寒祛风、除湿止痛；桂枝发汗通阳。两药合用，主要是通络作用加强，可使羌活的止痛作用更好地发挥于肌肉、关节。

以羌活治疗心痛，是周教授临证常用之法。周教授临证有时单用羌活治疗冠心病。对于早搏，周教授临证亦常用单味羌活治之。现代药理研究已证实羌活能延缓乌头碱诱发小鼠心律失常出现时间，也能缩短心律失常持续时间。羌活并能加强心肌营养性血流量，从而改善心肌缺血。以上各种研究结果，可以佐证羌活可治心痛。

周教授认为临证用羌活，应严格掌握剂量，并依病情及个体不同而选用不同剂量。周教授用羌活治感冒时，常用3~6g；用羌活治疗痛证，则用12g左右。周教授不主张超大剂量用羌活。由于羌活气味浓烈，所以周教授临证用羌活时注意病家的反应，主要观察病家有否恶心呕吐。若病家用羌活后出现恶心呕吐，应立即停药，并给予适当的治疗。羌活短期应用不良反应较少。但若要长期用羌活，则应注意用药的安全。

白 芷

白芷能解癌症毒，掌握用量不发愁

白芷常用量为3~12g，对于疑难杂症，可用到12~15g。

《本草纲目》记载白芷"解砒毒、蛇伤、刀箭金疮"，周教授认为，白芷可解人体的"内毒"。癌症的发生，是因为人体正气不足，邪毒内蕴，积而成癌，所以周教授临床治疗癌症时，会有意加些解毒的中药，比如白芷。药理学研究也证明，白芷的水提取物可以促进人体内干扰素的产生，具有抗肿瘤作用。又因白芷有开窍作用，所以治疗鼻咽癌、脑瘤特别好。

临床使用中大家往往不重视白芷的毒副作用，白芷含白芷毒素，其轻度副作用为恶心、呕吐、头晕、心悸、高血压等，重度中毒时会发生强直性间歇性痉挛、惊厥，最后全身麻痹。根据病人情况，临床常用量15g无妨，但超过30g会发生中毒现象。

白芷善治银屑病，内服外用效更灵

周教授总结，银屑病虽表现各异，但病因总不离"风"、"湿"二字。而白芷恰可以祛风除湿。《滇南本草》言白芷"祛皮肤游走之风"，《神农本草经》言白芷"长肌肤、润泽颜色"。加之白芷还具有抗真菌、抗过敏的作用，所以治疗银屑病比较合适。早期患者，用白芷15g，防风10g，苦参10g为主药；久病者，应予白芷12g，当归10g，白鲜皮10g为主药。对于银屑病，外用药也不可或缺。周教授常用白芷、苦参、紫草，三药以5：4：4的比例处方，煎水熏洗，效果优于单单内服中药；亦可用白芷、苦参、五倍子加减制成软膏，外涂治之。

此外，周教授强调，银屑病患者有夜间瘙痒难寐的症状。神经功能紊乱，不论其是引起银屑病的原因，还是银屑病引起的症状，都是值得注意的。可加服天王补心丹改善睡眠。服药时间为睡前1小时，用量6~10g，白芷水送服。以白芷水送服，旨在让白芷在夜间慢慢吸收。"心藏神"，神躁则皮痒，天王补心丹还可配合白芷，产生止痒作用。周教授处方特别注意药物的毒副作用，天王补心丹内含朱砂有毒，只可暂用不可久服。

白芷抑菌治菌痢，酒客泻利效可期

目前用抗生素治疗慢性菌痢效果并不理想，中医治疗慢性菌痢也甚棘手，迄今尚无现成方药可供选用。白芷的水提取物能抑制大肠埃希菌、痢疾杆菌、变形杆菌、伤寒杆菌、副伤寒杆菌、霍乱弧菌等多种细菌，所以白芷可以治疗这些细菌引起的各种疾病，如痢疾、伤寒等。

《温病条辨》中提及"酒客久痢，饮食不减，茵陈白芷汤主之"。茵陈白芷汤由绵茵陈、白芷、秦皮、茯苓皮、黄柏、藿香组成，原方主治湿热下注于肠的久痢。慢性菌痢无热或少热，是故周教授将茵陈、白芷的主次位置对调，以白芷为主药,配以茵陈、秦皮,就此将专门治疗"酒客下痢"的方子,改为广泛适用于"慢性菌痢"的通方。

对于脾虚湿盛的慢性菌痢,周教授常用白芷12g,肉豆蔻6g,升麻10g为主方治之;寒湿为主的慢性菌痢,用白芷12g,苍术10g,肉桂6g为主组方治之;阴虚湿盛的慢性菌痢,可用白芷12g,白芍10g,乌梅炭6g为主组方治之。若滑脱不禁者,可加赤石脂10g,禹余粮10g;肛门坠肿,排便不爽者,加枳壳10g,山楂10g;便血稍多者,周教授常加地榆炭10g,槐花炭10g;阴虚较重者,可加麦冬10g,北沙参10g。

白芷治疗鼻咽癌,配合放疗疗效好

周教授将白芷用作治疗鼻咽癌的主药,白芷主归阳明经。景岳云:"鼻为肺窍……然其经络所至,专属阳明",白芷可直达病所,发挥其利窍抗癌的作用。周教授治疗鼻咽癌,白芷常用15g,也常配伍连翘10g,黄芩10g,玄参10g,薄荷6g。除内服外,还可用一部分煎剂滴鼻内,每日3次。鼻咽癌肝郁犯肺者,可用白芷15g,栀子10g,郁金10g为主组方;气滞血瘀者,用白芷10g,桃仁10g,红花6g为主加减。此外,鼻咽癌对化疗敏感性较差,所以大多数晚期鼻咽癌患者都接受放疗。放疗易伤气阴,所以放疗后也应使用白芷利窍化积,配以益气的黄芪、党参,滋阴的生地黄、石斛。

细　辛

细辛用于冷水证,汤剂先煎三十分

周教授认为有些医师使用细辛方法不当,因而"细辛不可过钱"的说法盛行。古代医书中确有细辛使用不当产生不良反应的记载,如病人在80分钟内共服细辛15g左右,服药后40分钟,自觉头胀痛,随即出现呕吐、汗出、烦躁不安、口渴、面色红赤、呼吸急促、脉洪数、颈项强、瞳孔散大、体温过高,甚至意识不清,角弓反张。是故医家在使用细辛时谨小慎微。

周教授强调,《神农本草经》中将细辛归为"上品"药。所谓"上品"即为君,主养命以应天,无毒,多服、久服不伤人,轻身益气,不老延年者。细辛的毒性是客观存在的,不能大意,但也不能因噎废食,弃而不用,要正确对待。如使用得当,受益匪浅。

细辛用药时应注意三点。

第一,是用量。"细辛不可过钱"之说是指细辛入丸散剂时不应该超过3g。细辛入煎剂时,用量则可稍大一些。周教授说,也不是让新手一次性用大剂量的细辛,而是采取不断递增剂量的方法,先用3g,再加至6g,再加至9g或更大。这样可以较好地控制细辛的用量,并且在用药中出现热象时,就可以停止增量或减少药量。对于有些患者,用较大剂量细辛后,可能有全身烘热、口干等反应,一般不需要做特殊处理,就可以自行消失;也可配伍生地黄、白芍,以抑制细辛的温燥之性。细辛为马兜铃科植物,药用部位为根或茎,其马兜铃酸含量甚微,对肾脏毒性很小,若用全草入药马兜铃酸含量高,对肾脏有一定的毒性,肾功能不全者慎用。

第二,是用法。现代药理研究认为:"细辛的有效成分是甲基丁香酚,有毒成分是黄樟醚,而细辛经煎煮30分钟后,黄樟醚含量下降,甲基丁香酚被大量煎出,可达到去毒存性的作用"。所以细辛入汤剂时,应先煎30分钟。

第三,是适应证。细辛的适应证一般为"冷+水",只要临床上见到"冷+水"证,均可用细辛。"冷"证是指临床上见有恶寒喜暖,四肢逆冷,稍受风寒则觉冷气入骨,或觉口内有冷气,脉迟等症状;"水"证是指唾液清稀且量多,胸满,舌滑,小便清长,咳有寒饮等症状。比如周教授用细辛治疗哮喘反复发作,胸闷气急,咳嗽有痰,痰色发白,面色㿠白,舌苔白,脉滑的寒痰阻肺型支气管哮喘,此证主要是以"冷+水"为主的。周教授还指出,细辛可以用来治疗"冷+水"型的类风湿关节炎、肩部粘连囊炎、神经痛性肌萎缩症、无菌性骨坏死、慢性鼻窦炎等。正确掌握细辛的用量用法和适应证,它就可以为我所用了。

阳痿首分虚和实,适当配伍服之瘥

《本草正义》中说:"细辛,芳香最烈,故善开结气,宣泄郁滞,而能上达巅顶,通利耳目,旁达百骸,无微不至,内之宣络脉而疏百节,外之行孔窍而直透肌肤。"现代药理研究也已证实细辛有肾上腺素样作用。所以不论是气滞、血瘀,还是肾虚的阳痿,都可使用细辛。周教授强调,治疗这个病时,首先当分清虚实,不可妄用补药。实证多是气滞,病位在心,与情志有关,主用细辛。如果是老年人患此病,则多以肾虚考虑,可以在温肾药的基础上加细辛。

周教授常治疗阳痿处方举例如下:阳痿不举,兼面色㿠白,头晕,畏寒肢冷,腰膝酸软,舌淡,苔薄白,脉沉细者,治疗方法是温补下元,举阳起痿。常用处方:细辛10g,菟丝子10g,熟地黄10g,鹿角胶(烊)10g,肉苁蓉10g,黄芪10g,炙甘草6g。若以血瘀气滞为主,症见阳事不兴或勃起不坚,口渴,胸闷,舌黯,苔薄白,脉细涩,就要理气活血,通络兴痿。常用处方:细辛12g,赤芍10g,桃仁10g,红花6g,当归12g,蜈蚣6g,延胡索10g,酒大黄6g。

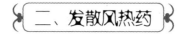

二、发散风热药

薄 荷

紫癜出现热烦症,及时选用薄荷灵

血小板减少性紫癜(以下简称ITP)是一种因血小板被破坏,导致外周血中血小板减少的出血性疾病,以皮肤、黏膜及内脏出血、血小板减少、骨髓巨核细胞发育成熟障碍等为特征。周教授认为治疗热毒乃治疗ITP的关键之一。

对于起病较急,皮肤有紫癜瘀斑,同时有鼻衄、齿衄,发热心烦,口渴思饮,舌红、苔薄黄、脉数,可治以清热止血。常用处方:薄荷15g,生地10g,赤芍10g,丹皮10g,黄连6g,大黄6g,紫草10g,玄参10g,甘草6g。周教授认为本证型用薄荷"止血"较为妥当。若用止血药,就可能耗血动血,使病更为严重。而薄荷虽戴上"止血"之帽,实际上亦不是止血药。薄荷是通过清热解毒、凉血祛瘀而达到"止血"的目的。另外,周教授指出,治疗本证型,薄荷不宜久用,一旦火热降、心烦除,即可停用。因为薄荷毕竟是性寒之品,一旦热(毒)之症状已改善即有可能出现阴虚之象,故要及时调整治疗方案,予以辨证论治。如果皮肤出现瘀斑,时轻时重,同时有鼻衄、齿衄,发热心烦,手足心热,舌红、少苔,脉细数,可治以降火养阴、凉血止血。常用处方:薄荷15g,黄芩10g,茜草15g,白芍10g,甘草6g。对于本证型,周教授指出"火"是表象,而实际上还是阴虚不足为根本。但"火"也不能不管。故对于发热心烦之症,可以重用薄荷治之。待"火"之症状改善,即应停用薄荷,改用知柏地黄之类予以治疗。本证型中"发热心烦"一症十分重要,此症非黄连之适应证。黄连适应证乃"烦+悸",故本证型不宜用黄连,而宜用清热之力不强的薄荷。

周教授指出,ITP乃现代医学之名,只是供中医治疗时作参考。初学者,尤其不能因本病病名中有"血小板减少",就大用提升血小板之药,这是错误的。而必须辨证论治。如见"紫癜+出血+热烦"可以以薄荷为主药组方治之。

周教授特别指出,薄荷不是止血药,所以薄荷不是适用于所有的ITP,而只有ITP有热烦方可以薄荷为主组方。若ITP是脾不统血、脾肾阴虚、瘀血阻瘀等证型,则非薄荷之宜。另外,关于出血之治,必须辨证,选药组方,避免盲目止血,方可防止误治。

周教授指出,由于历代文献中较少记载薄荷治疗出血之功效,故后世医家用薄荷止血者不多。但今病与古病有所不同,故可以将薄荷之"止血"功效在临证应用,并予以发扬。临证应用,还要突出"热(毒)烦"。不能一见出血,即用薄荷,而必须有"出血+热烦",方可用薄荷。周教授特别指出,在用薄荷止消化性溃疡的出血时,薄荷的"止血"功能,亦只不过是为了理解方便而设,并不是说薄荷等于止血药。薄荷正是通过清热除烦以消除出血的病因病机而达到止血的目的。

肝郁气滞肺经热,薄荷疏散勿过量

薄荷一药,《新修本草》称其"主贼风伤寒,发汗,治恶气心腹胀满";《本草纲目》则称其能"利咽喉、口齿诸病。治瘰疬、疮疥、风瘙瘾疹";《本草备要》称其能"消散风热,清利头目,头风头痛,失音痰嗽,眼耳咽喉口齿诸病,皮肤瘾疹,瘰疬疮疖。"周教授认为这些历代医药文献对薄荷临证之作用或主治都概括得较好。但临证若能从抓薄荷之归肝、肺经,去归纳诸病之治,可以比较简单且容易掌握一些。

周教授临证主用薄荷治疗以肝郁气滞为主的慢性肝炎、胆石症、胆囊炎、病毒性肝炎、忧郁症等。周教授临证常用"薄荷+菊花"治疗肝火上炎之高血压病;用"薄荷+柴胡"治疗肝气郁结之乳腺炎。对于肺经之病,周教授以薄荷为主药治疗风热袭肺之感冒、流行性感冒、支气管炎、肺炎等。

周教授认为对于肺经,我们可以扩大范围去认识,即对于肺卫也可归属于肺经范畴。这样,临证用薄荷治疗之病种就多了一些。周教授临证常用薄荷治疗风热袭肺之手足口病、回归热等。周教授临证有时用"薄荷+牛蒡子"治疗风热郁肺之荨麻疹;用"薄荷+连翘"治疗风湿滞肺之肺炎。

薄荷含薄荷脑与薄荷油,其对人体有较强的麻痹作用,故周教授指出,临证不能过量应用薄荷。薄荷性凉,故长期服用会伤胃而产生腹胀食减等症。所以薄荷多宜暂用,不宜久服。

桑 叶

桑叶治汗用量大,适当配伍效更快

自汗是指不因劳累、炎热,衣着过暖、服用发汗药等因素而时时汗出,动辄益甚的汗出异常症状。营卫不和、表虚不固、正气外越等为自汗的常见原因。引起自汗的常见疾病有虚劳类、脱病类疾病,消渴病、中暑、瘿气等。盗汗是中医的一个病证名,是以入睡后汗出异常,醒后汗泄即止为特征的一种病证。"盗"有偷盗的意思,古代医家用盗贼每天在夜里鬼祟活动,来形容该病证具有每当人们入睡,或刚一闭眼而将入睡之时,汗液像盗贼一样偷偷地泄出来。自汗和盗汗很难分开,故统称为汗证。

桑叶性寒,味苦甘,有疏散风热、平抑肝阳、清肝明目,清热解毒的功效。《神农本草经》言其:"除寒热,出汗。"清代医家陈士铎,遇大汗病,喜用桑叶治之,用量甚重,一剂之中,有用桑叶十余斤。周教授常用桑叶治疗汗证,并且强调桑叶药力不强,不论自汗还是盗汗,都需用较大剂量,一般为15~30g。但如陈士铎那般大剂量,则需谨慎。因为桑叶虽然药力不强,但毕竟属于寒凉药物,过用则损伤正气,除非特殊情况,不要超过30g。

桑叶可治三高症,配伍大黄降压灵

高血压是持续血压过高的疾病,会引起中风、心脏病、血管瘤、肾衰竭等疾病。桑叶的提取物芸香苷、槲皮素有降血压的作用。高血压病早期,常因肝郁化火,桑叶能清肝、解郁、泻火,故可作为主要药物。周教授常嘱咐高血压轻症的患者以桑叶代茶饮。对于头目眩晕,面红耳赤,口苦咽干,小便黄赤,舌红苔黄,脉弦数的患者。常用处方:桑叶15g,栀子10g,夏枯草10g,白芍10g,牡丹皮10g,白菊花12g,龙胆草6g,黄芩10g,车前草10g。若症见头目眩晕,肢体麻木,视物不清,舌红少苔,脉弦数,可考虑为肝风夹火、上扰清窍,常用处方:桑叶15g,菊花10g,钩藤12g,黄芩10g,白芍10g,生地黄15g,生牡蛎30g,石决明20g。周教授在治疗高血压时,喜欢加大黄,并强调高血压病患者若大便通畅,往往血压稳定;若有便秘的现象,血压常常随之升高。周教授特别强调,若患者有流鼻血的症状,不可贸然使用止血药,可用大黄、玄参,大便通则火热泻,加之桑叶还有降糖降脂的作用,所以特别适合治疗"三高症"。

菊 花

神经衰弱病程长,菊花镇静调阴阳

　　神经衰弱可归属于中医"不寐"、"郁症"、"健忘"、"头痛"等病证范畴。情志失调可为神经衰弱的主要病因病机。由于长期情绪抑郁不快,可使肝气郁结,肝郁日久可化热;肝气郁结,可化火动风,常损及阴,引起肾虚。调整阴阳是治疗神经衰弱的主要治则。"阴虚+阳亢(火热)"即为阴阳失调。现代药理研究证实菊花有镇静作用,周教授常以菊花为主药治疗神经衰弱。

　　若症见头晕头痛,失眠多梦,心烦易怒,耳鸣目眩,咽干口燥,腰膝酸软,舌苔薄黄,脉细数,可治以清热养阴。常用处方:菊花15g,黄连6g,麦冬12g,五味子10g,枸杞子12g,山萸肉10g,石菖蒲10g,茯神12g。方中菊花乃清热养阴之主药。黄连系助菊花清热;麦冬、枸杞子等系助菊花养阴。以上乃围绕菊花而设之组方之主要部分,但核心主药乃是菊花。

　　选药时,也应以有清热养阴之作用的药为主药,如菊花即是。周教授不十分赞同在选药时,依某些中药书上的分类而去寻找合适之药。中药书之分类,是为了学习方便而设。大多数中药书将菊花列入"辛凉解表类",无非是说:菊花的辛凉解表功能略比其养阴功能强一些。学习者千万不能因为菊花归属"辛凉解表药类",就只将菊花视作辛凉解表药,而应将其视作"辛凉解表兼养阴药"。

菊花品种也很多,不同品种效不同

　　周教授临证用菊花,主要以菊花之品种来区别。即对于肺经之病,多用杭菊花;对于肝经之病,多用白菊花。周教授临证善用杭菊花治肺经之病,尤其是风热头痛。如症见头痛而胀,发热恶风,面红舌干,便干溲赤,舌苔黄,脉浮数之风热头痛,周教授常用"杭菊花+川芎"治之。并常酌加蔓荆子、藁本、桑叶、薄荷、甘草等。阴虚可加生地、北沙参,便干严重可加瓜蒌、大黄,热重可加黄连、黄芩。在治疗风热头痛时,周教授常轻用杭菊花,其认为量轻之杭菊花,可以借其轻清上浮之性而使药力直达机体之巅。而如用量大之杭菊花,则往往不能达到使其药力轻清上浮之效。对于风热引起之偏头痛,周教授常以"杭菊花+夏枯草"治之,并可酌加薄荷、防风;对于头痛之痛为隐痛者,周教授临证常用"杭菊花+细辛"治之,并常酌加蔓荆子。杭菊花能清肺热,解头痛,细辛散寒止痛,两药合用清热止(头)痛作用增强。周教授临证常用"杭菊花+生石膏"治疗风热上攻之头痛。杭菊花入肺经,能上清头热,生石膏大寒,能清上焦气分热,二药配合清热祛风之效大增。

周教授临证常用白菊花治疗肝火上炎之高血压病。高血压病以头晕为主症,白菊花入肝经,性味苦寒,能清泻肝经之火。周教授临证常用白"菊花+牛膝"治疗肝火上炎之高血压病。这主要是利用牛膝之引火下行而使上炎之肝火得降。对于肝炎较甚之高血压病,临证可用"白菊花+天麻"治之。天麻平肝火息风力强,可助菊花以达到泻肝火之目的。对于临证见血压持续升高,头目眩晕,目红耳赤,便干口苦,舌苔黄,脉弦数,周教授常以"菊花+夏枯草"治之。在临证治疗肝火上炎之高血压病时,常可用龙胆草、栀子、决明子等配合菊花清降肝火。口苦明显时可加大黄,腹胀可加厚朴、枳壳,心烦可加栀子、知母,耳鸣可加磁石。周教授临证有时用"菊花+黑芝麻"治疗肝肾阴虚所致的高血压病。菊花清热、平肝,黑芝麻补益肝肾,二药合用可清可补。对于肝肾阴虚而有阳亢之高血压病颇为合宜。周教授有时亦用"菊花+天麻"治疗肝阳上亢之高血压病。菊花清热平肝,天麻能平抑肝阳,祛风止痉,二药合用清热平肝之力加强,而抑制肝阳之力亦增。周教授亦常用"菊花+枸杞子"治疗肝肾不足、虚火上扰之高血压病。菊花清热平肝,枸杞子补益肝肾,二药合用既可抑制肝阳,又能补益肝肾。

现代药理学对菊花研究较多。目前已知菊花有消炎、抗菌、抗病毒、抗氧化、扩张血管、抗肿瘤等作用。虽然菊花的作用广泛,但临证用菊花还是要防止过敏。对于过敏体质的病者,服菊花后要密切观察。

柴　胡

顽固高热真棘手,柴胡为主高一等

柴胡具有解表退热,疏肝解郁,升举阳气的功效。现代药理研究证明柴胡确实有退热作用。周教授用中药,喜以《神农本草经》中的记载为纲,书中言"柴胡,味苦平。主心腹,去肠胃中结气,饮食积聚,寒热邪气,推陈致新。久服轻身、明目、益精。"柴胡在《药性论》中的描述是"主时疾内外热不解",在《滇南本草》中的描述是"退六经邪热往来"。所以临床用柴胡退热非常常见。周教授强调柴胡治疗顽固性高热有奇效。柴胡特别适用的顽固性高热是一种特殊情况,但现在很常见——病人因某种疾病而发高热,经抗生素等药物治疗后热退,但几天后又发生高热,复用抗生素等药物治疗,可能又会退热,之后又发热,再用抗生素等药物治疗,可能有效也可能无效,如此反复发作,可达1~2年甚至更长。

周教授概括此种高热,特别符合《伤寒论》中"往来寒热"的特点。因病程较长,所以热象明显,寒象不明显,但"往来"是一样的。仲景的关于少阳病小柴胡汤的条文,是有名的"但证"条文。"伤寒五六日,中风,往来寒热,胸胁苦满,默默不欲饮食,心烦喜呕,或胸中烦而不呕,或渴,或腹中痛,或胁下痞硬,或心下悸,小便不利,或不渴,身有微热,或咳者,小柴胡汤主之。"并言,"伤寒中风,有柴胡证,但见一证便是,不必悉具。"

周教授常常叮嘱我们,注意使用柴胡治疗顽固性高热应当注意三点:

第一,病位。即柴胡所退之热,非在表,也非在里,而在半表半里也。所有柴胡的功效描述中,用"解热"要比"退热"合适,有少阳病的和解之意。

第二,舌苔。应有邪在半表半里的象,即以白苔为主,加之有一定垢腻,方可用柴胡解热。

第三,用量。柴胡的常用量是3~9g,周教授认为,用柴胡治疗顽固性高热,用量太小,疗效不佳。一般用24~30g柴胡作解热药用。病情较轻的患者,如病毒性感冒,可用24g;对于病情较重的,如大叶性肺炎,则可用30g。当然,病人体质不同,气候、环境各异等也需在用药时作考量。

顽固性高热有很多情况是原因不明确的,且病程较长,所以一定要以辨证论治为基础,细心耐心辨证。注意是否有"往来寒热"的特点,再随病情发展加减变化处方。由于病程长,可能会有虚象,但此时如果不是特别需要,可以不用党参、黄芪或沙参、麦冬,以免药多力散,治之不专。常用处方:柴胡10g,黄芩10g,桔梗10g,芦根12g,鱼腥草15g,瓜蒌10g,草果6g,甘草6g。

葛　根

易惹腹泻又便秘,葛根通达又理气

肠易激综合征(以下简称IBS)是一种胃肠功能紊乱性疾病,与此病同名的有"结肠功能紊乱"、"结肠过敏"、"痉挛性结肠炎"、"黏液性结肠炎"等。

若每因情志抑郁即腹痛,肠鸣泄泻,泻后痛减,脘腹胀闷,嗳气少食,舌苔薄白,脉弦,可治以透达理脾。常用处方:葛根12g,炒白术10g,白芍10g,防风10g,陈皮10g,木香6g,枳壳10g,生甘草6g。腹痛较甚者,可加延胡索;嗳气较频者,可加白蔻仁、砂仁;泄泻明显者,可加党参、升麻;腹胀频频者,可加大腹皮;有烦躁易怒者,可加黄芩、栀子。若症见大便秘结、腹胀、腹痛,嗳气,舌苔薄白,脉弱,可治以理气解郁。常用处方:葛根12g,广木香10g,乌药10g,乌梅10g,生大黄3g,郁金10g。腹痛明显者可加川楝子,口苦咽干明显者可加夏枯草、玄参,大便硬结者可加厚朴。

IBS之便秘,若有患者过分注意自己排便的情况,治疗就不太容易。而这往往说明此IBS患者伴有神经精神紊乱。从中医理论角度来讲,即肝郁化火,灼伤津液,肠失濡润,形成便秘。此时,周教授往往重用葛根以疏达气机,常可药到便通。对于IBS的腹泻与便秘交替出现,周教授认为此时也应重用葛根疏达气机。在便秘阶段应配以消导药,在腹泻阶段应配以健脾药。对于IBS的腹泻与便秘交替出现,周教授再三强调,切忌"头痛医头,脚痛医脚"。即有的初学者,对IBS的腹泻与便秘交替出现之象,在腹泻出现时用桔梗、升麻止泻,而在便秘出现时即用大黄、厚朴通下。周教授说,这样治疗既会加重便秘之后的腹泻,也会加重腹泻之后的便秘。故必须用疏达理气之葛根,调理气机,化除积滞。然后再用"葛根+扶脾之品(党参、白术、山药等)"以作调理,方为万全之策。

IBS的治疗是当前较为棘手的问题,目前尚缺特效性药物。以葛根为主组方治疗IBS,是从多靶点、多环节去考虑,特别葛根有疏达解郁作用,能从IBS的根源上去治疗。因而,周教授治疗IBS,往往不明显的用治脾(胃)药,而能取得较好的效果。这是周教授充分利用葛根的综合调节作用以治疗IBS,起到不治胃肠、而胃肠病能愈的效果。

葛根生津且止渴,鼓舞胃气治消渴

《注解伤寒论》曰:"脾胃为津液之本",而葛根善于启动胃中津液而止渴。葛根主入胃经,其能鼓舞胃气上升,随着胃气上升则胃中之津液亦随之上升,故可以止渴。对于糖尿病以口渴为主,多饮喜饥,体重减轻,大便干结,舌苔黄,脉洪数,可治以滋阴清热、生津止渴。常用处方:葛根15g,生地12g,麦冬10g,生石膏12g,知母10g,天花粉10g,丹参10g,生甘草6g。本证型中用葛根,乃是合于《本草求真》之说:"葛根专入胃,兼入脾。辛甘性平,轻扬升发,能入足阳明胃经鼓其胃气上行,生津止渴。"

周教授指出,葛根本身并不能止渴。葛根之所以能在治疗糖尿病时起止渴作用,全赖葛根之鼓舞胃气上升,使津随气上升至口而起到止渴作用。如果胃中无津,则用葛根无用。所以在临证用葛根治疗糖尿病口渴时,必须配用养阴生津药。对于本证型兼有气虚者,周教授常以葛根、太子参、麦冬、山药、生地、石斛、甘草治之。若本证型热偏重,周教授常以葛根、生地、菊花、枸杞子、玄参、赤芍、牛膝治之。

糖尿病有口渴、胸痹、舌苔微黄、脉涩者,周教授常以"葛根+丹参"治之。葛根升发轻扬、解肌退热、生津止渴,丹参活血祛瘀。葛根配丹参,气血同治、生津通脉,可间接降低血糖。

周教授临证用葛根治疗糖尿病,不主张用较大剂量。《药品化义》曰:"葛根,根主上升,甘主散表,若多用二三钱,能理肌肉之邪,开发腠理而出汗……若少用五六分,治胃虚热渴。"张元素曰:葛根"不可多服,恐损胃气。"糖尿病以虚证为多,故不宜用大剂量葛根。

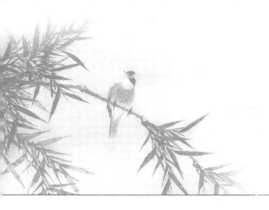

第二章 清热药

一、清热泻火药

生 石 膏

大烦大渴用石膏,配上知母效更好

辨证论治是中医的精髓,周教授常说:"辨病论治太复杂时,见到特殊症状,就用对应的中药,效果往往很不错,即见症用药。"见症用药即对症用药,生石膏就是周教授常用的一味"见症用药"的中药。"见症用药"是种既简单又有效的用药方法,符合辨证论治的思想,大家在了解这些药物及其对应症状的同时,在临床诊断时更要有火眼金睛,发现并提炼出这些症状,不要被众多复杂的症状蒙蔽。

《药征》言:仲景方中"凡病烦躁者,身热者,谵语者,及发狂者,齿痛者,头痛者,咽痛者,其有烦渴之证也,得石膏而其效核焉"。故周教授认为,凡是有"大烦渴"的症状,不论为何病,皆可在处方中加石膏治之。石膏可用于治疗有"大烦渴"症状的各种疾病,如流行性感冒、糖尿病、甲状腺功能亢进、白血病、血小板减少性紫癜、类风湿关节炎等。

有药理研究报道,知母可增加石膏的溶解度,从而加强石膏的解热作用。周教授治疗"大烦渴"的常用组合是石膏、知母、竹叶三药。

《神农本草经》将石膏归为"中品",而不是"下品",可见石膏并非凶猛之药。由于产地不同,品种各异,所以不能因为石膏较为安全,就不注意应用事项。使用石膏时,必须到正规药店去购买,不能用工业石膏。在石膏应用过程中,若出现腹痛、腹泻、呕吐之症,必须立即停药,并严密观察。必要时,可将石膏送药检部门做砷含量检测,以免砷中毒。石膏用量最好不要超过40g。治疗"大烦渴"之症时,周教授一般用石膏30g左右。

至于是否先煎,周教授指出张仲景用石膏之诸方,均用生石膏,并无先煎之例,后世叶天士、张锡纯等医,临证所用石膏也无先煎之例。现代有的《方剂学》中用石膏先煎,系认为矿石类药物质坚而难以煎出有效成分,这可供临证应用时参考。不过,也有的《方剂学》中所用石膏并未特意指明"先煎"。

石膏善于治热痹,红肿疼痛能清理

类风湿关节炎一种病因未明的慢性、以炎性滑膜炎为主的系统性疾病,可能与遗传、感染、性激素等有关。早期可表现为手、足小关节的多关节游走性红、肿、热、痛,并常伴有关节外组织受累,严重者可导致关节畸形及功能丧失。本病类似于中医之"中风历节"、"风湿痹"、"尪痹"等病证。中医认为本病多由风、寒、湿三邪杂至而成,三邪久留不去,常郁而化热,可使关节肿胀发热,屈伸不利。周教授认为清热是本病的一个治疗大法,临证见到"身热+大烦渴"即可用石膏治之。周教授常用处方:症见壮热,关节突起肿痛,转侧失利,活动受限,口渴烦闷,皮肤潮红,局部肿胀,舌苔黄,脉滑数者,治以清热化湿、疏风通络。常用处方:生石膏30g,炙麻黄10g,苍术10g,忍冬藤15g,海桐皮10g,车前草10g,生姜6g,生甘草3g。

知　　母

阴虚发热且脉数,知母为主可统筹

知母功效清热泻火,滋阴润燥。周教授临证主要用知母治疗有"发热+脉数"者。如其用知母治疗"肺热壅盛+阴虚渐现",而临证有"发热+脉数"之上呼吸道感染、支气管炎。知母浸膏能防止和治疗大肠埃希菌所致的兔高热。知母对痢疾杆菌、伤寒杆菌、霍乱杆菌、霍乱弧菌、结核杆菌、肺炎链球菌有一定抑制作用;或用知母治疗肠燥津枯而有"发热+脉数"之功能性便秘;或用知母治疗阴虚火旺而见"发热+脉数"之糖尿病,因知母水浸提取物能降低血糖。

重型流感易伤阴,知母养阴疫毒轻

周教授指出,知母可作为养阴药用于流感之治,因为流感病势较烈,易伤阴,而用知母可预作养阴,若流感已伤阴,则知母可作为养阴之药。一般养阴药,性属滋腻,如果有阴虚或将阴虚之流感患者用之,虽能养阴,但有恋邪之弊。而知母不但能养阴,且亦能清热,其具有养阴而不恋邪的特点,故用于流感有阴虚之象或即将有阴虚之象者,甚为合拍。诚如《重庆堂随笔》之言:"知母苦寒,清肺胃气分之热,热去则津液不耗,而阴自潜滋暗长矣。"现代药理研究也已证实,知母能解高热,对多种细菌、病毒有抑制作用。

知母治疗有阴虚或将有阴虚之流感患者,对于发热、恶寒、无汗或微汗,头晕心烦,咳嗽少痰,口渴咽干,舌红,脉数者,可以用知母一药,配以玄参、生地、连翘、桔梗、淡豆豉、甘草等组方治之。对于用知母治流感,周教授特别重视一症——"发热",一脉——"数脉"。周教授认为知母之治流感,虽知母有清热作用,然其药力较弱,故临证可依热之不同部位、不同程度,酌配清热之力较大之石膏、黄连等药。另外,知母终非养阴之药,故在用知母治疗流感之时,常根据临证所见阴虚之不同程度,酌配沙参、麦冬、生地、玉竹等。

周教授在临证用知母治疗流感,常根据流感的证型不同,而主选不同的药对。若流感症见恶寒、发热,表里不和,舌苔腻,脉数,则常用"知母+草果"作为药对治之。盖知母性寒,能清阳明之热,草果辛温,燥脾去浊,两药合用,寒热并治,可达到清热透邪之效。若流感见壮热、烦渴、脉数,则可以以"知母+石膏"治之。知母苦寒质润,其性守而不走,对于流感肺燥、津伤者较合适,生石膏辛甘大寒,质地重浊,其性走而不守,能清肺热,常用于肺热但津尚未伤者。两药合用,一清一润,可起到清热保津之作用。

甲亢阴虚火热证,知母养阴火热清

周教授指出,目前临证治疗甲亢常用抗甲状腺药以及放射碘治疗,其有一定疗效。但有时可能会出现白细胞减少、中毒性肝炎等情况。而用知母组方治疗甲亢,一般不会产生上述不良反应。由于知母既能祛邪(清热),又能扶正(养阴),其主要通过调整机体的平衡状态而治病,故属于"平"药——即没有不良反应或不良反应甚少之药。知母对于兼有邪盛与正虚之甲亢,较为合宜。目前临证亦有以手术疗法治疗甲亢者,唯其对于机体要求较高。而知母之应用,亦可为手术治疗创造机会。

周教授指出,临证之所以常用知母治甲亢,是因为知母功能清热、养阴,这对于既有"火热"症状又有阴虚症状的甲亢是较为合适的。尤其是知母对于甲亢的各个病理阶段都较合适。比如甲亢肝阴虚之初,常常是从火盛伤阴而来,知母既能清热,又能养阴;甲亢肝阴虚中期,常可有心阴亏虚,而知母"入手少阴心经",其既能补肝阴,又能养心阴;至于甲亢肝阴虚后期,最易损及肾阴,知母亦能补肾阴。

周教授临证治疗甲亢病,不论甲亢辨为何证型,只要见有肝阴虚之症,即可用知母治之。只不过在组方时配伍有不同。兼有心阴虚者,周教授常以"知母+五味子、酸枣仁"治之;兼有肾阴虚者,周教授常以"知母+熟地、龟甲"治之。由于知母养阴之力不大,故周教授临证治疗有肝阴虚之甲亢,亦常以"知母+天冬、沙参、石斛"治之。

栀　子

烦热烦躁用栀子,血热出血必可治

栀子性寒,归心、肝、肺、胃经。具有泻火除烦,清热利湿,凉血止血的功效。

值得强调的是,栀子有抗微生物作用,实验证实栀子对金黄色葡萄球菌、脑膜炎双球菌、卡他球菌等有抑制作用。药理研究还证实栀子有镇静作用:小白鼠皮下注射栀子流浸膏,可使其自我活动减少,闭目、低头、肌肉松弛,治疗失眠及过度疲劳。

栀子也是周教授常用的一味"见症用药"的药,其对应症状为"烦热"。

"烦"字提示我们,栀子是一味与情志有关的中药。《汤液本草》中提到:"栀子豉汤治烦躁,烦者气也,躁者血也。气主肺,血主肾,故用栀子以治肺烦,用香豉以治肾躁。躁者,懊侬不得眠也"。《本草衍义》也说:伤寒"仲景治发汗吐下后,虚烦不得眠;若剧者,必反复颠倒,心中懊侬,栀子豉汤治之。"情志,不单单是指精神类疾病(如抑郁症、焦虑症),其他疾病伴随有情志改变的,皆可用之,如失眠病人的烦躁症状,银屑病病人的烦躁症状等。

栀子还可用于治疗有"烦热"症状的老年性痴呆、神经官能症、中毒性脑病、食管炎、胆囊炎、病毒性肝炎、新生儿黄疸、血友病、血小板减少性紫癜等。

周教授亦常用栀子治疗有"烦热"症状的各种癌症出血。如胃癌吐血者,用栀子加黄芩、生大黄、山慈菇、白花蛇舌草处方;大肠癌出血者,用栀子加槐花、半枝莲、重楼等处方;白血病,用栀子加黄芩、连翘、藤梨根、半边莲处方;肺癌咯血,用栀子加沙参、百合、重楼、石见穿处方。周教授强调,用栀子治疗肿瘤出血症时,要求出血量不大,发热不高,而烦闷症状明显。若肿瘤出血量大时还用栀子治疗,会耽误患者病情,有生命危险。

栀子治疗胆囊炎,烦热胁痛服之良

胆道系感染、胆汁刺激、胰液向胆道反流,以及胆红素和类脂质代谢失调等所引起的胆囊炎性疾病。临证表现为腹胀,右上腹不适或疼痛,过食油腻则加剧,嗳气,恶心呕吐,或兼发热、黄疸等。可归属于中医的"胁痛"、"胆胀"、"黄疸"等病证范畴。多由情志抑郁、湿热蕴结、火毒内盛所致。清热解毒是治疗本病的一个常用治法。栀子泻火除烦,清热利湿,且现代药理研究证实栀子有利胆、抗炎、解毒等作用。周教授常用栀子配以生大黄或茯苓、泽泻治疗胆囊炎兼有发热、烦闷者,盖胆为六腑之一,以通为用,治疗当以"通"为主。周教授用药,向来重视"来源"与"去路",扶正时必使生化有源,祛邪时必使邪有出路。栀子清利胆腑湿热,辅以大黄、泽泻逐邪外出,可奏祛邪止痛之功。周教授常用处方:①起病较急,脘胁疼痛,烦热胸闷,恶心呕吐,巩膜黄染,舌红苔黄,脉弦数者,治以清热祛湿、利胆通下。常用处方:栀子15g,茵陈12g,黄芩10g,生大黄10g,木香10g,厚朴10g,金钱草15g。热重者,可加蒲公英、连翘;口干渴者,可加生地黄、麦冬;胁痛明显者,可加延胡索、郁金;大便干结者,可加芒硝。②症见发热烦闷,右胁下疼痛,神志淡漠,尿黄且少，大便干结，舌质红，苔干黄，脉沉数者，治以清热通腑。常用处方：栀子15g，茵陈12g，生大黄10g(后下)，黄芩10g，水牛角15g，玄参10g，生地黄10g，赤芍10g。高热不退者，可加蒲公英、金银花；右胁痛明显者，可加郁金、川楝子。

夏　枯　草

夏至即枯夏枯草，降压抗菌功效好

夏枯草，因此草夏至后即枯，故得此名。具有清泄肝火、明目、散结消肿、清热解毒、祛痰止咳、凉血止血等功效。《神农本草经》中言其："味苦辛，寒。热瘰疬，鼠瘘，头创，破癥，散瘿，结气，脚肿，湿痹，轻身。"为下品药。《滇南本草》中的描述是："祛肝风，行经络。治口眼㖞斜，行肝气，开肝郁，止筋骨疼痛，目珠痛，散瘰疬，周身结核。"

现代药理研究中，值得强调的有两点：第一点是夏枯草的降血压作用。夏枯草的水浸出液、乙醇水浸出液和30%乙醇提取物，给麻醉动物腹腔注射、静脉注射或口服均有降低血压作用，静脉注射降压作用比较明显，而口服给药则降压作用微弱，煎剂(100mg/kg)注射于麻醉犬，可产生显著持久的降压作用，但有快速耐受现象，切断迷走神经后，其降压作用明显减弱。对肾性高血压犬，连续服药两周后，血压有中等程度之降低，停药后又恢复至原初水平。夏枯草茎、叶、穗及全草均有降压作用，穗之作用较弱。第二点是杀菌作用。夏枯草煎剂对痢疾杆菌、伤寒杆菌、霍乱弧菌、大肠埃希菌、变形杆菌、铜绿假单胞菌、葡萄球菌、链球菌及人型结核杆菌均有一定抑制作用。夏枯草可使实验性结核病小鼠的肺部病变有所改善。夏枯草鲜品榨汁对金黄色葡萄球菌、乙型溶血性链球菌、大肠埃希菌、伤寒杆菌、痢疾杆菌、白喉杆菌、炭疽杆菌、铜绿假单胞菌均有抑制作用。

周教授临床上常将夏枯草用于以下三个方面：①清肝泻火，主治细菌性痢疾、肺结核、渗出性胸膜炎、急性黄疸性肝炎、原发性高血压等；②散郁解结，主治乳腺增生病、甲亢等；③抗癌除瘤，主治肺癌、肠癌等。

肺结核用夏枯草，厚壁空洞渐见好

肺痨即肺结核，是由结核分枝杆菌引发的肺部感染性疾病，临证主要表现有低热、乏力、盗汗、消瘦、咳嗽和咯血等。现代药理研究证明，夏枯草煎剂对成人结核杆菌有一定抑制作用，也就是中医所说的"杀虫"作用。夏枯草的抗结核杆菌作用虽不如一般西药起效快，但是几乎没有副作用，也不易产生耐药。

近年来，耐药肺结核厚壁空洞的治疗，成为新的难题。周教授强调利用夏枯草散结的作用，可软化厚壁，增进排秽脱毒，促进其肉芽的生长。这样夏枯草既可"杀虫",又可"透壁",治疗肺结核,可谓是一箭双雕,使药力能深入"空腔"而"杀虫",抑制结核杆菌,最后使"空腔"愈合。

肺结核是一种慢性疾病,需长期服药,故周教授常嘱患者以夏枯草熬膏治之,主要适用于病灶进展和中毒症状明显、咯血以及用抗结核药无效者。一般服夏枯草膏14~30天,往往可以使食欲增加,中毒症状消失,精神改善,咯血停止,血沉正常,X线片示病灶明显吸收。

对于煎剂,周教授常用夏枯草治疗肺痨的组方列举如下。对咳嗽明显的,用夏枯草15g,猫爪草15g,川贝母10g为主组方加减;对咯血明显的,则用夏枯草12g,百部12g,代赭石15g为主组方加减;对低热、乏力、盗汗明显的,则用夏枯草12g,青蒿10g,鳖甲(先煎)15g为主组方加减。

出现"厚壁空洞"的肺痨,不是短期就可以治疗好的。应根据临床经验,综合使用"杀虫"、"活血化瘀"、"扶正内托"、"通络软坚"药。治疗这种疾病,在使用夏枯草的同时,早期可配用一些活血逐瘀药,如三棱、莪术,但同时要配用"杀虫"药,如猫爪草、百部、苦参等。活血逐瘀药与杀虫药的比例必须恰当,过量使用活血逐瘀药,可能激化结核杆菌。中期使用活血化瘀药,如赤芍、牡丹皮等。晚期以扶正内托为主,可用黄芪、当归等。

失眠选用夏枯草,配上半夏效更好

《重庆堂随笔》记载:"夏枯草,微辛而甘……兼有和阳养阴之功,失血后不寐者服之即寐"。周教授认为各种失眠不论病因是什么,其病机大多是阴失违和,故可以用夏枯草为主治疗之。周教习惯将中医的阴阳平衡学说与西医的大脑兴奋抑制学说相对应。夏枯草得至阳而长,半夏得阴而生,二药同用,可起到阴阳配合的作用,故周教授常用夏枯草15g,配半夏10g治疗不寐证。不寐属心脾两虚证,用夏枯草15g,半夏10g,柏子仁10g,玄参10g;心胆气虚证,则用夏枯草10g,茯神12g,远志10g;痰热扰心证,用夏枯草12g,半夏10g,胆南星10g,炒栀子10g。周教授强调,夏枯草治疗不寐时,服药时间特别值得注意,应晚上服用,这样有利于大脑皮质进入抑制状态,促使大脑进入睡眠状态。而白天服用夏枯草为主药的汤剂,不利于大脑皮质兴奋,所谓"昼不精则夜不瞑",故白天需要兴奋,可在治疗的每天上午施以针灸,配合治疗。

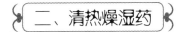

二、清热燥湿药

黄芩

黄芩善清三焦热,合理炮制效更良

黄芩具有清热燥湿,泻火解毒,止血,安胎的功效,主要归肺、心、肝、胆、大肠经。

周教授常说,学习黄芩的用法可从中药文献记载入手。中药文献对黄芩的用法描述有"表浅简单"和"深层复杂"两类,各有利弊。"表浅简单"的文献,可参考清代邹澍在《本经疏证》中所言:"仲景用黄芩有三耦焉。气分热结者,与柴胡为耦(小柴胡汤、大柴胡汤、柴胡桂枝干姜汤、柴胡桂枝汤);血分热结者,与芍药为耦(桂枝柴胡汤、黄芩汤、大柴胡汤、黄连阿胶汤、鳖甲煎丸、大黄䗪虫丸、奔豚汤、王不留行散、当归散);湿热中阻者,与黄连为耦(半夏泻心汤、甘草泻心汤、生姜泻心汤、葛根黄芩黄连汤、干姜黄芩黄连人参汤)。以柴胡能开气分之结,不能泄气分之热;芍药能开血分之结,不能清迫血之热;黄连能治湿生之热,不能治热生之湿。譬之解斗,但去其斗者。未平其致斗之怒,斗终未已也。故黄芩协柴胡,能清气分之热;协芍药,能泄迫血之热;协黄连,能解热生之湿也。"此文将黄芩的功效用法分为三个方面,简单易学。"深层复杂"的文献,可参考《神农本草经》中的"黄芩,味苦平。主诸热、黄疸、肠澼、泄利,逐水,下血闭,恶创恒蚀,火疡"《医学启源》中的"黄芩,治肺中湿热,疗上热口中肿赤,瘀血雍盛,必用之药。泄肺中火邪上逆于膈上,补膀胱之寒水不足,乃滋其化源。"(此文涉及脏腑虚实和药性升降,理论独特)。还有《主治秘诀》中,对黄芩的适用情况描述非常全面:"其用有九,泻肺经热,一也;夏月须用,二也;上焦及皮肤风热,三也;去诸热,四也:妇人产后,养阴退阳,五也;利胸中气,六也;消膈上痰,七也;除上焦热及脾湿,八也;安胎,九也。单制、二制、不制,分上、中、下也。酒炒上行,主上部积血,非此不能除,肺苦气上逆,急食苦以泄之,正谓此也。"大家可在掌握简单用法的基础上,再深入钻研那些有些复杂的关于黄芩的文献记载,必定大有收获。

由黄芩主要归肺、心、肝、胆、大肠经可知,黄芩可清三焦之热。如上焦病变有热证或湿热证表现的急性支气管炎、肺炎、哮喘、肺结核、胸膜炎、百日咳、肺癌等;中焦病变有热证或湿热证表现的消化性溃疡、胆囊炎、肝硬化、慢性乙型肝炎、肝癌、胃癌等;下焦病变有热证或湿热证表现的细菌性痢疾、尿路感染、肾病综合征、习惯性流产等,皆可使用黄芩治疗。此外,也可用于治疗各种血热出血症。

对于黄芩的用量,周教授一般治疗上焦病用量最重,一般为15~20g;其次是中焦,10~15g;治疗下焦疾病及各种出血症时,一般是用10~12g。还应强调,热毒症状明显的患者,如中毒性肺炎,必须加大黄芩的用量,非30g不能中病。用于治疗癌症时,可根据患者身体情况和具体病情,用12~30g不等。中病及止,症状改善后应立刻减药或者停药,以免损伤正气,且一次用量不能超过45g。

周教授临床上特别注意黄芩不同炮制方法的不同用处。黄芩本就是一味炮制方法较多的中药，清气分热多用生黄芩，清上焦热一般用酒黄芩，安胎多用炒黄芩，止血一般是用黄芩炭，泻肝胆火用猪胆汁炒的黄芩最好。黄芩的不同炮制方法，有不同的用处，临床上如果用错了地方，效果会差很多。

黄芩治疗气管炎，改善症状抗感染

急性支气管炎是一种常见的呼吸道疾病，有多种致病原因，但病毒感染是最常见的。抗生素对病毒没有效果，黄芩有抗病毒、抗菌和提高细胞免疫力的作用，对控制感染、消除症状、防止病情的加重和演变非常有效。

周教授强调用黄芩治疗急性支气管炎，用量不能太小，否则会遗留后患，变成慢性支气管炎，更加难治。一般用黄芩12~15g，并与鱼腥草24~30g同用，此时应当注意，虽然黄芩的用量比鱼腥草小，但此药对的作用是防止病情往里传变，而非治痰热之症，故黄芩仍为主药。有胸闷症状的加瓜蒌12g，浙贝10g；痰多且稠厚的加知母10g，浙贝10g；痰多难咯的，加姜半夏10g，制南星10g。

黄　连

黄连分治上中下，脑心大肠服之泰

黄连性寒，味苦。归心、肝、胃、大肠经。功用：清热燥湿，泻火除烦。周教授指出，黄连主治病症可依据部位不同划分为上、中、下三部。

治上者，周教授将其归为脑部，除了脑窍之外，历代文献中某些心（心主神明）病亦列入其中。黄连为一味极佳的清热除烦药，此烦热为脑窍之病，包括现今之焦虑症、抑郁症、儿童多动症、强迫症等病症。《肘后方》用黄连解毒汤治疗伤寒温病"若已六七日热极，心下烦闷，狂言见鬼，欲起走"。周教授认为此类病证，与现代之中毒性脑病相类，故可用黄连治之。此外病毒性脑膜炎、病毒性脑炎，以及感染性多发性神经根炎等病也可仿此法治之。在小儿病中，多发性抽搐及小儿多动症，此两病都与心火有关，故都可以用黄连为主药，组方治之。

治中者，为心脏的疾病，包括快速性心律失常、难治性心力衰竭等。这些疾病的常见症状为"烦热+心悸"。周教授常用"黄连+黄芩、半夏、甘草"治疗之。心律失常，可归于中医之"心悸"、"怔忡"、"晕厥"等病证范畴。烦悸为心律失常常见之病症，可用黄连为主，组方治之。快速性心律失常，常多因痰火扰心、气郁化火而致病。常见心悸，心烦急躁，胸闷，脉促等，此乃黄连主治之症也。除心痞，周教授临证常用黄连6~10g。快速性心律失常，虽以脉促为主，但"烦悸"也是主要症状，均可用黄连为主药治之。

治下者，是指有"腹痛+下利+烦热"的各种病证，如糖尿病腹泻。此病证临证多见,常可引起病人极度消瘦,近似恶病质。李时珍于《本草纲目》中说:"治消渴,用酒蒸黄连"。凡糖尿病腹泻,有轻微烦热者,周教授临证多用黄连10g左右治之。在糖尿病腹泻好转后,周教授认为可予参苓白术散等益气健脾之品,改善患者之体质。对于有"腹痛+下利+烦热"而属于大肠湿热者,无论细菌性痢疾、阿米巴痢疾、急性肠炎,均可以黄连为主药治之。

儿童抽动用黄连,清火平肝风邪灭

儿童儿童多发性抽动-秽语综合征是一种儿童期起病的遗传性神经精神性疾病,主要表现为慢性、波动性和多发性的运动和不自主抽动,并伴不自主的发声性抽动及猥秽语言。

本病的发生与"火"关系密切,风、痰亦为其致病因素。心、肝为主要病位,病机多为风动则化火,痰壅可蔽窍,血随气逆,形成上实下虚之证。因此,治疗心肝之火乃是治疗本病之关键。《本草汇言》曰黄连治"惊悸、怔忡、烦乱、恍然而神志不宁",故可用黄连为主药治疗本病。

处方举例:①若症见摇头、耸肩、皱眉、眨眼、喊叫、踢腿等,以及烦躁易怒,头痛头晕,咽红作痒,面红目赤,大便干结,小便短赤,舌红,苔黄,脉弦,可治以清火平肝、息风镇惊。常用处方:黄连10g,栀子10g,大黄6g,防风10g,当归10g,羌活10g。抽搐明显,可加天麻、钩藤;头晕明显,可加白芍;面红等火症明显,可加龙胆草、黄芩;喉中怪叫不停,可加水牛角。②若症见头身、四肢、肌肉抽动,时时骂人,喉有痰鸣,烦躁易怒,坐卧不安,舌红、苔黄,脉弦滑者。可治以清火涤痰、宁心安神。常用处方:黄连10g,黄芩10g,大黄6g,木香6g,礞石15g,龙齿20g。头晕,可加石菖蒲、天竺黄;喉中痰多,可加半夏、枇杷叶。

周教授强调,本病的发生与生活环境关系密切,故应多鼓励患儿,少施加压力,使患儿有一个轻松的生活环境,将有助于病情的康复。

苦　参

苦参善于抗肿瘤,湿疹瘙痒病无踪

苦参具有清热燥湿、杀虫、利尿的功效。苦参所含的苦参碱、苦参酮有抗心律失常作用。此外,苦参碱还能抑制癌细胞,诱导癌细胞凋亡。

周教授在治疗湿疹和癌症时,主张苦参用量要大,才能保证疗效,一般为30~60g,治疗其他疾病时,一般是10~30g,不宜超过30g。此外,还应注意配伍和及时调整用量,不得伤正。

心律失常用苦参,加入大枣效尤珍

心律失常是最常见的心脏疾病之一,可归入中医"心悸"、"怔忡"的范畴。虽苦参碱、苦参酮抗心律失常的作用已被现代药理学研究证实,但中药的使用还必须以中医理论为指导。《神农本草经》中有苦参可以"补中"的记载；唐代《备急千金要方》卷十三之"心脏"记载"治猝中恶心痛方"，仅用苦参一味，和醋煮服，由此周教授认为苦参味苦而通泄，能益心通脉，治疗心痛病。加之苦参碱、苦参酮的作用，故苦参可用于治疗各种类型的心律失常证，与西医具体的病情分型无关，与中医的辨证分型关系也不大。但使用苦参仍应根据病人的具体情况，寒热虚实，对苦参进行正确的配伍加减。

苦参治疗心律失常时，一般用量为15~24g。若是单煎苦参，周教授常嘱患者加适量红枣与苦参同煎，既可改善苦参味苦难喝之弊，亦可增安神定志之功使心律平稳。也可将苦参研粉，装胶囊，0.3g/粒，每次服1~4粒，每日3次，用枣汤送服。

周教授用苦参治疗心律失常常见处方举例：①邪毒犯心证：临床表现为胸闷心悸，易疲乏，或寒热咳嗽，或关节肿痛，脉细弱或结代，舌质淡，苔薄白。治以解毒通脉，补气养心。常用处方：苦参15g，党参10g，麦冬10g，桂枝3g，炙甘草10g，大枣10g，浮小麦30g。②血瘀心脉证：临床表现为心悸怔忡，胸闷胸痛，面唇发紫，舌暗紫，苔薄，脉细涩或结代，治以活血通脉。常用处方：苦参15g，当归10g，赤芍10g，川芎6g，丹参10g，桃仁10g，柴胡10g，郁金10g。③心阳不振证：临床表现为心悸怔忡，面目浮肿，气短体倦，胸闷肢冷，舌质淡而腻，苔薄白、脉迟或结代，治以温阳益气、通脉养心。常用处方：苦参10g，人参6g，麦冬10g，附片3g（先煎），桂枝10g，泽泻10g，当归10g，丹参10g，炙甘草6g。④气血两虚证：临床表现为胸闷且痛，心悸，面色苍白，体倦乏力，头晕目眩，舌质淡红，苔薄白，脉细弱或结代，治以益气养血。常用处方：苦参10g，炙甘草10g，党参10g，麦冬10g，桂枝6g，生地10g，阿胶10g，大枣10g。

躁狂症分轻中重，苦参用量要斟酌

躁狂症是以精神亢奋为主要表现的一种疾病，是种热性疾病。苦参药性苦寒，且现代药理研究证明，苦参有镇静作用。故周教授常用苦参为主药治疗躁狂症，临床经验丰富，效果良好。最初治疗时，根据病情的轻重，如言语的多少、活动的多少、联想的快慢，可将患者分为轻、中、重三类，先分别予苦参10g、12g、15g。之后逐渐加大剂量，最高剂量分别是20g（轻）、40g（中）、60g（重）。在此基础上再根据辨证论治进行加减。

由于躁狂症易复发，所以周教授常嘱病人以苦参为末，炼蜜为丸，梧子大小，备用，防患于未然。发作时服用，每次10丸，每日3次。若尚未发作，但有语言、活动增多的发作先兆，可即时予苦参丸每次3丸，每日3次。

三、清热解毒药

金银花

清热解毒金银花，皮肤科中最常用

对于各种皮肤病，周教授临证喜用金银花治之。周教授指出，金银花对于各种皮肤病，毒未成者能治，毒已成者亦能治。所以临证治疗各种皮肤病（外科病），如果应用金银花，其适用范围就比较广泛。如周教授常用金银花治疗荨麻疹、湿疹、带状疱疹、皮肤溃疡等。上述各病，如用金银花治疗，则不必顾及这些疾病是毒已成，还是毒未成。

以荨麻疹为例试述之：若全身出现团样风疹块，高出皮面，边缘不清，奇痒难忍，舌苔白腻，脉浮数，可治以清热利湿、疏散风邪。常用处方：金银花30g，防风10g，浮萍6g，荆芥穗10g，生地黄15g，丹皮10g，连翘10g，车前草10g，地肤子10g，白鲜皮10g，生甘草6g。周教授指出，此类疾病，虽要重视局部之症状，但全身情况以及舌脉也须注意。虽然荨麻疹要从过敏角度去考虑，但不能套用抗过敏的方药，如"防风+赤芍"等，还是要从辨证角度去考虑。湿热乃本病治疗中必须重视的一种病因（病机），故用"金银花+防风"，不同于"防风+赤芍"。

清热解毒金银花，肠道热毒一扫光

热毒血痢虽然以局部肠道病变为多，但实际上是患者机体被热毒打乱阴阳平衡失衡，故治疗不能只从肠道考虑，而必须从患者全身热毒症状去考虑。《本草通玄》曰："金银花，主胀满下痢，消痈散毒，补虚疗风，世人但知其消毒之功，昧其胀利风虚之用，余于诸症中用之，屡屡见效。"此文中所说病证，与本病相类。

若起病较急，有发热、倦怠、腹痛、便下脓血黏冻、里急后重、小便黄赤等症状，舌苔黄腻，脉滑数，可治以清热燥湿、调气行血。常用处方：金银花15g，白芍10g，黄芩10g，黄连10g，木香6g，苦参10g，白头翁12g。周教授指出，本证型病位在肠，病机为湿热结于肠，影响全身，故治以清热燥湿为主。方中以"金银花+白芍"为主药（对）。若泻下脓血甚多者，可加白芍、半边莲；泻下黏白冻多者，可加薏苡仁、茵陈；口渴甚者，可加生地；腹痛甚者，可加延胡索、川楝子（肝功能不全者慎服）。

周教授认为，本病局部病变较为突出，故对于肠道热毒，可予"金银花+槐花"；对黏液便，可予"金银花+防风"；对病程较久，可予"金银花+生地"。其中金银花是主要用药。

在全身情况方面,周教授还特注意患者的情志变化。主要是让患者保持愉快心情,起居有常。配合用药,以理气药为主,常用药对为"金银花+木香"。另外,周教授对本病之治,不主张过用酸涩止泻。周教授指出,本病常见热毒结于大肠血分,若一味酸涩止泻,则可能导致毒血互结,变生顽疾。对于补骨脂、诃子之类止泻药,周教授更是慎用。这也是周教授治疗本病,体现了着眼于本病之"本"——湿热,而非着眼于本病之"标"——肠道泄泻的治疗原则。

金银花治腮腺炎,清热解毒消肿疡

若症见发热恶寒,头痛时作,一侧或两侧腮腺漫肿,咀嚼困难,舌苔薄黄,脉浮数,可治以清热、解毒、消肿。常用处方:金银花15g,连翘10g,蝉蜕6g,荆芥10g,板蓝根10g,牛蒡子10g,黄连6g,车前草10g,生大黄3g,鲜生地10g,生甘草6g。若发热温度高,可用石膏、知母;咽红严重,可用大青叶、山豆根;恶心呕吐明显,可用姜半夏。

若症见发热恶寒,腮腺肿大,淋巴结亦肿,咽痛,舌苔薄黄,脉滑数,可治以清热解毒、化湿祛痰。常用处方:金银花15g,黄芩10g,枳壳6g,杏仁10g,槟榔6g,陈皮6g,车前草10g,竹茹10g,半夏10g,竹叶6g,生甘草6g。

周教授临证用金银花治疗本病时,十分注重两个症状,即发热和腮腺(硬)肿。若本病患者以发热为主,则主以"金银花+清热解毒药"治之。连翘、黄连、牛蒡子是周教授常用与金银花配合之药。若本病患者以腮腺(硬)肿为主,周教授则以"金银花+软坚散结药"治之。周教授常用与金银花配合之软坚散结药有夏枯草、海藻、昆布等。

周教授临证常用治疗本病之药对为"金银花+连翘"。金银花味甘、性寒,长于清气分热,也能透营达气,凉血而消肿,故常用于本病之治。而连翘味苦,性微寒,能泻心火、祛火毒、消痈肿,其用治肿胀之腮腺也颇为合宜。两药合用,能增强清气分热与营分热之力,又能增强消肿作用,故此药对常用于本病之治。若本病尚属轻浅,可用金银花加连翘、桑叶、菊花、杏仁、浙贝母、薄荷治之;若本病病邪入里,则可用金银花、连翘加水牛角、黄连、栀子、丹皮、玄参治之;有抽搐者,可用金银花、连翘加石膏、知母、地龙、钩藤;神志不清者,可用金银花、连翘加安宫牛黄丸治之。

连　　翘

心肝郁热焦虑症,连翘清心肝郁馨

连翘一药,主治二焦之火。周教授认为连翘之治肝热气郁,临证可以扩大应用范围,焦虑症即为其中之一。周教授指出,焦虑症之治较为困难,支持性心理治疗、认知行为治疗有一定效果。但治疗方案较为复杂;苯二氮䓬类药,如劳拉西泮,抗焦虑作用强,起效快,但剂量掌握不容易,且有成瘾之可能;抗焦虑药疗效尚好,但小剂量治疗疗效不明显,大剂量虽有效,但副反应较大,而且可能会引起心脏毒性作用。

连翘能清心肝之郁火,对于焦虑症之治有一定效果。对于肝郁明显之焦虑症,症见心情急躁,思维散漫,常见多动,心神不宁,苔黄,脉数,可治以清热、理气、疏肝。常用连翘加桃仁、红花、当归、川芎、牛膝、柴胡、枳实、香附、合欢皮、甘草治疗。对于心火引起之焦虑症,症见心情烦躁,心悸易惊,坐立不安,舌苔薄黄,脉数,可治以清热、宁心、安神。常用连翘加党参、白术、远志、合欢皮、酸枣仁、木香、麦冬、石斛、淮小麦、大枣治疗。

发热口苦为主证,连翘清热防过敏

周教授临证之用连翘,常主抓"发热+口苦"主症。若症见"发热+口苦",则不论是流行性感冒、上呼吸道感染,或是尿道炎、尿路结石等,都可用连翘治之。周教授认为凡病有"发热+口苦",说明病有热毒,而连翘可清热解毒,故能治之。连翘可清三焦之热,其临证应用范围甚为广泛。现代药理研究证实,连翘有抗菌、抗病毒之作用,其对金黄色葡萄球菌、肺炎球菌、奈瑟卡他球菌、痢疾杆菌、大肠埃希菌、肺炎杆菌等均有抑制作用。周教授认为,虽然现代药理研究之结果并不能指导我们临证用连翘治病,但可供我们参考。

连翘的不良反应甚小。但周教授认为临证还是需要掌握连翘临证应用之适应证。对于病人虽有感染之象,但无"发热+口苦"者,不宜使用连翘。另外,连翘也有可能会引起过敏反应,所以临证用连翘时亦不能大意。

卫气受邪腮腺炎,连翘清热肿痛消

中医认为本病由风热邪毒外袭,邪毒自口鼻侵入体。连翘清热解毒,能祛热毒之邪从卫分而出。故临证常用连翘治疗本病。

若症见发热恶寒,腮腺肿痛,肤色不红,咀嚼食物疼痛加重,舌苔薄黄,脉浮数,可治以清热解毒、泄邪消肿。常用处方:连翘12g,虎杖10g,蝉蜕6g,薄荷6g,防风10g,荆芥10g,牛蒡子10g,黄连6g,知母10g,生甘草6g。有恶心呕吐者,可用姜半夏、竹茹;热较显,可用生石膏;咽痛明显,可用山豆根;若症见发热恶寒,腮腺局部肿胀,颈淋巴结肿大,吞咽困难,舌苔薄黄,脉弦数,可治以清热化湿。常用处方:连翘12g,黄芩10g,桔梗6g,槟榔6g,枳实10g,青皮6g,半夏10g,车前草10g,生甘草6g。本证型病情较重,恐连翘之药力尚难敌热毒,故周教授临证常加大青叶、虎杖、大黄,以使连翘抗热毒之力倍增。

本病之治,临证常可见病家已用过激素。激素之用,对于缓解症状、降低体温有一定帮助,但其不利于腮肿之消退。所以本病之治,不一定要用激素治疗。周教授指出,本病尚不属于危症,故不用激素也可以。本病热毒之邪,总在卫气之分徘徊,使用连翘十分适合。周教授临证也常用"连翘+金银花"治疗本病。盖连翘与金银花均能清热、解毒、消肿。但本病多属卫气有邪之病,而金银花疏泄热邪为优,故其之用,有利于连翘清热毒之药力集中于卫气。

蒲 公 英

食管癌用鲜公英,捣汁饮服噎膈轻

蒲公英具有清热解毒、消肿散结、利湿通淋的作用。药理研究证明其具有抗癌抑癌和增强细胞免疫及体液免疫的作用,并能促进吞噬细胞的吞噬功能。

食管癌是指发生于食管上皮的恶性肿瘤,早期表现为胸骨后疼痛、进食偶有梗阻感,与中医的"噎膈"相似。《医林纂要》记载:蒲公英"一茎两花,高尺许,根下大如拳,旁有人形拱抱,捣汁酒和,治噎膈神效"。周教授讲,用蒲公英为主药分期辨证论治食管癌,治疗目的性比较明确。早期以杀灭癌细胞或抑制癌细胞生长为目的,中期以提高5年生存率为目的,晚期则以改善患者症状、改善生存质量、延长生存期为目的。若病从食管阻塞,不能进食,周教授常嘱其以鲜蒲公英捣汁徐徐服下,有时或可使食管开启,进食少量食物。

周教授常用蒲公英治疗食管癌处方举例:①早期:临床表现为咽下食物梗噎,食管内有异物感,咽干,胸骨后或剑突下疼痛,食物通过时患者感到食物通过缓慢并有滞留感,病程不长,舌苔薄腻,脉弦细者。治以理气化痰、清热解郁。常用处方:蒲公英15g,沙参10g,茯苓10g,代赭石15g,浙贝10g,半夏10g,郁金10g,全瓜蒌15g。②中期:临床表现为进行性吞咽困难,下咽食物时在胸管后有疼痛与不适感,或伴呕吐,舌质青紫,脉涩,治以涤痰散结、祛瘀软坚。常用处方:蒲公英15g,柏子仁10g,当归10g,川芎10g,赤芍10g,红花10g,蜣螂12g,半夏10g,陈胆星10g。③晚期:临床表现为深层持续的胸背疼痛,伴随有咳嗽、多痰、气短的症状,或者呼吸有臭味、发热,声音嘶哑,有出血,更甚的有头痛、昏迷、黄疸,或出现恶病质,舌干光红,脉虚细,治以益气生津、养阴清热。常用处方:蒲公英15g,黄芪12g,党参12g,麦冬10g,五味子10g,天花粉10g,苡仁15g,石斛10g。

公英扶正又抗癌,巧治喉癌效可靠

《本草衍义补遗》记载,蒲公英可"散滞气,化热毒,消恶肿结核疔肿",《本草图经》言其可"治恶刺"。加之其抗癌和增加免疫力的作用,故周教授常用其治疗喉癌。并常配伍使用龙葵、白英、七叶一枝花三药。

周教授常用蒲公英治疗喉癌处方举例:①肾虚内热、湿毒蕴结型:临床表现为声音低下,嘶哑失音,咳嗽喉痛,喉部溃烂,口臭恶心,五心烦热,形体消瘦,舌苔厚腻,脉沉数。治以益肾养阴、解毒除湿。常用处方:蒲公英30g,生地

15g,玄参10g,龙葵15g,蛇莓15g,锦灯笼10g,七叶一枝花30g。②火毒内攻、上扰咽喉型:临床表现为咳嗽声嘶,口干口臭,头痛剧烈,心烦不寐,小便短赤,大便秘结,舌质红,脉弦滑数。治以清热泻火,解毒散结。常用处方:蒲公英30g,黄芩10g,生地10g,天花粉10g,连翘10g,柴胡10g,当归10g,白芍10g,夏枯草15g,山豆根10g,桔梗10g。③阴虚火旺、毒结咽喉型:临床表现为颈部有肿核,喉部疼痛,声音嘶哑,目咽干燥,咳嗽咯血,腰膝酸软,五心烦热,舌红少苔,脉细数。治以养阴益肾、解毒散结。常用处方:蒲公英15g,黄芩10g,桔梗10g,浙贝10g,麦冬10g,山栀子10g,山豆根10g,牛蒡子15g,金果榄6g。

此外,周教授还说要重视蒲公英的保健作用。它能增强细胞和体液免疫,所以用蒲公英研制专门用于癌症病人的保健品,或者艾滋病人的保健品,或者普通人的保健品,都是很有前途的。

土 茯 苓

解毒之王土茯苓,调节免疫效亦灵

土茯苓的使用,关键是要抓住一个"毒"字。土茯苓具有解毒、除湿、利关节的作用,为治疗梅毒的要药。《本草正义》言土茯苓:"其解水银、轻粉毒者,彼以升提收毒上行,而此以渗利下导为务,故专治杨梅毒疮,深入百络,关节疼痛,甚至腐烂,又毒火上行,咽喉痛溃,一切恶症"。药理学研究证明,土茯苓除可治疗梅毒外,也可以治疗汞中毒,此外,它还有抑菌抗癌和选择性抑制细胞免疫的作用。

因其有除湿解毒之功,周教授常用其治疗肾病,如肾盂肾炎、肾功能衰竭等,以及一些头部的疾病,如顽固性头痛、脑瘤等。又因其能选择性抑制细胞免疫的作用,周教授常用其治疗皮肌炎、硬皮病等自身免疫性疾病。周教授还喜用土茯苓为主药加上连翘、白薇,以此三药为基本方,再配合具体的辨证论治,来治疗使用激素后产生的副作用。并且在使用激素治疗一些自身免疫性疾病时,若同时让病人服用土茯苓,可减轻激素引起的副反应。

湿毒内蕴皮肌炎,土茯苓来皮肌健

皮肌炎是一种自身免疫性结缔组织疾病,常表现为对称性近端肌肉乏力,肌肉肿痛,肌力下降,皮肤微肿、淡紫红色斑,以及晚期肌肉萎缩。其病因尚不明确,可能与感染、自身免疫功能紊乱,或者变态反应有关。

《黄帝内经》中,《素问·痹论》曰:"脾痹者,四肢解惰,发咳呕汁,上为大塞";《素问·痿论》曰:"肌肉濡渍,痹而不仁,发为肉痿";《素问·长刺节论》曰:"病在肌肤,肌肤尽痛,名曰肌痹",这里的"脾痹"、"肉痿"、"肌痹"都与皮肌炎所表现的症状有些相似。中医辨证,身体正气虚弱为此病的内因,而火毒湿邪侵袭是其外因,内外因相互作用,使人体阴阳气血失衡,气机不畅,气血瘀阻经络肌肉,因而发病。

药理学研究证明,土茯苓能通过影响T淋巴细胞释放淋巴因子的炎症过程,从而选择性抑制细胞免疫反应。因其有调节细胞免疫的作用,故可用于治疗皮肌炎。且中医病机中,"邪毒内侵"为关键的一环,故治疗时,解毒非常重要,土茯苓恰有解毒除湿的功效。

周教授用土茯苓治疗皮肌炎常用处方举例:皮肌炎的急性发作期,多数为热毒炽盛证,表现为肌肉疼痛无力,特别是四肢近侧肌肉常有对称性无力,水肿,伴有中度或高度发热,面部红斑,眼眶唇周较明显,舌红苔黄,脉数。治法当以清热解毒,凉血消斑。常用处方:土茯苓24g,水牛角15g,生地12g,赤芍10g,金银花12g,沙参12g,白茅根12g,生甘草6g。

头痛脑瘤土茯苓,超大剂量来保证

头痛是一种常见疾病。顽固性头痛往往是由于脑血管的通透性增高,导致髓性局限性水肿,即水分偏渗出脑血管所引起的。而土茯苓可以除湿,即除水分。水分得除,脑髓膜局部水肿亦除,则顽固性头痛亦愈。

《医学六要·治法汇》记载有"愈毒汤"一方,专治曾患梅疮而头痛不止,咽中痛或臂臑有块作痛。愈毒汤的组成为土茯苓4两,白藓皮3钱,苦参3钱,金银花3钱,黄柏1钱,皂角子30粒,薏苡2钱,木通2钱,防风2钱。此方即为用大剂量的土茯苓治疗顽固性头痛。从中医病机来讲,湿阻脑络引起顽固性头痛,用具有除湿通络功能的土茯苓治疗,效果必定不错。

周教授用土茯苓治疗顽固性头痛,一般为单煎,60g/日;或根据辨证论治合理组方,土茯苓的用量也要大,一般为30g左右。

周教授还特别强调,土茯苓可用于治疗偏头痛、紧张性头痛、神经官能症头痛等顽固性头痛。但必须排除以下三种情况:①颅内疾病引起的头痛,比如颅内炎症、感染和各种脑膜炎,脑血管疾病(如蛛网膜下腔出血、高血压脑病),颅内占位性病变(如肿瘤、脓肿);②颅外病因引起的头痛,如中耳炎、青光眼;③严重的炎症,感染、中毒引起的头痛。但对于占位性病变中的脑瘤可另当别论。痰浊化毒、痰毒聚脑是脑瘤的重要病机之一。土茯苓可祛"毒",可以用来抗癌毒,治疗各种癌症,自然也包括脑瘤。且头痛为脑瘤的主要临床症状之一。故土茯苓很适合用来治疗脑瘤。周教授常用方为土茯苓30g,半夏10g,陈皮10g,苍术12g,白术12g,威灵仙12g,白花蛇舌草30g,半边莲15g,薏苡仁30g,郁金10g,生甘草6g加减。

金 荞 麦

红斑狼疮及肾炎,金荞防控激素伤

金荞麦一药,虽始载于《新修本草》,但历代医家用之不多。周教授根据现病之需,临证常用金荞麦清热、消炎。有时以金荞麦为主组方治疗肺炎,或以金荞麦为主组方治疗肺脓疡,或以金荞麦为主组方治疗支气管扩张。在临证用金荞麦消炎时,周教授常以金荞麦与他药配伍治疗一些现病。如其用"金荞麦+黄芩"治疗肺癌,用"金荞麦+茵陈"治疗肝炎。

若症见高热烦躁,面部两颊有红斑,疲乏无力,关节疼痛,精神不振,口干舌燥,可有神昏、便血,舌苔黄,脉数,可治以清热解毒、凉血养阴。常用处方:金荞麦24g,水牛角15g,生地12g,板蓝根12g,白茅根12g,丹皮10g,赤芍10g,玄参12g,天花粉12g,石斛10g,白花蛇舌草30g。金荞麦在本方中起清热解毒、活血作用,方内尚有水牛角、板蓝根、玄参、天花粉、白花蛇舌草清热解毒,生地、丹皮、赤芍、石斛凉血养阴,白茅根止血。若热高者可用金银花、秦艽,高热明显者可用生石膏,有低热者可用地骨皮、白薇,有便秘者可用生大黄,小便多者可用海金沙、车前草,有抽搐者可用石菖蒲、钩藤,红斑明显者可用鸡冠花、茜草。

若症见发热,心烦口干,手足心热,神情疲乏,关节疼痛,视物不清,舌红苔黄,脉细数,可治以清热解毒、活血通络、益气养阴。常用处方:金荞麦15g,石斛12g,秦艽10g,白花蛇舌草15g,太子参15g,黄芪12g,玉竹10g,丹参12g,鸡血藤15g。金荞麦在本方中起清热解毒、活血通络作用,方内尚有秦艽、白花蛇舌草清热解毒,丹参、鸡血藤活血通络,石斛、太子参、黄芪益气养阴。本证型较为复杂,其发热与血瘀是其中主要两点,而金荞麦能清热与活血,正好符合这两点主要病机。阴虚明显,可用北沙参、麦冬;关节痛明显,可用乌蛇;肝胃虚弱,可用山药、白术;胸闷,可用枳壳、苏梗;心悸,可用莲子心;心气虚,可用西洋参;头晕,可用菊花。

周教授认为西医之激素治疗,对本病有一定效果。但激素治疗过程会引起继发感染,故在治疗本病时,可以用金荞麦与激素配合应用,以使继发感染得到控制。本病之发热烦躁、神昏谵语等症状,常是急需解决的。而金荞麦清热、解毒、活血化瘀,可改善发热烦躁、神昏谵语等症状。狼疮性肾炎是本病常见之并发症,亦是引起本病死亡之病因之一。对于狼疮型肾炎有高热烦躁、面部红斑、尿少、水肿、昏迷等症状者,常可以金荞麦为主、组方治之。周教授常在本并发症肾功能不全时,用"金荞麦+肉桂"治之;肌酐升高时,用"金荞麦+白术"治之;有脾虚时,用"金荞麦+黄芪"治之;有血尿时,用"金荞麦+棕榈炭"治之;有蛋白尿时,用"金荞麦+生地"治之。

金荞麦配鱼腥草,肺部感染效尤高

周教授临证喜用金荞麦与鱼腥草治疗肺部疾病。盖金荞麦清热苦泄,又能消痈,其可治肺部感染及肺部有痰痈者。用鱼腥草治疗肺气肿,可着眼于"脓",即若肺气肿有感染可用鱼腥草。而用金荞麦治疗肺气肿,则着眼于"结",也就是说痰已达到凝结的程度,比"脓"要严重。临证治疗肺气肿,若病情较轻,可以用鱼腥草,病情较重,则可用金荞麦。然金荞麦偏于清热,若配以排肺脓要药鱼腥草,则金荞麦排肺脓之力倍增。所以周教授临证常以"金荞麦+鱼腥草"治疗肺部有感染同时又有脓者。但周教授指出,若肺部疾病无明显痰脓者,则不宜用金荞麦配合鱼腥草。

金荞麦药性平和,较少过敏反应。但某些人对鱼腥草可能有过敏反应,如全身不适、发热、胸闷气急、恶心呕吐、烦躁不安等,严重者可有心悸、大汗、面色苍白等。所以周教授认为临证选药,在作用类似情况下宁选金荞麦,不选鱼腥草。

四、清热凉血药

生 地 黄

攻补兼施生地黄,补中寓通药效旺

生地味甘、苦、寒,具有清热凉血,养阴生津的功效。《本经逢原》记载:"干地黄……内专凉血滋阴,外润皮肤荣泽,病患虚而有热者宜加用之。"《本草正义》言:"地黄,能补养中土,为滋养之上品……逐血痹者,则血不足而痹着不行,补养充足,自然流动洋溢,而痹者行矣。"张锡纯对生地的描述是:"性凉而不寒,生血脉,益精髓,聪明耳目,治骨蒸劳热,肾虚生热。"《神农本草经疏》言:"干地黄,乃补肾家之要药,益阴血之上品。"药理研究中,除降血压外,值得强调的是,生地具有增强免疫力及抗炎抗肿瘤的作用。

周教授常说,生地是最具有中医特色的一味中药,既非单纯的补药,也非单纯的攻药,而是一味攻补兼施药,可补虚宣邪、养而兼通。所以它所治疗的疾病,必须涉及虚实两个方面,如因虚致实的功能性便秘、肠易激综合征、糖尿病、红斑狼疮等,或阴虚血瘀的高血压病、脑中风等病症。

根据生地攻补兼施的特点,用药时应注意两点:第一,根据具体病情虚实轻重的不同,配伍不同的中药,可使生地的作用更偏于补或偏于攻,达到想要的治疗效果:①如阴虚血瘀型的血小板减少性紫癜,应用以生地黄配丹皮为主药,因生地黄虽能养阴润燥、清热凉血,但凉血祛瘀功能较弱,加上功善凉血祛瘀的丹皮,则使热去而不伤阴,血凉而不留瘀;②再如阴虚火旺型的糖尿病,用生地配玄参为主药,因生地黄虽能清热凉血,但其清热解毒之力不强,加上凉血解毒之效较强的玄参,使解毒清虚火之力倍增。第二,从古代文献的记载也可看出,若是生地单单一味药,虽能攻补兼施、通养并济,但其重点在补养而非攻通:①如用生地治疗高血压病时,不是各种证型均可治疗,必须是阴虚阳亢型的才可适用,而"阴虚"与"阳亢"两者中,又应以"阴虚"为主,"阳亢"为次。

②又如生地在治疗脑中风时,必须是阴虚血瘀证,并且同样"阴虚"为主,"血瘀"为次。

红斑狼疮要养阴,生地养阴又生津

系统性红斑狼疮是一种累及多系统、多器官的自身免疫性疾病,可归于中医的"温毒发斑"、"阴阳毒"、"日晒疮"等病证范畴。本病内因为阴虚,外因为风热毒邪。西医以白细胞的减少为其诊断标准之一。生地既可养阴,又能提高免疫力,故可用于治疗本病。

周教授特别强调,本病虽"邪实"的表象明显,如两颧红斑鲜红,但是实为"正虚"。风热毒邪侵袭,耗气伤阴,而阴分之伤,又常化热。整个疾病链中,"阴虚"是最为关键的一环,若不养阴,火热虽除,不时便再燃,若养阴,则阴津复而火热自退。所以治疗时,必须以养阴为主,清热为辅,故生地用在此处十分恰当。而雷公藤和土茯苓是两味已证明了有效性的抗系统性红斑狼疮药物,但其在临床中究竟用与不用,是以该药有无"养阴"加"清热"、"解毒"、"除斑"的作用为标准,而非因为得了此病就得用此药。虽然现代药理研究对我们的临床用药有很高的指导意义,但是中药必须在中医辨证论治的指导思想下使用,才安全有效,切不可本末倒置。

周教授用生地治疗系统性红斑狼疮常用处方举例:①临床表现为两颧斑疹时见,低热,潮热盗汗,咽痛口干,大便秘结,小便黄赤,苔薄黄,脉细数。治法:滋阴清热凉血。常用处方:生地15g,玄参12g,山萸肉10g,丹皮10g,知母10g,鳖甲12g,紫草12g,白花蛇舌草15g。②临床表现为面部有红斑,四肢关节肿胀酸痛,全身皮肤有紫斑,体瘦,疲乏,苔薄黄,脉细数。治法:养阴清热、活血化瘀。常用处方:生地15g,太子参12g,麦冬10g,鳖甲15g,桃仁10g,红花10g,牡蛎15g,丹皮10g,仙鹤草15g。周教授临证时,一般低热明显者,加银柴胡、地骨皮;汗出较多者,加麻黄根、浮小麦;咽喉肿痛者,可加黄芩、野菊花;扁桃体肿大者,加山豆根、射干;关节疼痛明显者,加秦艽;全身瘀斑较多者,加防风、赤芍;胸闷者,加厚朴、香附。

生地治疗白血病,合理配伍更扶正

白血病归属于中医的"虚劳"、"温病"、"热劳"、"血枯"、"急劳"等病证范畴。周教授强调,热毒为此病的病因,但正虚特别是阴虚为此病的主要病因。患者正气虚弱,不能胜邪,热毒等病邪袭之,故得此病。生地既能清热凉血,又可抗肿瘤,还能提高免疫力,用在此处,可谓一石三鸟。

周教授用生地治疗白血病常用处方举例:①临床表现为发热口渴,脸色发白,自汗,咽喉肿痛,各种出血,舌苔薄黄,脉虚数者,为正气虚亏,热入营血。治法:养阴清热凉血。常用处方:生地15g,栀子10g,丹皮10g,黄连6g,水牛角15g,知母10g,玄参12g,板蓝根12g,青黛6g,麦冬10g,白花蛇舌草15g,生甘草6g。②临床表现为口干舌燥,咽喉肿痛,发热,渴不欲饮,腰膝酸软,苔薄黄,脉虚数者,为阴虚内热。治法:滋阴清热。常用处方:生地15g,枸杞12g,女贞子10g,墨旱莲10g,赤芍10g,麦冬12g,山药12g,地骨皮10g,半枝莲12g,生甘草6g。口渴甚者,加北沙参、天花粉;伴有感染者,加野菊花;烦躁症状明显者,兼服安宫牛黄丸;咽喉肿痛较甚者,加山豆根;通心烦热者,加丹皮、鳖甲;舌上有瘀斑者,加桃仁、红花;心悸气短明显者,加太子参、当归;并发紫癜者,加赤芍、紫花地丁。

玄 参

玄参清补偏于清,阴伤有热用之灵

《本草正》言:"玄参,此物味苦而甘,苦能清火,甘能滋阴,以其苦甘,故降性亦缓"。周教授强调,玄参有两方面作用,一为清火,二为滋阴,并且以清火为主。这与之前讲述的生地相呼应但偏性不同,生地是更偏于养阴。玄参偏泻,生地偏补,两者一同使用,相得益彰,如"增液汤"。

玄参所治之火,是由于机体"肾水受伤,真阴失守,孤阳无根,发为火病"(《本草纲目》)的火,并非一般实火。因玄参非纯清热药,兼有有养阴之功,所以若热性疾病反复发作,迁延不愈,用玄参就非常合适。

周教授自述,用玄参治疗各种"阴伤加有热象"的疾病,效果非常好。如:①以玄参为主药,治疗急性感染性毒血症属于热入营血、已有阴伤之象者;②以玄参为主药,配以石斛,治疗阴虚内热的糖尿病;③以玄参为主药,配以牛膝,治疗因阴虚内热引起的突发性耳聋;④以玄参为主药,配以生地黄、贝母等,治疗久治不愈之耳鸣重症;⑤以玄参为主药,配以生地黄,治疗颈淋巴结肿大属于热入营血并伤阴者;⑥以玄参为主药,配以麦冬,治疗发于内热、已有阴虚的神经衰弱症;⑦以玄参为主药,配以生地黄、黄柏,治疗慢性前列腺炎属于内有火热、热伤营阴者;⑧以玄参为主药,配以麦冬,治疗精神分裂症属于内热已有阴虚者;⑨以玄参为主药,配以当归、金银花等,治疗病程较长之血栓闭塞性脉管炎;⑩以玄参为主药,配以牡蛎、浙贝母,治疗支气管哮喘属于肺有火热、热伤肾阴者。

慢性咽炎病程长,玄参桔梗服之良

玄参治疗慢性咽炎,在临床本就十分常用,写在此处,是因为玄参用于治疗慢性咽炎,特别能体现玄参"能清能补、偏于清"的药性特点,所以结合实践,供大家参考。

《本草品汇精要》中记载,玄参能"消咽喉之肿,泻无根之火"。现代药埋研究证实玄参有解热、抗炎作用。故可用于治疗慢性咽炎。

玄参适用于病程较长,反复发作,迁延不愈的慢性咽炎。慢性咽炎病人常自觉咽喉有异物感,周教授认为玄参自带理气之功,而气顺则痰自清,此症可消。再与桔梗相配,桔梗乃清痰之品,受玄参之掌管。桔梗遇玄参,则顽痰自去;若桔梗无玄参主之,则痰自难去。

临床表现为咽部干燥,口干欲饮,咽部作痒,胸闷易怒,大便秘结,舌红苔黄,脉细数。局部可检及咽部充血呈晦暗色,小血管暴露网布,咽后壁淋巴滤泡散在性增多,部分黏膜萎缩。对于这种情况,周教授的常用处方为:玄参15g,桔梗10g,麦冬12g,生地黄12g,金银花12g,大青叶12g,玉竹10g,半枝莲15g,草决明10g,甘草6g。另外一种情况,患者患病达数年之久,咽喉不适,有异物感,胸部憋闷,容易“上火”,舌红苔黄腻,脉弦滑。此为阴虚日久,痰热内伏,痰气互结,阻于咽喉。治应清热养阴、化痰散结。常用处方:玄参24g,桔梗10g,麦冬12g,黄芩10g,夏枯草15g,柴胡10g,川贝母10g,法半夏10g,紫苏梗10g,旋覆花(包煎)10g,生甘草6g。此种情况较前种更为笃重,故加大玄参的用量。同时,理气药也用得更多,如紫苏梗、旋覆花,以助玄参之理气。并且证型病程已久,病情较重,故在辨证准确、用药精准的前提下,非较长时间用药,不能见效,应当提前告诉患者,一般至少要连续服药半个月至1个月。

牡 丹 皮

阴分有热血有瘀,只要对症把病祛

丹皮的功效为清热凉血,活血祛瘀。其药理研究中,值得强调的是抗菌、抗肿瘤、利尿、降糖和中枢抑制作用。《神农本草经》言丹皮“主寒热,中风瘈疭、痉、惊痫邪气,除癥坚瘀血留舍肠胃,安五脏,疗痈疮”。《本草纲目》言丹皮可“和血,活血、凉血”。

有是症,用是药;无是症,不用是药,即“见症用药”。丹皮对应用的“是症”为“阴分有热血有瘀”。对于治疗“阴分有热血有瘀”,周教授强调可以从丹皮与黄柏、生地这两味药的比较中理解。黄柏苦寒而燥,绝少补阴之功;而丹皮能泻阴中之火,有滋阴作用,此为治疗“阴分有热”。生地与丹皮均为苦味药,性寒,均有清热凉血之功,但生地少有活血祛瘀之效,牡丹皮活血祛瘀作用较强,此为治疗“血有瘀”。

丹皮治疗“阴分有热血有瘀”证,其病种非常丰富,如:①丹皮加紫草可治疗风热入血、瘀阻皮表的过敏性紫癜;②丹皮加地骨皮可治疗阴虚血热,病程较长的肺结核;③丹皮加大黄可治疗热入营血病程较长的附件炎;④丹皮加丹参可治疗热入营血病程较长的关节炎;⑤还可治疗胃癌、宫颈癌、热入营血的急性感染性毒血症,热留下焦、瘀滞积蓄的慢性前列腺炎等疾病。

过敏鼻炎调免疫，鼻塞鼻痒自然除

过敏性鼻炎是特异性个体接触致敏原后，由IgE介导的介质释放为开端的、有多种免疫活性细胞和细胞因子等参与的鼻黏膜慢性炎症反应性疾病，主要表现为阵发性鼻痒、喷嚏、流涕、鼻塞。患者以儿童和青壮年居多，并可伴随暂时性耳聋、听力减退、头痛、眼结膜充血以及哮喘、荨麻疹等。周教授指出，本病虽见症在鼻，实质则为全身性的"阴分有热血有瘀"，故治疗不能只着眼于鼻之局部，而要从全身去考虑。

《滇南本草》言丹皮："破血，行血"。现代药理研究证牡丹皮有抗变态反应作用。加之"阴分有热血有瘀"的特点，故丹皮特别适用于治疗过敏性鼻炎。丹皮为主药治疗此病，治疗初期疗效可能不太明显，但能从根本上消除过敏反应，并且可以减少复发。所以若辨证准确，应对处方有信心，守方不变，必见成效。

对于"阴分有热血有瘀"偏于阴虚的患者，周教授喜用丹皮加紫丹参治疗；对于"阴分有热血有瘀"热象较重的患者，周教授喜用丹皮加赤芍治疗。临床表现为鼻痒涕多，喷嚏阵作，鼻黏膜色红，舌红苔黄，脉数，治以凉血清热、活血散结。处方：丹皮12g，生地12g，白术10g，紫草10g，墨旱莲10g，辛夷6g，白芷10g，薄荷6g，菊花10g，桔梗10g，生甘草6g。鼻涕量多者，加鹿角霜，气虚常感冒者，可加黄芪、防风。

过敏性鼻炎见有鼻黏膜苍白者，一般医家会用附子、桂枝之类药治疗。但周教授强调，这种症状常常还伴有口干渴，大便秘结等症状，所以若直接用附子、桂枝，可能会助热内蓄；但若用凉性药物，又对鼻塞、喷嚏的症状没有效果。此种情况，若内热较重，周教授常用"丹皮+黄芩"为主药治之，再酌加一两味功效温和的温性药物；若以虚寒为主，则以"温性药+丹皮"为主药治之，丹皮可防温药药性太过。

丹皮可治荨麻疹，作用机理研究深

荨麻疹是一种过敏性疾病。周教授强调本病多为虚实夹杂证，且常属于"阴分有热血有瘀"的证明，而丹皮还有较强抗补体活性作用，故可用丹皮治疗慢性荨麻疹。

对于荨麻疹的治疗，在辨证论治的基础上，周教授还会适当结合现代药理研究成果进行配伍。在用丹皮为主药的前提下，如果是因免疫球蛋白E发生的荨麻疹，可加地骨皮；因肥大细胞酶降低发生的荨麻疹可加荆芥；对于补体活性低下的荨麻疹可加蛇床子；因细胞内环磷腺苷浓度降低发生的荨麻疹，可加苦参；伴随肾上腺皮质激素分泌不足的荨麻疹，可加生地。阴虚重者，加生地、玄参；皮疹明显的加白蒺藜。若无条件做实验室检查，也不必强求，按辨证论治即可。

赤 芍

热毒诱发骨癌痛，赤芍凉血解毒功

目前，原发性恶性骨肿瘤的病因不明，治疗效果不佳。疼痛是其主要症状，初起疼痛为间歇性，逐渐发展为持续性。晚期骨肿瘤的疼痛加重，可影响工作、学习和休息，并伴随贫血、消瘦、食欲缺乏、体重下降、体温升高等症状。目前，原发性恶性骨肿瘤的病因大多是毒热夹杂，病机为毒热攻于内，使局部坚硬如石，疼痛如刺或局部焮热暗红，难溃难消。

赤芍具有清热凉血，祛瘀止痛的功效。《神农本草经》言赤芍可"除血痹，破坚积"。现代药理学研究证明，赤芍有直接的抗癌作用，还可提高免疫力。加之恶性骨肿瘤往往是在机体免疫功能低下时发生，若再接受化疗的原发性恶性骨肿瘤病人，化疗后往往免疫力更加低下。是故，赤芍是治疗原发性恶性骨肿瘤的一味良药。

周教授用赤芍治疗原发性恶性骨肿瘤常用处方举例：①热毒蕴结型的骨癌常表现为病变局部疼痛，热胀，并伴有乏力，纳呆，小便黄赤，大便秘结，舌红苔黄，脉弦数。治以清热解毒凉血法，主药为赤芍配金银花，常用处方：赤芍30g，金银花15g，土茯苓15g，玄参10g，连翘10g，青黛3g，紫草根30g加减。②瘀血内阻型的骨癌常表现为局部持续疼痛，肿块固定且硬，表面为暗紫色，面色晦黯，舌紫，脉涩。治以活血解毒法，以赤芍配白花蛇舌草为主药，常用处方：赤芍30g，白花蛇舌草30g，桃仁10g，川芎10g，牡丹皮10g，香附10g，乳香10g，没药10g，补骨脂10g。③湿毒留着型的骨癌常表现为病变局部肿瘤肿胀疼痛，或者破溃流液，身困倦怠，便溏，舌苔白滑而腻，脉滑。治以解毒活血除湿法，以赤芍、半夏、生苡仁三药为主药，常用处方：赤芍15g，半夏10g，生薏苡仁30g，白术12g，茯苓12g，忍冬藤30g，山慈菇15g，天南星10g，当归10g加减。④肾虚火郁型的骨癌常表现为局部肿块肿胀，疼痛剧烈，表面为暗红色，消瘦贫血，身热口干，行走不便，苔少脉沉细。需滋肾降火、解毒抗癌，主药为赤芍配肿节风，常用处方：肿节风15g，赤芍15g，生地黄12g，女贞子10g，知母10g，骨碎补12g，白毛藤30g。

紫 草

紫草主抓热毒瘀，调节阴阳把病驱

紫草具有清热凉血，活血，解毒透疹的功效。《神农本草经》记载："紫草，味苦寒，主心腹邪气，五疸，补中益气，利九窍，通水道"，并将紫草归为中品药。《神农本草经疏》言："紫草为凉血之要药，故主心腹邪热之气。五疸者，湿热在脾胃所成，祛湿除热利窍，其疸自愈。邪热在内，能损中气，邪热散即能补中益气矣。苦寒性滑,故利九窍而通利水道也。腹肿胀满痛者,湿热瘀滞于脾胃,则中焦受邪而为是病,湿热解而从小便出,则前证自除也。合膏药疗小儿痘疮及面皱,皆凉血之效也。"药理学研究中值得强调的是,紫草对多种肿瘤有抑制作用,紫草煎剂对小鼠肉瘤有抑制作用,紫草素对肝癌及 Lewis 肺癌有放射增敏作用。

周教授强调,紫草的使用应注意三点。第一,紫草不是一味只泻不补的中药,有一定的调节阴阳平衡的作用。它对人体的心脏、消化系统等都具有双向调节作用,既能兴奋,也能抑制,一般情况下是量小起兴奋作用,量大起抑制作用。第二,紫草能治疗的疾病的辨证特点,应该是"热"、"毒"、"瘀"三者兼具。第三,用大剂量的紫草治疗癌症时,一般患者的大便次数会有所增加,一日若不超过5次,就还可继续使用紫草,因癌症的治疗,"疏"优于"补"。

紫草的一般用量是6~10g。周教授在治疗疑难杂症时,也会用到10~30g;抗癌解毒时,一般用30~60g。脾虚便溏者慎用,或与补气健脾药同用。

绝经前后用紫草,自拟处方供参考

绝经前后诸证也可属中医的"虚劳"、"脏躁"、"百合病"、"郁证"等范畴。本病主要是因卵巢功能减退,下丘脑-垂体-卵巢轴之间平衡发生变化,进而影响到自主神经功能,因而出现了一系列神经功能紊乱的症状。本病的诸多症状,不外乎是由于阴阳失调,机体的兴奋抑制状态失常。周教授认为,中品药紫草,有调节阴阳平衡的作用,可使人体在应该兴奋的时候兴奋,应该抑制的时候抑制,这也与现代药理研究相符。

周教授特立"更年一号方"、"更年二号方"两方,以紫草为主药,专治围绝经期综合征,下面介绍如下:

更年一号方:组成为紫草15g,钩藤12g,莲子心10g,黄连6g,合欢皮15g,炒酸枣仁12g。针对肾水亏虚,水不涵木,心神不宁的病机,以紫草为主药,因紫草归心、肝二经,清心凉血。配上莲子心、黄连等清心气之品,再用合欢皮、炒酸枣仁等治心之烦乱,少佐钩藤等药平息肝风。由此追根溯源,标本兼顾。通过辨证论治,在"更年一号方"基础上再进行加减。①肾阳亏虚型:临床表现为绝经前后精神抑郁,失眠健忘,尿频尿急,水肿,舌淡苔白,脉沉细。治以温肾扶阳,主方:"更年一号方"配熟地15g,山萸10g,仙茅10g,淫羊藿10g(肝功能不全者慎用)。②肾阴亏虚型:临床表现为绝经前后月经先期、后期或先后不定,经色鲜红,量多,头晕目眩,耳鸣,头面部烘热汗出,失眠多梦,皮肤干枯,舌质嫩红,脉象细数。治以补肾益精、养阴潜阳,主方:"更年一号方"加熟地15g,山萸10g,牛膝10g,龟甲胶10g。③心肾不交型:临床表现为绝经前后见头昏耳鸣,失眠健忘,易惊,注意力不集中,心悸怔忡,腰膝酸软,舌红苔薄白,脉弦。治以养阴降火、交通心肾。主方:"更年一号方"加熟地15g,山萸10g,肉桂2g,

牛膝10g,麦冬10g。

更年二号方:组成为紫草15g,熟地15g,山药15g,山茱萸10g,菟丝子10g,淫羊藿10g。此方主要是用来补肾虚,在服用"更年一号方"后,诸多心肝火旺的症状消失后,继服"更年二号方",用来"补肾水"以"治本"。

清热解毒又祛瘀,邪去正复病自愈

肺癌是死亡率最高的癌症,紫草所含的紫草素对Lewis肺癌有放射增敏作用,紫草煎剂对肺癌有抑制作用,紫草的多种提取物有抗肿瘤活性成分。周教授说:"在肺癌的治疗过程中,清热解毒药是先锋队,冲锋陷阵;活血化瘀药是支援先锋队的第二梯队;而益气养阴扶正与软坚散结药是大部队,这是战胜肺癌的基本保证。"还有人认为癌症的发生与体内阴阳失衡密切相关。故在肺癌的治疗中,能清热解毒、调节阴阳、抗癌增敏的紫草有着非凡的意义。

周教授用紫草治疗肺癌的常用处方举例:①痰湿蕴结型:临床表现为咳嗽咳痰,痰白,胸闷,纳呆便溏,舌质紫黯、苔白,脉弦滑。治以行气祛痰、解毒除湿,常用处方:紫草15g,法半夏10g,陈皮6g,茯苓12g,苍术12g,厚朴10g,紫菀10g,款冬花10g。若痰稠难出,可加鱼腥草、黄芩;胸闷较甚,可加葶苈子;胸痛较甚,可加延胡索、郁金。②阴虚毒热型:临床表现为咳嗽少痰,或痰中带血,胸痛,心烦,低热盗汗,热盛,口渴,大便干结,舌红苔薄黄,脉细数。治以养阴清热、解毒散结法。常用处方:紫草30g,北沙参15g,麦冬10g,桑叶12g,银花15g,野菊花15g,蒲公英30g,紫背天葵15g。若见咯血不止者,可加生地黄、白茅根、仙鹤草、三七;大便秘结者,加桃仁。③气血瘀滞型:临床表现为,咳嗽不畅,或伴有暗红色血,胸闷胸痛,痛有定处,口唇发紫,舌质黯紫,苔黄,脉弦细。治以行气活血化瘀。常用处方:紫草24g,当归10g,赤芍10g,生地15g,桃仁10g,红花10g,莪术10g,延胡索10g。若咯血严重,则可加蒲黄、仙鹤草、三七、茜草;若口干舌燥明显,则可加北沙参、麦冬、玄参、知母;若苔少气短,则可加黄芪、太子参、白术、山药。④气阴两虚型:临床表现为咳嗽痰少,或痰稀而黏,咳声低微,神疲面白,形瘦恶风,口干少饮,舌质红,脉细弱。治以益气养阴、凉血活血。常用处方:紫草15g,太子参15g,五味子10g,百合30g,川贝10g,杏仁10g,桑白皮12g。若咳痰困难,可加瓜蒌、杏仁;气虚明显,可加党参、黄芪。

五、清虚热药

青　蒿

青蒿素是青蒿发挥抗疟作用的主要成分,经过临床实验,尤其是经过西方国家和有关专家的"苛刻"检测,近年,包括世界卫生组织等国际权威机构陆续对青蒿素在治疗恶性疟疾上的神奇效果给予了充分肯定。屠呦呦作为抗疟新药青蒿素的第一发明人于2011年获得拉斯克-狄贝基临床医学研究奖(Lasker DeBakey Clinical Medical Research Award),并于2015年10月获得诺贝尔生理学或医学奖。

清退虚热青蒿好,配上鳖甲疗效高

青蒿一药,历代医家均以之治虚热。如《太平圣惠方》以青蒿为主药或组方治"骨蒸劳、体瘦、发渴、寒热";《圣济总录》以青蒿为主药或组方治"虚劳、盗汗、烦热、口干"。周教授指出,历代医家用青蒿治疗虚热的经验值得继承与发扬。但周教授认为,由于现代疾病谱与古代疾病谱有很大不同,因而如何用青蒿来治今病,也是我们需要研究的。周教授还认为青蒿之清热利湿之功能,可以应用于今病上。今病之一般热病尚可治疗,但若热病夹湿,则较难治疗,而这时可以用青蒿治之。如对于高热不退,舌苔黄腻,脉濡者,可用青蒿治疗。又如对于既有热、又夹湿之痢疾,也可用青蒿治疗。

周教授指出,青蒿一药,既可为主药,也可为配伍药,这就给临证组方带来了很大的方便。周教授临证常以青蒿为主药,配以鳖甲,治疗肺结核有空洞者。盖青蒿既能清热,又能杀虫,是治疗肺结核有空洞者之良药。然青蒿养阴之力不强,而鳖甲禀性至阴,可养肺阴。青蒿得鳖甲,滋养肺阴之功大增。其又在临证以青蒿为主药,配合黄芩,治疗疟疾。盖青蒿清热透邪、和血化湿,对于湿热为主的疟疾,是可用之药。然青蒿清热之力不足,对于疟疾之热治之不力。而黄芩清热之力较强,其与青蒿配合,可助青蒿清热。凡疟疾以热为主者,可以常用"青蒿+黄芩"治之。

一般认为青蒿的毒性程度较低。但周教授指出,说青蒿的毒性程度低,不等于说青蒿没有毒性。凡服青蒿后出现恶心、呕吐、腹痛、腹泻者,应该考虑是否是青蒿中毒。对于有胃病者,应尽可能不用青蒿。青蒿也有一定的过敏反应,所以在用青蒿之前,必须询问患者有无药物过敏史。一旦用药后发现过敏,立即停药,并进行对症处理。

阴虚内热肺结核,青蒿清热阴不损

青蒿既能清外热,又能清内热;既能清实热,又能清虚热,故常用于肺结核之治疗。

若症见潮热盗汗,干咳少痰,两颧见红,五心烦热,形瘦纳少,舌红苔薄黄,青蒿可治以清热养阴、杀虫止咳。常用处方:青蒿12g,北沙参10g,麦冬10g,百部12g,白合10g,川贝母10g,虎杖12g,鱼腥草12g,生甘草6g。若有咯血者,可用仙鹤草、茜草;潮热盗汗较甚者,可用地骨皮、鳖甲;遗精严重者,可用金锁固精丸。

若症见骨蒸潮热，心烦失眠，手足心热，颧红咳嗽，时有咯血，男子遗精、女子月经不调，舌苔黄，脉细数，可治以清热润肺、养阴。常用处方：青蒿12g，百合12g，百部12g，生地12g，知母10g，黄柏10g，银柴胡10g，虎杖12g，麦冬12g，生甘草6g。热甚者，可用地骨皮；咳致胸痛者，可用延胡索、郁金；咯血者，用仙鹤草、花蕊石；盗汗者，用料豆衣、浮小麦。

周教授指出，由于苦寒药容易伤阴，所以一般治疗肺结核时不主张用苦寒药。虽然青蒿属苦寒药，但其药力尚不十分强烈。同时青蒿本身可治阴虚发热，对于属阴虚发热之肺结核者可用之。另外，现已知青蒿对结核杆菌有较强的抑制作用，故临证用青蒿治疗肺结核是有益的。

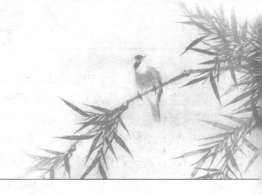

第三章 化痰止咳药

一、温化寒痰药

半 夏

半夏降气化痰湿,痰湿诸证服之失

半夏是临床常用的一味化痰药,《神农本草经》云其:"味辛平,主伤寒寒热,心下坚,下气,喉咽肿痛,头眩胸张,咳逆,肠鸣,止汗。"多用于脾不运湿,痰涎雍滞所致胸胀咳逆。周教授认为其"化痰降气之功"皆得益于"其开宣滑泄之力"。

临床中常用于治疗脾虚湿盛,痰凝气滞所致各种疾患,如配天南星治疗脑卒中,配生姜治疗胃寒性呕吐,配黄芩治疗肺炎,配瓜蒌治疗冠心病,配浙贝母治疗颈淋巴结肿大等。周教授临床运用半夏时,尤其重视剂量之拿捏,治疗肺系疾病时,常用至6~10g;治疗脾胃疾病10~15g;治疗心脑疾病,则需用至20g左右。对于一些临床上比较棘手的疾病,如肠易激综合征、帕金森病、梅尼埃病、胃癌等,周教授常运用半夏,方法巧妙,效果良好。

半夏降逆又散结,改善情志肠不激

肠易激综合征是一种以腹痛和(或)腹部不适伴排便习惯改变为特征的功能性肠病。中医认为多与脾虚湿盛,肝脾不调、运化失常、大肠传导失司有关。

半夏辛开散结、化痰消痞,能开通肠道,治疗本病尤为适宜。此外本病发生常与情志因素有关,而半夏降逆理气对于改善患者自觉症状大有益处。

周教授用半夏治疗肠易激综合征,常结合辨证论治。①肝郁脾虚型,治以疏肝益脾、理气化滞。常用处方:半夏10g,白术12g,白芍12g,防风10g,柴胡10g,木香10g,香附6g,甘草6g。②寒热交错型,治以寒热并用,调理脾胃。常用处方:半夏10g,乌梅12g,细辛7g,党参10g,白术10g,花椒10g,肉桂3g,黄柏6g,木香6g,甘草6g。③脾胃虚弱型。治以健脾益气、化湿祛痰。常用处方:党参10g,半夏12g,白术10g,白芍10g,山药12g,白扁豆12g,砂仁6g,陈皮6g,甘草6g。

半夏巧治帕金森,生夏先煎疗效增

帕金森病是一种具有震颤、少动和肌肉强直症状的中、老年人的慢性神经系统疾病。属中医颤证范畴,痰湿阻滞脉络是其主要病机,治疗以化痰除湿为主。半夏,药入心脑,专主痰浊蒙窍。周教授以半夏治本病多用生半夏,因炮制后药效大为减弱。常用生半夏6~10g。先煎半小时以去其毒。常用处方:天麻10g,钩藤10g,半夏10g,胆南星10g,黄连6g,僵蚕10g,竹沥10g,甘草6g。还可配以搜风通络之品,以加强疗效。

梅尼埃病痰作眩,保护内耳半夏囊

梅尼埃病主要症状为反复发作旋转性眩晕。中医病机常为痰浊瘀滞,阻塞耳窍。《丹溪心法》有"无痰不作眩"的说法。现代药理研究认为半夏对梅尼埃病模型有内耳保护作用。故周教授常用半夏治疗本病,在临证治疗主要参考《金匮要略》。

半夏善于化痰结,痰涎化尽胃无恙

胃癌是常见的癌肿之一,占消化道肿瘤的首位。一般认为胃癌的病机为肝脾不调,运化失常,痰浊内生,痰凝成癌块。

《药性论》曰:半夏"能除瘤瘿"。《世医得效方》也有用半夏、胡椒粉等为末,治类似胃癌的病证。周教授认为半夏辛散力强,治疗有形痰结(包括肿瘤)甚宜。现代研究证明半夏具有抗肿瘤作用,能有效地抑制慢性髓性白血病细胞、肿瘤细胞的生长。对小鼠子宫颈癌、肉瘤、肝癌以及人子宫颈癌细胞均有抑制作用。

周教授临证用半夏治疗胃癌,主要治疗症见脘腹痞闷,呕恶痰涎,进食不利,口淡纳呆,舌苔白腻,脉滑者。常用处方:法半夏10g,白术12g,陈皮6g,枳实10g,浙贝母10g,茯苓10g,夏枯草15g,白花蛇舌草30g。

天 南 星

南星治痰似半夏,经络风痰独一家

天南星具有燥湿化痰,祛风解痉,外用散结消肿的功效,是临床常用的一味祛痰药,王好古言:天南星"治痰功同半夏"。周教授根据临床应用经验比较认同《本草求真》中"南星专主经络风痰"之说,认为天南星所祛之痰多为经络风痰,对于风痰眩晕、中风麻痹等证尤为适宜。此外,天南星具有散结消肿之功,所以临床上用天南星治疗肌萎缩侧索硬化症、肥胖病,以及食管癌等病,都具有较好的疗效。

侧索硬化用南星,补中益气效更灵

肌萎缩侧索硬化症是一组选择性侵犯脊髓前角细胞、下部脑干运动神经元、皮质锥体细胞和锥体囊的慢性进行性变性疾病,可归属于"痿病"范畴。部分的此病可由风痰毒邪阻于经络,气血不畅,筋脉失养所致。天南星善祛经络痰毒,且《神农本草经》谓天南星主"痿",治疗本病最为适宜。

　　周教授治疗本病常结合"形不足者,温之以气; 精不足者,补之以味"之则,重用补气药配之。常用处方: 黄芪30g,制天南星10g,石菖蒲10g,党参10g,白芍15g,紫河车10g,肉苁蓉15g,山茱萸15g,生地12g,陈皮6g。在此基础上酌加息风止痉、活血化瘀之品,往往能取得较好疗效。

胖人痰湿血脂升,化痰降脂天南星

　　肥胖病是目前发病率较高的一类疾病,给许多患者身心健康带来巨大伤害。周教授抓住肥胖病人多痰湿久滞的特点,以"祛痰除湿"为根本大法,临床上巧用天南星祛痰除湿,再结合辨证论治,如: ①肥胖伴疲乏,肢体困重,纳差,腹满,舌苔薄腻,脉沉细者,治以健脾化痰。常用处方: 黄芪15g,制天南星10g,白术10g,茯苓10g,车前草10g,山药10g,生甘草6g。②肥胖伴肢冷无力,腰膝酸软,面浮体肿,舌苔薄白,脉沉无力者,治以温肾健脾、化痰除湿。常用处方: 黄芪12g,制天南星10g,肉桂6g,茯苓10g,白术10g,白芍10g,汉防己10g。③肥胖见头晕,常欲昏睡,口黏舌甜,胸满腹胀,肢体困重,舌苔白腻,脉滑者,治以祛痰化湿。常用处方: 制天南星10g,半夏10g,陈皮10g,竹茹10g,泽泻10g,茯苓10g,甘草6g。④肥胖而见头胀,易饥,肢体困重,口渴喜饮,便秘,舌苔黄腻,脉滑者,治以清热祛痰。常用处方: 胆南星10g,黄芩10g,生石膏15g,栀子10g,防风10g,决明子10g,生甘草6g。

南星散结消肿痛,食管梗塞有专功

　　食管癌是发生于食管上皮的恶性肿瘤,以食物下咽困难,在胸骨后多有疼痛与不适感为主要表现。《明医指掌》认为: 噎病"多起于忧郁,忧郁则气结于胸臆而生痰,久则痰结成块,胶于上焦,道路狭窄,不能宽畅,饮或可下,食则难入,而病已成矣。"天南星乃开结闭,散风痰之要药,同时现代药理研究也证实天南星有抑癌作用,故可用天南星治疗食管癌。对于病情较简单的食管癌患者,周教授常予制天南星10g,乌头(先煎)6g,木香6g,水煎服,服用半个月。而对于进食有梗塞感,胸膈痞满隐痛,大便干结不畅,食欲减退,饮后泛恶,舌苔薄腻,脉弦细者,则常予: 胆南星10g,法半夏10g,沙参12g,茯苓12g,浙贝母10g,代赭石15g,郁金10g,砂仁6g。对于吞咽食物受阻,胸膈板滞. 形体消瘦,面色灰暗,大便秘结,舌质青紫,脉细涩者,常予: 制天南星10g,法半夏10g,炒柴胡12g,桃仁10g,红花10g,川芎10g,乳没各10g,蜣螂虫10g,桔梗6g,水红花子10g。

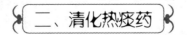

二、清化热痰药

浙　贝　母

贝母功效很简单,开郁下气又化痰

川贝母与浙贝母均能清肺化痰而止咳。一般认为川贝母性甘凉,兼有润

肺作用；浙贝母苦寒较重，清火散结作用较强。但在明代《本草纲目》以前，并无川贝与浙贝之分。

记住《本草汇言》中"贝母，开郁，下气，化痰之药也"这句话，就基本可以掌握贝母的功效。《本草别说》中说："贝母，治心中气不快，多愁郁者殊有功。"贝母善开心经气郁，因此心中气机郁结所致的胸闷、胸痛、心悸、失眠、健忘、郁郁不乐等证均可酌情选用。贝母兼具下气之功，周教授常用以治疗治哮喘、支气管炎、反流性食管炎、乳汁不下等病症。贝母化痰之功常用于治疗痰凝气滞血瘀所致的癫痫、肺结核、肺癌等病。另外，周教授还常用贝母于病毒性肝炎病酶指标（如谷丙转氨酶、谷草转氨酶等）较高者，贝母之降酶值作用是通过"降浊消痰"而达到的，而非贝母直接作用于酶。因此在用贝母降酶值时，也得遵从中药药理，而不是遵从西药药理。

贝母治疗脂肪肝，化痰散结积聚消

脂肪肝是指过量脂肪在肝细胞内持久积聚所致的疾病。中医认为脂肪肝的主要病机为素体肥胖、长期饮酒、过食肥甘、忧思劳累等原因导致脾胃虚弱，积湿生痰，聚于肝脏形成脂肪肝；或感受湿热疫毒，病久成痰，痰邪留肝，久成脂肪肝。不论何种病因都可能与痰有关，故贝母可用于治疗脂肪肝。

周教授用贝母治疗脂肪肝常用处方举例：①见肝大，形体肥胖，头晕胸闷，脘腹胀闷，恶心欲吐，舌质淡，苔白腻，脉弦滑者，常用处方：柴胡10g，浙贝母10g，白芍12g，山楂10g，苍术10g，胆南星10g，茵陈10g；②见肝大，面色黧黄，目肤黄染，口苦舌燥，恶心呕吐，便干溲少，舌红，苔黄腻，脉濡数者，常用处方：茵陈12g，浙贝母12g，茯苓10g，栀子10g，大黄6g（后下），厚朴6g，苍术10g，猪苓10g，车前草10g。

贝母化痰又散结，治疗肺癌肺结节

周教授认为"痰"在肺癌的发病机制中占很重要的地位，所以治疗肺癌离不开治痰。对于肺癌的治疗，周教授认为有时可以用"辨证论治"+"抗癌中药"+"对症用药"公式拟方。而贝母在辨证论治、抗癌中药、对症用药中均有立足之地。其一，是辨证论治，痰是肺癌病机的主要一环，所以辨证论治基本上可涉及化痰散结这一治则，常常应用化痰散结的贝母也是十分合理的；其二，现代药理研究已经证实贝母有抑癌抗癌之功，故贝母也可作为抗癌中药应用；其三，咳嗽、咳痰、痰中带血、气急、胸闷是肺癌的常见症状，而贝母化痰散结、下气止咳，可作为对应用药之一。

初学者在治疗肺癌时，往往以生存期与癌块大小变化作为是否有治疗效果的指标，却常忽略了患者的症状改善，以及生存质量的改善。因而往往一看到肺癌病人，首先想到的是白花蛇舌草、龙葵、石上柏、菝葜之类所谓的"抗癌中药"。其实，贝母的应用也较重要。虽然贝母对癌块的缩小作用不太明显，但由于贝母是针对肺癌的病因病机而设,所以从长远来看,贝母可以对肺癌病人起到改善症状,提高生存质量的作用。当然贝母也有可能延长肝癌患者的生存期,以及缩小肺癌癌块,故不可小看贝母治疗肺癌的作用。

此外,贝母还可用于治疗肺结节,肺结节病是一种病因未明的肉芽肿性疾病,早期常无明显症状和体征,或有咳嗽,咳少量痰液,偶见少量咯血;并伴有乏力、发热、盗汗、食欲减退、体重减轻等。病变广泛时可出现胸闷、气急、甚至发绀。可因合并感染、肺气肿、支气管扩张、肺源性心脏病等加重病情。近年来发现肺结节的病人增多,要定期检查谨防癌变。

瓜蒌

瓜蒌可清上焦火,结痛痹阻服之瘳

瓜蒌能荡涤胸中郁热,消除肺经痰结,清上焦之火,有清热化痰、宽胸降气、润肠通便的作用。周教授临证多用瓜蒌仁,因其具有润下的作用,《药性类明》言:"栝楼仁,昔人治通肺中郁热,又言能降气者,总由甘合于寒,能和,能降,能润,故郁热自通",用以治结、痛、痹阻、逆抢较为适宜。由于古今疾病谱不同,故周教授临证常以瓜蒌的"热之郁者通,气之痹者降"之功,治疗一些疑难杂症。

多种哮喘用瓜蒌,随证配伍不发愁

支气管哮喘是目前较为常见一种顽固性肺系疾病,属中医的"哮"证、"喘"证范畴,风痰壅阻是其最主要的病机之一。"未发以扶正气为主,不忘化痰降气;既发以攻邪气为急,主以化痰降气"为本病治疗的基本原则。哮喘类型可有风哮、冷哮、热哮、痰哮、虚哮等。瓜蒌降气化痰功效显著,是治疗本病常用的中药。《本草述》中说:"栝楼实,阴厚而脂润,故于热燥之痰为对待的剂。若用之于寒痰、湿痰、气虚所结之痰,饮食积聚之痰,皆无益而有害者也"。周教授认为瓜蒌并非只能治热燥之痰,应视实际情况灵活对待。取瓜蒌治疗哮证主要取其降气化痰之功,临证只要适当配伍,于哮证各型均能使用,如:①瓜蒌配麻黄、射干,以治寒哮证;②瓜蒌配黄芩,以治热哮证;③瓜蒌配防风,以治风痰哮证;④瓜蒌配党参,以治虚哮证。

瓜蒌治疗心肌炎,分期用药效明显

病毒性心肌炎为心肌中有局限或弥漫性的急性、亚急性或慢性炎性病变,属中医"胸痹"范畴。痰浊水饮内犯于心,会形成本病虚实夹杂的各种证候,故祛除痰浊水饮为本病治疗的重要一环。

周教授用瓜蒌治疗本病常根据疾病所处的不同阶段辨证论治。①急性期:可见心悸,咽痛,发热,大便秘结,小便短赤,舌尖红,苔薄白,脉浮数,当治以清热解毒、化痰泻火。基本方:瓜蒌12g,黄连6g,黄芩10g,金银花10g,党参

10g,麦冬10g,五味子6g,生甘草6g。②恢复期:心悸,胸闷较轻,倦怠乏力,自汗或盗汗,舌有紫斑,脉结代,常以益气养阴、祛痰化瘀为治。基本方:生晒参10g,麦冬10g,瓜蒌皮10g,五味子10g,郁金10g,丹参15g,黄芪15g,红花10g,香附10g。③后遗症期:心悸,时有汗出,舌淡胖,脉沉细,常治以补益心肾,祛痰化瘀。基本方:炙甘草10g,瓜蒌皮10g,生地15g,人参6g,麦冬10g,桂枝10g,阿胶(烊化)6g,大枣10枚。周教授特别强调,并不是所有的病毒性心肌炎患者都存在"痰浊犯心"这一病机,若有,可用瓜蒌,若无,则不可滥用。

瓜蒌治疗干燥症,润燥清痰效更灵

干燥综合征是一种侵犯外分泌腺体,尤以唾液腺和泪腺为主的慢性全身性自身免疫性疾病,在临床中越来越常见到。本病可属中医"燥证"、"消渴"、"痹证"等病证范畴。燥毒侵犯、阴虚津枯,痰浊痹阻均为重要病因病机之一。瓜蒌阴厚而脂润,可用于治疗燥热之痰,另外还有抗菌与抗病毒作用,因此瓜蒌用于治疗干燥综合征特别合适。

前　胡

前胡宣肺又平喘,止咳化痰肺气安

支气管哮喘是一种呼吸道过敏性疾病。若症见呼吸急促,夜难平卧,咳嗽频作,喉有水鸣声,胸脘闷满,咳痰稀薄,面色灰暗,舌苔薄白,脉浮紧,可治以温肺化痰、止咳平喘。常用处方:炙麻黄6g,前胡12g,桂枝6g,白芍12g,细辛3g,姜半夏10g,杏仁10g,炙苏子12g,淫羊藿12g,甘草6g。前胡在本方中起化痰止咳作用。周教授认为前胡是一味作用较多之药,我们在治疗本病时,主要利用前胡之开宣肺气、化痰止喘作用。前胡之作用在于调节肺之功能,故常用于本病之治疗。本方内尚有炙麻黄、细辛、仙灵脾,温肺化痰;桂枝、姜半夏、杏仁、甘草,降气平喘;白芍调和营卫。若肺气耗散,可用五味子;喘象明显,可用苏子;痰较多,可用款冬花;瘀象明显,可用丹参、降香。若症见声音较粗,呼吸较急,面红耳赤,大便秘结,舌苔黄,脉滑数,可治以清热泄肺、化痰平喘。常用处方:前胡15g,黄芩10g,桑白皮15g,杏仁10g,炙苏子10g,白果12g,重楼15g,甘草6g。前胡在本方中起化痰止咳作用。方内尚有黄芩、重楼清热泄肺,桑白皮、杏仁、炙苏子、白果、甘草祛痰平喘。若痰较多,可用款冬花;喘象明显,可用炙地龙;若嫌方内寒性药太多,方中可酌用麻黄,以作监制;若痰难以咳出,可用老颧草。若症见气少声低,面色苍白,怕风有汗,舌苔薄白,脉细弱,可治以益气固表、化痰止咳。常用处方:前胡15g,黄芪12g,白术12g,防风10g,炙苏子10g,当归10g,姜半夏10g,甘草6g。前胡在本方中起化痰止喘作用。方内尚有白术、防风益气固表,黄芪、炙苏子补肺定喘,姜半夏、甘草化痰止咳。若气虚明显,可用党参;阴虚明显,可用麦冬。

西医之用抗生素治疗本病,有一定疗效。但随着抗生素应用之广泛,其有效性也逐渐降低。所以寻求一种有类抗生素作用的中药治疗本病,也显得比较重要。前胡能增强巨噬细胞之功能,增强机体之中性粒细胞的杀菌力,达到杀菌目的。故临证治疗本病时,常可选用。另外,前胡能对咽喉黏膜造成刺激,可反射性地引起呼吸道黏膜分泌亢进,使痰液变稀,易于排出,而痰液之排出,亦有利于哮喘症状之改善,故临证用前胡治疗本病,不仅有临证实效,而且尚有一定的理论依据。

前胡药性属微寒,寒热痰咳都适合

周教授临证喜用前胡,治疗邪袭肺卫之病。如其用前胡治疗邪袭肺卫之支气管炎;有时也用"前胡+桔梗"治疗热嗽痰多之急性支气管炎;或用"前胡+桑叶"治疗外感风热之肺炎;用"前胡+荆芥"治疗外感风寒之上呼吸道感染。对于用前胡治疗风热阻滞的各病,周教授也有一些常用配伍。如其用"前胡+桑白皮"治疗支气管扩张;用"前胡+杏仁"治疗肺脓疡;用"前胡+牛蒡子"治疗大叶性肺炎。

周教授指出,前胡虽然微寒,但其寒性不大,故临证只要配伍得当,则既可治疗风寒性疾病,也可治疗风热性疾病。如其用"前胡+麻黄"治疗上呼吸道感染属风寒表证者,盖前胡性微寒,可宣散风痰;而麻黄性温,专散肺寒,可用于风寒表证。前胡得麻黄之助,则可宣散风寒。又如其用"前胡+柴胡"治疗外感风热表证,盖前胡性微寒,虽可治疗风热表证,但究其力弱;而柴胡泄热,力大于前胡。前胡得柴胡之助,则治风热表证之力大增。

周教授指出,大部分药物用鲜品的疗效好于干品。但前胡之鲜品能引起日光性皮炎,症状为皮肤烧灼样痛、水肿、恶心等。故如要用前胡鲜品时,要多加注意。

桔　　梗

桔梗主要能开宣肺气,祛痰,排脓。《药性论》中说桔梗:"去积气。"周教授指出此乃桔梗"宣导肺气"之功,桔梗所治此"积气",部位应在肺。周教授临证应用桔梗常根据特殊症状选用,"胸闷不舒"便是其一。如周教授治鼻炎,只要有"胸闷不舒"症状,即可以桔梗治之。如常以桔梗为主治疗有"胸闷不舒"症状之哮喘,以桔梗配鱼腥草治疗有"胸闷不舒"症状之肺脓疡,以桔梗配瓜蒌治疗有"胸闷不舒"症状之支气管扩张。周教授还常以桔梗为主治疗有抑郁症状之抑郁症、有胸痛症状之冠心病、有"腹痛、肠鸣"症状之细菌性痢疾等。

熟读经典勤思考,老药新用功效好

《神农本草经》之桔梗治"幽幽惊恐悸气"周教授将其进一步拓展,临证常以桔梗为主治疗神经症。如对于焦虑症,周教授则以桔梗配合西药抗焦虑药治之,一般可使抗焦虑药之用量减半;又如周教授以桔梗为主治疗渗出性胸膜炎,这是对《神农本草经》桔梗"主胸胁痛,如刀刺"之扩展。周教授亦喜在治疗痢疾有"腹痛、肠鸣"症状者时,用桔梗治之。此乃应用《神农本草经》桔梗治"腹满、肠鸣"之一例。其治疗胃痛、腹痛、各种癌症疼痛常喜酌用桔梗,这是因为虽然桔梗不是一味止痛药,但其有宣气、调节、运血、安神之功能。桔梗是通过这些功能,不治痛而痛自止。现代药理研究证实桔梗有镇静、镇痛作用,此可供临证时参考。

桔梗用量多变化,临证注意副作用

周教授临证应用桔梗非常注意用量的变化,一般用桔梗6g开提肺气,用桔梗10g左右化痰,用桔梗15g排脓。桔梗所含的桔梗皂苷对于口腔、咽喉、胃黏膜有直接刺激作用,所以在临证应用桔梗时要注意,若用桔梗剂量过大,可导致口腔、咽喉、胃灼伤。临证应用时,若有口、咽、胃等部位反应,应立即停药。对于用桔梗后1小时内出现胸闷、憋气、心悸者,应立即停药,并对症处理。此外,桔梗有溶血作用,故在应用桔梗时,最好注意血象变化。

桔梗治疗类风湿,停减激素不着急

类风湿关节炎是一种慢性、多关节炎为主的全身性自身免疫性疾病。目前尚无理想的特效疗法,只能用激素缓解症状,用时有一定疗效,但副作用也较多见。而桔梗有激素样作用,但其无激素样副作用,故在本病治疗时可以选用。另外,激素之撤停不易,常会引起不良反应。而桔梗与激素同用可以减少激素用量,并给激素的撤停带来方便。桔梗有增强自身免疫功能之作用,故在治疗本病时,常可予以考虑。周教授治疗本病时,桔梗用量一般为10~12g。用桔梗少于10g,则作用不明显;用桔梗多于12g,则可能会产生副作用。桔梗含有桔梗皂苷,对胃黏膜有一些刺激作用,也有一些人对桔梗具有很强的适应性,如朝鲜人将桔梗制成菜,一小碟吃下来远超过15g。

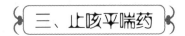

三、止咳平喘药

杏　仁

杏仁降气治咳喘,重用杏仁黄柏添

杏仁有止咳平喘、润肠通便作用。周教授强调,杏仁的使用要注意以下三点:

第一,历代医家多以杏仁治疗肺部疾病。周教授认为不一定非得是肺部疾患,只要有"肺郁气滞"表现的病,皆可使用杏仁治疗。如其用杏仁治疗肺郁气滞之习惯性便秘,用"杏仁+生甘草"治疗肺郁气滞之慢性咽炎,用"杏仁+白头翁"治疗有肺部症状之细菌性痢疾,用"杏仁+枳壳"治疗有肺部症状之慢性结肠炎。

第二,杏仁亦有降气调气的作用,故周教授多用杏仁治疗胃病属气滞型的患者。周教授指出,只要胃病临证具有杏仁应用之主症,则无论证属寒、属热、属虚、属实、属气、属血、属瘀等,均可用杏仁治之。如用"杏仁+大黄"治疗有气郁症状之胃溃疡,用"杏仁+紫菀"治疗有气滞血瘀症状之胃神经痛。

第三,《名医别录》记载:杏核仁(杏仁)主治"风气去来,时行头痛"。由于杏仁有降气调气作用,根据"不通则痛"的原理,周教授常用杏仁治疗各种疼痛。杏仁并不是一味止痛药,但根据其病因病机,通过一系列作用间接达到止痛作用,有时这比直接用止痛药效果还要好。如用杏仁治疗外感头痛,用"杏仁+小茴香"治疗疝气痛(利用杏仁宣肺开郁、疏通大肠的功效),用"杏仁+茯苓"治疗背肌痛(利用杏仁主肺失肃降、肺气郁滞、血瘀阻背的功效),以"杏仁+瓜蒌"治疗冠心病心绞痛(利用杏仁化痰通阳、宣痹止痛的功效),"杏仁+桃仁"治疗关节痛(利用杏仁化痰通络、祛瘀止痛的功效)。

关于杏仁的用量,周教授强调应注意以下几点:①用杏仁之剂量不宜过大;②若用杏仁后出现轻微中枢抑制症状,即须注意减少杏仁用量;③若用杏仁后出现明显的中枢抑制症状,则应停用杏仁。必要时须对症处理。周教授临证用杏仁,以6~10g为多,最多亦不超过15g。另外,在用大剂量和超大剂量杏仁时,周教授认为可以适当与配用黄柏。这是因为杏仁的毒性主要由氢氰酸所致,而氢氰酸又必须在肠道菌丛的作用下,由苦杏仁苷分解产生。黄柏能抑制肠道菌丛数,可使氢氰酸的产生减少,从而达到降低杏仁毒性的作用。

杏仁川贝治痨咳,胸膜结核服之安

结核性胸膜炎是一种继发于肺结核、结核杆菌侵入胸膜腔所引起的疾病,对于本病,抗痨是治疗中关键之一。

现代药理研究已证实杏仁有杀菌作用,故可在本病治疗时应用。且本病常以阴虚内热为主,然由于本病有虚象可见,故亦不宜用大量清热解毒之药。故周教授治疗此病喜用杏仁,因杏仁性平,既可在寒性疾病中应用,亦可于热性疾病中应用。并常与川贝相配,杏仁降气止咳,川贝母润肺化痰、清热散结,一降一润合用之,可收清热止咳、化痰散结之功,很适合治疗以虚为主的本病。此药对应用指征为本病属肺虚久咳,少痰或痰黏难以咳出者。

周教授用杏仁治疗结核性胸膜炎常用处方举例:①恶寒发热,胸闷胸痛,咳嗽痰黏,呼吸音粗,舌苔薄黄,脉滑数,当治以清热散结、化痰止咳。常用处方:苦杏仁10g,柴胡10g,黄芩10g,太子参12g,全瓜蒌12g,竹沥10g,清半夏10g,甘草6g。②胸闷胸痛,咳嗽有痰,气急喘促,舌苔白、脉弦滑,可治以化痰止咳、健脾利水。常用处方: 杏仁10g,葶苈子10g,太子参12g,白术12g,茯苓15g,泽泻10g,车前草12g,桑白皮12g,甘草6g。

百 部

百部润肺又止咳,寒热咳嗽皆适合

百部一般用作润肺止咳,杀虫抗痨。但历代医药家对其药性众说纷纭。如《名医别录》称百部"微温",而苏恭认为百部微寒,《本草纲目》则认为百部"气温而不寒,寒嗽宜之";《神农本草经疏》还对不同医药著作一些认证或评价:"百部根,《蜀本》云微寒,《日华子》言苦;《本经》言微温者误也"。周教授临证常用百部,因其既可治寒嗽,亦可治热嗽,只需根据病性适当配伍即可。

百部治疗胸膜炎,扶正祛邪两相宜

结核性胸膜炎多为继发于肺结核之胸膜炎症。中医认为的病因是因"痨虫"入侵肺叶胸膜而致病,可使气虚阴亏,饮停胸胁。故杀虫(痨虫)为本病主要治法之一。

百部能杀虫(痨虫),所以用在此处很对证,原因有三: ①现代药理研究已证实,百部对结核杆菌有抑制作用,治疗本病尤为适宜;②痨虫入侵,多为体质虚弱,百部并非纯攻之药,能润肺,用在此处亦可补益人体正气,提高免疫力;③百部微温,温而不燥,于本病之"饮邪"亦甚为合宜。"病痰饮者,当以温药和之",但同时本病常现热性症状,若治以大温之药,不甚合适。用微温不燥之百部,有和饮之功,而无大热之弊。

周教授用百部治疗结核性胸膜炎常用处方举例: ①若症见恶寒发热,胸痛剧烈,口干少痰,口苦舌干,舌苔薄黄,脉弦数。治法为止咳化痰、疏肝杀虫。常用处方: 百部12g,黄芩10g,黄连6g,瓜蒌皮10g,半夏10g,桑白皮12g,地骨皮10g,虎杖10g,甘草6g。②症见胸痛干咳,胸胁胀满,发热气短,舌苔薄黄,脉弦滑。治法: 止咳逐饮、健脾杀虫。常用处方: 百部12g,葶苈子10g,白术12g,茯苓12g,泽泻10g,车前草10g,金荞麦10g,桑白皮10g。

百部祛痰又扩冠,瓜蒌薤白胸痹宣

以心绞痛为主要发作形式的冠心病,其中有痰喘型冠心病。周教授指出,本病的病机常有痰邪参与,百部能润肺化痰。

现代药理研究证实,百部有扩张冠状血管及抑制心肌收缩力之作用,因此治疗本病较为适宜。

周教授用百部治疗心绞痛型冠心病常用处方举例: ①若症见胸痛胸闷,时作喘息,咳痰连连,面色苍白,四肢发冷,舌苔薄白,脉沉细者,可治以温通心阳、化痰通络。常用处方: 百部12g,瓜蒌皮10g,薤白12g,细辛3g,制附片6g(先煎60分钟),党参12g,炙甘草6g。②若症见胸痛胸闷,时作喘息,咯吐痰涎,舌苔白腻,脉沉滑者,可治以温阳化痰、宽胸通络。常用处方:百部12g,瓜蒌皮10g,薤白10g,胆南星10g,法半夏10g,枳实10g,桂枝3g,炙甘草6g。③若症见胸痛为针刺一般,发无定时,唇紫甲青,舌紫暗、苔薄黄,脉沉涩者,可治以理气活血、化痰定痛。常用处方:百部12g,当归10g,桃仁10g,红花6g,郁金10g,枳实10g,川牛膝10g,柴胡10,木香6g,炙甘草6g。

桑　白　皮

清肺降糖桑白皮,肺有余热糖尿病

桑白皮,泻肺平喘,利水消肿。《神农本草经》将其列为中品,意即具有攻补兼施之药。周教授认为桑白皮实乃"泻邪所以补虚"之品,其"补正"是通过"泻邪"而实现的,切不可以桑白皮为补药,尤其对于"肺虚无火"者,不宜应用。桑白皮主入肺经,既善于清肺泻火,又长于泻肺利水。周教授临证主要用其治疗"肺有余热"和"肺有水气"所致诸病,往往能切中要害。

糖尿病是目前临床极其常见的一种慢性病,发病率高,并发症多,主要表现为多饮、多食、多尿,与中医"消渴"相近。周教授认为糖尿病发病,多与肺热津伤有关,临床用药多从清肺养阴立法,而现代药理研究也证实桑白皮有降血糖作用,因此桑白皮在糖尿病的治疗中大有作为。①糖尿病患者若症见口燥咽干,多饮多尿,多食易饥,体重减轻,大便干结,舌苔干黄,脉洪数。治以泻肺清热、生津止渴。常用处方:桑白皮15g,生地黄12g,玄参12g,麦冬12g,生石膏15g,知母10g,天花粉10g. 丹参12g。②若多饮、多尿、多食之症不显,口干舌燥,大便干结,疲倦乏力,心悸气短,舌苔黄,脉弦细,可治以泻肺清热、养阴生津。常用处方:桑白皮15g,玄参12g,太子参12g,麦冬12g,黄精10g,葛根12g,天花粉10g,五味子10g。③若症见胸闷咳喘,心悸气短,双下肢肿,舌苔白,脉细数,可治以泻肺利水、益气养心。常用处方:桑白皮12g,太子参12g,麦冬12g,五味子10g,丹参10g,黄芪12g,茯苓12g,泽泻10g,车前草10g。且周教授认为糖尿病病人多存在高凝状态,因此可酌加丹参、川芎、桃仁等活血化瘀之品,既可加强疗效,又能防治冠心病以及周围血管病等并发症。

泻肺利水桑白皮,巧治肾病综合征

肾病综合征的主要症状为水肿,常可见皮肤肿胀而苍白,呈凹陷性。本病若以头面水肿为主,可考虑为肺气水肿,系水液排泄因肺失清肃而浮于头面,故可用桑白皮主肺治之。但周教授同时指出,桑白皮并非利水药,而是通过清解肺热或通利肺之水气而达到利水的效果,因此若本病无肺有水气或肺有余热者,不可用桑白皮。周教授常用处方:若症见全身浮肿,水肿特别多见于头面眼睑。发热头痛,胸满咳嗽,小便短少,舌苔薄白,脉浮,可治以疏风、宣肺、利水。常用处方:桑白皮15g,炙麻黄10g,生石膏15g,白术12g,茯苓皮10g,大腹皮10g,甘草6g。若症见周身浮肿,发热烦躁,胸脘痞闷,咳嗽略少,小便不多,舌苔黄腻,脉弦滑,可治以清热利水。常用处方:桑白皮15g,连翘10g,粉萆薢10g,石菖蒲10g,白术12g,茯苓12g,黄柏10g,车前草10g,蒲公英15g。

葶 苈 子

泻肺平喘治心衰,益气温阳常作陪

本病常可因"心悸"、"胸痹"、"真心痛"等久治不愈,而使心体受损、心用受累,津液代谢出现紊乱而致病。

若症见面身浮肿,心悸气急,身冷腹胀,小便量少,苔白腻,脉沉细,可治以温阳利水。常用处方:制附子6g,葶苈子10g,白术12g,五加皮10g,丹参10g,赤芍10g,车前草10g,益母草10g,炙甘草6g。有咯血者,可用阿胶、生地;食少便溏者,可用山药、白术;咳痰多,可用鱼腥草、瓜蒌皮。若证见心悸气急,咳嗽咯痰,痰色粉红,心烦不宁,舌苔白,脉细数,可治以养阴利水。常用处方:葶苈子10g,党参12g,麦冬12g,五味子10g,黄精12g,山茱萸10g,瓜蒌皮10g,三七粉3g。

泻肺逐水法是周教授治疗本病用得较多之法。盖水气凌心、水饮射肺,故非用祛痰力大的葶苈子不可。有时周教授亦适当配用桑白皮,以增加泻肺逐水之作用。其他与葶苈子相配之药尚有人参、黄芪、丹参、桂枝、车前草、桃仁、大枣等。

《本草纲目》曰:"葶苈甘苦二种,正如牵牛黑白二色,急缓不同……大抵甜者,下泄之性缓,虽泄肺而不伤胃;苦者下泄之性急,既泄肺而易伤胃,故以大枣辅之。然肺中水气满急者,非此不能除,但水去则止,不可过剂尔。既不久服,何致伤人?《淮南子》云:大戟去水,葶苈愈胀,用之不节,及反成病。亦在用之有节。"周教授指出,临证用葶苈子治疗心衰之水肿时,上述文献之语,可供参考。

葶苈利水又消肿,胸水腹水消无踪

葶苈子有甜、苦之分,故临证应用时要注意。甜葶苈子泻下之性较缓,功为泻肺平喘,可治痰饮喘咳、结胸等;苦葶苈子味苦而泻下之力较强,功为逐饮行水,可用治胸腔积液、腹水等。

凡临证见脏器有积水之症,周教授常用葶苈子治之。如其治心力衰竭水肿,症见心悸怔忡、下肢或全身浮肿、胸闷气急,常用葶苈子治之。其治肺水肿,症见咳嗽痰多,痰清而稀,听诊可闻及湿性啰音,常以"葶苈子+大黄"治之。其治小儿脑积水,症见颅骨缝分裂,前囟扩大,头囊裹水,头大颈细,常用"葶苈子+防己"治之。其治疗肾积水,症见腰腹胀痛,局部有叩击痛,常用"葶苈子+金钱草"治之。

对于咳嗽、哮喘而见有痰鸣气促者,周教授常用葶苈子治之。若病为肺水肿,则用"葶苈子+当归"治之;病属上呼吸道感染,则用"葶苈子+射干"治之;病属渗出性胸膜炎,则用"葶苈子+紫苏子、莱菔子"治之。

周教授指出,葶苈子祛痰利水力大,疗效较显。但葶苈子有一定毒性,故临证应用时必须注意,葶苈子大剂量应用可引起心动过速、心室颤动等中毒症状。葶苈子亦可引起恶心呕吐、食欲不振、四肢无力等症状。葶苈子逐水力大,一般尚不会引起水电解质紊乱。但若用之不当或超大剂量应用,则有可能会引起水电解质紊乱,特别是低钾血症。其表现为神倦乏力,心悸气急,食纳不香。葶苈子对眼、鼻及咽部黏膜有刺激性,主要表现为恶心、唾液量增,眼眶及前额胀痛等。葶苈子长期使用,有可能会引起甲状腺肿大。因此,临证用葶苈子必须短期、小量。另外,葶苈子有可能产生过敏反应。其表现为皮肤出现鳞片状红色血疹,也可能会产生过敏性休克,如见胸闷、恶心、头晕、心悸、烦躁不安、呼吸困难、血压下降等。故用葶苈子前,必须询问患者有否过敏史。若有过敏史,则尽量不要用葶苈子。在用葶苈子时,一旦出现过敏反应,应立即停药,并予对应处理。

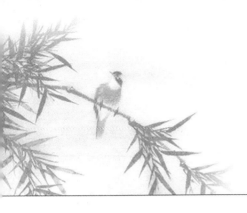

第四章　温里药

附　子

使用附子五意见，不断总结促全面

周教授强调，附子是一味非常有用，但又十分难用的中药，周教授结合历代医药学家的经验，加上自己的临床体会，特别总结为以下五点，希望对大家临床上使用附子有所帮助。

（1）附子为回阳救逆的第一要药。《神农本草经读》言："附子，味辛气温，火性迅发，无所不到，故为回阳救逆第一品药。"故如因寒邪深入络脉之脑卒中，要用回阳逐寒的附子，以作挽救；又如阳虚虚脱之心力衰竭，也可用附子回阳固脱。

（2）临证用附子温法有二：一为补虚法，二为救阳法。如《神农本草经读》言：附子"仲景之温有二法：杂于苓、芍、甘草中，杂于地黄、泽泻中，如冬日可爱，补虚法也；佐以姜、桂之热，佐以麻辛之雄，如夏日可畏，救阳法也。"临证上时，补虚法，可治脾肾阳虚之肾炎；救阳法，可治命门火衰之阳痿。

（3）临证应用附子的辨证要点有三：背恶寒、小便利、脉沉细。三证悉俱，说明真阳已衰，要用附子回阳治之。这三个点附子临证应用指征，可参阅《伤寒论》第304条："少阴病，得之一二日，口中和，其背恶寒者，当灸之，附子汤主之"；《伤寒论》第197条，指出小便利，为阳虚阴盛之证；《伤寒论》第305条："少阴病……脉沉者，附子汤主之"以及《伤寒论》第60条："……脉微细，所以然者，以内外俱虚故也"。说明脉沉为病在里，脉细为病是虚，合之为脉沉细，即说明病在里而虚也。也就是说，临证时，某病若具有背恶寒、小便利、脉沉细，就可以用附子。例如，临证见心悸、气喘、浮肿、面白、背恶寒、小便利、脉沉细，即可考虑以附子为主药组方治之；反之，若无背恶寒、小便利、脉沉细三症，则不宜以附子为主药治之。

（4）临证用附子与否的四个时机：第一步若见手腕之背面与手背生冷，此时是不用附子的时机，一般可用桂枝之类。第二步，若见汗出，手腕肤凉，全身皆冷，这是用附子的最佳时机，一般可用附子10g。第三步，若见手冷过肘、足冷过膝，这是重用附子的时机。这时可用附子15g左右。第四步，若见体温外散，肌肤冷,冷汗出,已失去用附子的时机,即便使用附子,也是勉为其难了。

（5）临证应用附子注意点有五:一是必须控制剂量,一般每次3~10g。阳虚严重者,可予15g左右。若超过15g,就要有相当经验方可使用。如近代医家张锡纯有时用附子达8钱(约25g),治疗证属积寒的妊娠腹痛,有一剂药后安全生子之例。这是张锡纯之积多年应用附子之经验,方敢大胆应用。又如近代名医吴佩衡,用附子一般在30~60g,最大者一日用至450g。那是吴佩衡先生既掌握了适应证,为必须用大剂量附子之证,而其又有附子特殊煎法与服用法。初学者不可滥用。二是口服宜用制附子,不宜用生附子。三是附子应先煎30~60分钟,以煎剂入口无麻辣感为度。四是附子的同配伍用药中,应没有兴奋中枢神经及心脏的药物。五是必备干姜、甘草等可解附子毒之药物,可预先煎成汤剂,放置备用。并且对于附子的毒性反应的临证表现必须熟悉,如心律失常。还要知道这些中毒症状的特点与相互之间的关系与异同点,比如呼吸抑制往往比心律失常先出现。只有这样,才能在临证应用附子时做到胸有成竹,无后顾之忧。

帕金森病用附子,方证对应就坚持

帕金森病为锥体外系运动障碍最常见的病证之一,临床主要表现为肢体震颤、肌肉强直、运动迟缓、姿势反射减退。可归于中医"震颤"、"振掉"、"痉症"、"内风"等范畴。本病初起,多因肝肾亏虚,精血耗损,水不涵木,筋脉失养,风阳内动,以致出现震颤,之后阴虚日久,也可出现阳虚症状。帕金森病的化学病理变化研究发现,病人纹状体中的多巴胺(DA)含量显著减少。而现代药理研究表明,附子可使机体多巴胺含量明显增多,并且有镇静作用。加之《医学启源》曰:附子"去脏腑沉寒一也,补助阳气不足二也"。故附子可用于治疗帕金森病,温补阳气,阳中求阴。医者应认清帕金森病的本质是虚证,若一味攻邪,会使阳气更虚,进而阴气更弱。若治疗一段时间,患者的阳虚症状有所改善,可将附子易为肉桂。周教授认为,此病病程久,故治疗周期长,难以速效。一个病人,至少以"一方"一种治疗大法坚持治疗3个月,才能确定有无疗效,而以6个月作为出现显效的评价。故应提前和病人讲明,说服其坚持,并细心观察病人病情的动态变化。

周教授以附子为主治疗帕金森病的基本处方为:制附子10g,党参12g,黄芪12g,天麻10g,钩藤10g,栀子10g,生石决明(先煎)15g,牛膝10g,全蝎3g,威灵仙10g,防风10g,生甘草6g。若见瘀证,可加丹参、鸡血藤;若见痰象,可加用鲜竹沥。

附子治疗脑卒中,回阳救逆功效宏

脑卒中即中医的"中风",临证主要表现为起病急骤,偏瘫、意识障碍、言语謇涩、偏身感觉障碍、口舌歪斜以及头痛、头晕等。

附子可用于脑卒中急性发作期的治疗。《本草正义》言："附子,本是辛温大热,其性善走,故为通行十二经纯阳之要药,外则达皮毛而除表寒,里则达下元而温痼冷,彻内彻外,凡三焦经络,诸脏诸腑,果有真寒,无不可治。"《本草汇言》言："附子……凡属阳虚阴极之候,肺肾无热证者,服之有起死之殊功。"虞抟言："附子禀雄壮之质,有斩关夺将之气,能引补气药行十二经,以追复散失之元阳。"

周教授强调,脑卒中之脱证,可以直接产生,但也可以由闭证转化而来。所以在治疗脑卒中闭证时,只要一见以下三症之一二,或三症俱见,即须应用附子。此三症即是: ①面色由红转白;②额汗不温;③血压呈下降趋势。

处方举例: 对于阳气不足、阴寒内生的脑卒中,周教授常用处方: 制附子10g,人参10g,麦冬12g,五味子10g,山茱萸10g。若汗出不止,可加龙骨、牡蛎;阴阳俱脱,可加炙甘草、白芍、龙骨、牡蛎。

晚期胃癌用附子,振奋阳气沉疴起

胃癌是发生于胃黏膜上皮的恶性肿瘤。其病因多为饮食不节而生痰浊,气结痰凝,并与毒瘀结为癌块,而晚期胃癌已是正不胜邪,癌毒内窜,故病变可累及肺、肾、肝等脏器。由于晚期胃癌病人身体极度虚弱,故非得振奋阳气,以保护宿主机体,提高免疫功能和抗癌毒能力,以改善症状,延长生命,提高生存质量。

药理研究表明,附子对小白鼠腺癌和其他癌瘤均具有抗癌活性。另外,附子可提高体液免疫功能及血清补体含量,还可以使T细胞和RE花环形成的细胞明显上升,使淋巴转化率明显上升。从中医方面考虑,附子辛热温煦,能通行十二经,温一身阳气,有峻补元阳,以消阴翳之效。处方举例: ①临床表现为面色苍白,全身乏力,心悸气短,头晕目眩,自汗盗汗,纳少形瘦,上腹肿块明显,舌淡,苔薄白,脉细而无力。常用处方: 制附子10g(先煎),黄芪12g,白术12g,白花蛇舌草30g,白英12g,重楼15g,石见穿15g,生薏苡仁15g。②胃癌手术后,可予制附子3g(先煎),黄芪12g,党参12g,半夏10g,陈皮10g,厚朴10g,麦冬12g,鸡内金10g,生甘草6g。③胃癌行化疗者,可予制附子3g(先煎),黄芪12g,半夏10g,茯苓12g,太子参15g,鸡血藤15g,黄精12g,北沙参12g,枸杞子12g,鸡内金10g。④胃癌行放疗者,可予附子3g(先煎),北沙参12g,麦冬12g,石斛10g,玉竹12g,竹茹10g,鸡内金12g,生甘草6g。

干 姜

干姜巧配制附子,回阳增效毒制止

为正确理解干姜在温阳药中的地位和作用,周教授特将干姜与附子做比较进行讲解。张元素说："干姜本辛,炮之稍苦,故止而不移,所以能治里寒,非若附子行而不止也。"也就是说两药虽同属辛热药,但附子有毒力强,为回阳救逆第一要药；干姜则无毒力弱，不能作回阳救逆之要药。但干姜有自己的特点，它能温阳、通脉、散寒、止(腹)痛。干姜温阳力虽小，但其能温脾阳，可治疗脾阳不足的脘腹冷痛吐泻，温肺化饮，治疗寒饮咳喘。正因为附子走而不守，干姜守而不走，附子回阳力大，干姜温阳力小，附子归心肾脾经，干姜归脾胃心肺经，附子为回阳要药，干姜为温脏之品，故临床上常将附子与干姜两药同用，使回阳作用更加全面。诚如《本草求真》所言："干姜……大热无毒，守而不走，凡胃中虚冷，元阳欲绝，合以附子同投，则回阳立效。故书有'附子无姜不热'句。仲景四逆、白通、姜附汤皆用之。"

周教授还强调，附子、干姜同用，出自《伤寒论》干姜附子汤，主治阳气暴虚之急证。现代常用此方治疗脾肾阳虚之心肌梗死、心力衰竭、肾衰竭等危重病症，也可治疗肺癌、胃癌等晚期亡阳的病证。特别值得一提的是，干姜配伍附子，除了协同作用，增强干姜药效外，还能减轻附子毒性。

干姜温阳治慢支，本虚标实分别施

慢性支气管炎是气管以及与支气管黏膜和其周围组织的慢性非特异性炎症。本病为本虚标实证，且晚期常表现为肺、脾、肾三脏皆虚。气虚及阳，故治疗上以温阳为主。

现代药理研究表明：干姜的水浸出液，对一些细菌有抑制作用，而干姜所含生姜油能抗炎抗过敏，干姜所含姜烯酮有镇咳作用，其挥发油能松弛气管平滑肌。中医古代文献中，朱丹溪曰："干姜，入肺中利肺气"；《日华子诸家本草》曰：干姜"消痰下气"；《神农本草经》早就说：干姜"主胸满咳逆上气"；而《本草求真》说：干姜"同五味则能通肺气而治寒嗽"。故干姜用来治疗慢性支气管炎很合适。

处方举例：①临床表现为咳嗽阵作，动则加剧，痰白而黏，腰酸尿多，纳差头昏，形寒肢冷，大便多溏，舌淡苔白，脉细迟，可用处方：干姜6g，熟地黄15g，山茱萸10g，怀山药10g，五味子10g，党参12g，黄芪12g，半夏10g，炙甘草6g加减。②若兼喘证实喘属风寒阻肺，则可用干姜6g，炙麻黄6g，杏仁10g，紫苏子10g，茯苓10g，陈皮6g，甘草6g。③若兼喘证实喘属痰浊阻肺，可予干姜3g，紫苏子6g，白芥子10g，莱菔子10g，鱼腥草15g，生甘草6g。④若兼喘证虚喘属肺气虚者，可用干姜6g，党参12g，黄芪12g，五味子6g，生甘草6g。⑤若兼喘证虚喘属肾气虚者，可用干姜6g，熟地黄15g，山茱萸10g，补骨脂10g，核桃仁10g，磁石15g，蛤蚧1对，沉香(研粉吞)3g；心虚者，可用干姜9g，丹参10g，玉竹10g，五味子6g，山茱萸10g，龙骨20g(先煎)，炙甘草6g。

肉 桂

肉桂善于补肾阳，膀胱气化尿流畅

前列腺增生症临证常可见加重性尿频和排尿困难。若症见小便不利，夜尿增多，小便排出无力，面色㿠白，神气怯弱，苔白，脉沉细，可治以温补肾阳、化气行水。常用处方：肉桂3g，熟地黄12g，山茱萸10g，山药10g，车前草10g，益智仁10g，黄芪12g，甘草6g。若有呕吐可用半夏、竹茹，尿痛可用甘草梢、琥珀末。

若症见尿少而黄，尿道灼热，夜尿频数，口干舌燥，腰膝酸软，舌苔少，脉细数，可治以补肾利水。常用处方：肉桂3g，黄柏10g，知母10g，生地黄12g，山茱萸10g，茯苓12g，车前草6g，龟甲（先煎）15g。兼脾虚者可用党参、白术，尿频明显可用覆盆子、桑螵蛸。

周教授指出，本病若有尿失禁，是膀胱的尿液潴留，膀胱失约与肾失气化有密切关系。故治疗本病，当以补肾为主。肉桂补肾之效的确，故常用于本病之治疗。肉桂味辛、甘，性热，归脾、肾、心、肝经。功能补火助阳、散寒通脉。肾阳虚惫、命门火衰，可致本病诸症出现。《景岳全书》曰："桂性热，善于助阳。"本病之用肉桂，可参考《本草新编》之说："然而膀胱之气，必得肉桂而易通。"现代药理研究亦证实肉桂能对抗前列腺素的缩血管作用。总的来说，本病只要症见小便不通、排尿无力，面色㿠白，腰冷畏寒，舌淡苔白，脉沉细，即可运用肉桂。因而肉桂常广泛用治本病各证型。周教授临证用肉桂治疗本病时，常喜与升麻同用。盖升麻之提升作用，有助于肾气之升提。本病之尿潴留、排尿困难，亦为老年肾气衰弱、气化不利所致。故"肉桂+升麻"可使肾气得升，小便易于通利。"肉桂+熟地黄"亦是周教授治疗本病所常用之药对。盖肉桂补火助阳，然其补益肾阴之力不足。而阴阳同根，所以最好在补肾阳之同时，佐以补肾阴药。而熟地黄滋阴助阳，当可补肉桂无补肾阴之力也。

心律失常损心阳，肉桂助阳脉复常

若症见心悸，气少乏力，怕冷胸闷，舌质淡，舌苔薄白，脉细缓，可治以补助心阳。常用处方：肉桂6g，党参12g，黄芪12g，当归10g，淫羊藿10g，干姜6g，川芎10g，麦冬12g，柏子仁10g，龙骨12g，牡蛎15g。若心律缓慢，时时欲仆，面色灰晦，气短不续，舌苔薄白，脉缓，可治以补益心肾之阳。常用处方：肉桂6g，菟丝子10g，巴戟天10g，熟地12g，肉苁蓉10g，当归10g，红花8g。

肾阳壮，则可以资心阳。故在用肉桂治疗本病时，可以用少量补肾阳之品。阳虚生内寒。故用肉桂治疗本病时，可以酌配一些散寒药。肉桂大热，容易伤阴。故在用肉桂治疗本病时，可以配用一些补养心阴之药。麦冬是周教授临证用肉桂治疗本病时，常喜配之药。《本草衍义补遗》曰：麦冬"复脉通心。"麦冬其本身亦有恢复心律失常之功效。现代药理研究证实，麦冬对心肌的保护和抗心律失常之作用，可能与其能明显增加心肌营养血流量有关。这一点，正是肉桂所不具备的。故肉桂得麦冬之助，可因增加心肌营养性血流量而使心律失常得以恢复正常。

对于因心肾虚衰、气阳不振、气郁痰阻导致的冠心病心律失常,周教授常以肉桂、党参、炙甘草、白芍、檀香、龙骨、牡蛎等组方治之。

肉桂补火又助阳,虚寒疾病效犹良

肉桂,为药食同源之品,具有补火助阳、散寒止痛、温通经脉之功。故临证常用肉桂治肾阳不足之肾炎、甲状腺功能低下。也常用肉桂治疗寒凝血瘀之冠心病心绞痛。然周教授认为临证用肉桂温补肾阳时,最好酌加补益肾阴药,如女贞子。盖阴阳互根,肾阴生,才能使肾阳长。肾阴是物质的,肾阳是功能的。只有肾阴这种物质基础充足,才能使肾阳之类功能得以运行。所以治疗肾阳不足之病,单用肉桂之效,不及"肉桂+五味子"或"肉桂+麦冬"之效好。

对于临证用肉桂治疗各病,周教授常有固定之药对。如其治疗心肾亏虚之性神经衰弱(症),常用"肉桂+黄芪"。盖肉桂补火助阳,然补气之力不足。而肉桂得黄芪之助,可增强补气之作用。又如其治疗肾阳亏虚之肾上腺皮质功能减退(症),常用"肉桂+附子"。盖肉桂可补益肾阳,然其药力不及附子。附子补肾阳之力较强。肉桂得附子之助,其补益肾阳之力倍增。

吴茱萸

吴茱萸治食管炎,口吐涎沫苔白腻

吴茱萸大辛大温,散肝寒气滞,周教授临床使用吴茱萸,常以"口吐涎沫(含痰饮)+苔白腻"(提示有脾胃虚寒)为诊断标准之一,如以吴茱萸治疗有"口吐涎沫(含痰饮)+舌苔白"症状的慢性胃炎、胃溃疡、妊娠呕吐、口腔炎、小儿多涎症、食管癌、胃癌、胰腺癌等。

烧心感是食管炎的最早症状,主要表现为剑突区有烧灼样不适,可能会向胸骨上切迹肩胛部发散,在进食1小时后躺卧时出现,口服抗酸剂后可迅速缓解。周教授用吴茱萸治疗食管炎,是因为"口吐涎沫+舌苔白"亦是食管炎常见症状之一。

周教授强调,食管炎为一种病程较长的疾病,用西药抗酸、消炎、抑制反流,常可取效,但常易复发。故临床可在用西药的同时予吴茱萸治疗。

处方举例:临床表现为胸脘隐隐作痛,常有口吐涎沫,胃中怕冷,精神不振,面色不华,舌淡苔白腻,脉沉缓无力,可治以温中健脾、和胃降逆。常用处方:吴茱萸6g,党参15g,白术12g,茯苓12g,陈皮6g,半夏6g,旋覆花(包煎)10g,郁金6g,干姜3g,木香3g,甘草6g。阳虚明显者,可加附子;胸闷痰多者,可加紫苏梗;呕涎明显者,可加竹茹。

吴茱萸治肠易激,脘腹冷痛舌苔白

"脘腹冷痛+舌苔白"(提示脾肾阳虚)和"少腹阴冷+舌苔白"两种症状组合,亦为周教授临床使用吴茱萸的诊断标准之一。如用吴茱萸治疗有"脘腹冷痛+舌苔白"症状的肠易激综合征、慢性结肠炎、过敏性结肠炎等,用吴茱萸治疗有"少腹阴冷+舌苔白"症状的疝气、睾丸炎、睾丸癌、子宫癌等。周教授还强调,无论何种癌症,凡有"少腹阴冷+舌苔白"的症状,说明这类癌症乃属于脾肾阳虚型,就可以考虑用大辛大温的吴茱萸治疗,且现代药理研究证明吴茱萸有一定的抑癌作用。

肠易激综合征是肠道功能紊乱的疾病。其发生与精神、神经、饮食、药物、遗传、体质等因素都可能有关。病位主要在肝脾,并可伴有严重神经官能症、焦虑症。吴茱萸温中健脾,并能解郁,故可用于治疗此病。抗生素治疗此病,患者常可因过度用抗生素而致肠道菌群失调,导致消化道症状加重,故一般情况可用吴茱萸治疗,不主张使用抗生素。

处方举例:①病症较轻者,周教授常嘱患者以吴茱萸加陈米熬(粥)汤,日常服用。②若临床表现为食后腹胀,常有无痛性腹泻,便内可夹不化之食物,面色无华,舌苔薄白,脉细弱,可治以温中健脾,兼以祛湿。常用处方:吴茱萸6g,党参12g,白术12g,茯苓12g,山药12g,扁豆10g,砂仁6g,桔梗10g,甘草6g。形寒明显者,可加附子、肉桂;肾阳虚者,可加干姜、乌药。

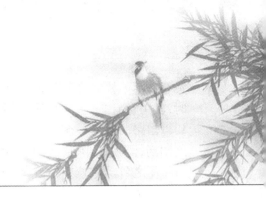

第五章　泻下药

一、攻下药

大　黄

大黄清热又除烦,情志疾病常用它

大黄具有泻下攻积、清热泻火、活血祛瘀的功效。周教授特别强调大黄有治疗有精神症状之疾病的功效,《伤寒论》中就有关于"其人如狂"、"烦躁"、"谵语"、"目中不了了"等症状的记载,此类症状若辨证属实证,大黄常常为首选药。大黄能泻火通腑降浊气,因而可以除烦。临床中,周教授常用大黄治疗有"热+烦"症状的病人,此处的"烦"字,提示大黄可用来治疗与情志有关的疾病,若辨证准确,效果立竿见影。

大黄用于"热+烦"症状的疾病,治疗范围非常广,不只局限于消化道的病症,例如:①周教授用大黄治疗有"热+烦"症状的高脂血症,可对患者之血清总胆固醇(CT)、三酰甘油(TG)、致动脉硬化指数(AI)起到一定影响;②对于有"热+烦"症状之上消化道出血,周教授认为上消化道出血患者,若有"烦"的症状出现,提示患者病情有所进展,此时若用大黄治之,可以使"热+烦"这症有所改善,同时患者病情也会有所改善;③对于高血压病患者,若属实热,又有"烦"症,如心烦急躁,周教授认为此时应抓主症治疗,针对烦热症状使用大黄,而不单纯使用降血压的中药,通常烦热除,则血压随之下降;④对于有"热+烦"症状的类风湿关节炎,周教授常以"大黄+生石膏"治疗,大黄清热烦,生石膏清气分热,两药相合,颇为恰当;⑤而有"身热+烦躁易怒"症之附件炎,以大黄为主治之,亦达到清热除烦的作用。

大黄善于排癌毒,带癌延年也是福

周教授用大黄治疗癌症,主要是从中医理论考虑的。《神农本草经》曰:"大黄,味苦寒,主下瘀血,血闭,寒热,破癥瘕积聚,留饮,宿食,荡涤肠胃,推陈致新,通利水谷,调中化食,安和五脏",治疗癌症时,主要是用其"推陈致新,通利水谷"的作用。癌块,常系痰瘀久滞而成,故要攻痰散瘀,而癌症的治疗,大

黄有着不可替代的作用,比一些化痰药、化瘀药更为关键。因为癌块在消散之时,其关键有二,一是必须"推陈出新",有新的物质代替癌块;二是必须给癌块以出路,"通利水谷"就是一个很好的治疗方法。《汤液本草》曰:大黄"阴中之阴药,泄漏,推陈致新,去陈垢而安五脏,谓如戡定祸乱以致太平无异,所以有将军之名。"在癌症的治疗过程中,大黄亦无愧于其将军之名。

但大黄毕竟作用猛烈,临床医家在用其治疗癌症时,应把握好治疗的时机、用法和用量,合理使用,小心谨慎,否则无益而反害之。

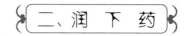

火 麻 仁

润肠通便火麻仁,不良反应要留神

火麻仁一药,历代均用作润肠通便药,然周教授认为火麻仁有许多作用并未得到广泛重视。《神农本草经》有言:火麻仁"补中益气";《名医别录》曰:火麻仁"主中风汗出,逐水利小便,破积血,复血脉,乳妇产后余痰";《唐本草》则曰:火麻仁"主五劳";《食疗本草》说:火麻仁"取汁煮粥,去五脏风,润肺,治关节不通、发落,通血脉"。上述文献记载之火麻仁的主治或作用,在临证中得不多。而现代药理研究也证实火麻仁有多种作用,包括泻下、降压、降血脂、抗血栓、抗心律失常、杀虫、抗肿瘤、抗炎、镇痛等。由于火麻仁药性平和、作用广泛,故火麻仁为周教授临证常用药之一。

火麻仁功能活血化瘀,周教授临证有时用火麻仁治疗外伤;火麻仁润燥养阴,周教授亦用火麻仁治脚癣;火麻仁润燥化浊,周教授用火麻仁治疗急性肾小球肾炎;火麻仁化浊利尿,周教授有时亦用火麻仁治疗急性肾功能衰竭。

周教授指出,虽然火麻仁药性平和,但因火麻仁油中还有大麻酚,有时亦可引起神经系症状,包括头晕、口干,或蹒跚步态、口唇发麻、抽搐。也可见面目俱红,瞳孔散大,心率增快,血压升高。若同时有精神症状,则可出现多语、心烦、易怒,大剂量使用还有致幻的毒副作用。对于这类不良反应之出现,则须及时停药,并予以对症处理。

养阴润燥火麻仁,阴虚胃炎疗效珍

慢性胃炎与燥关系较大。若体瘦则燥,过用苦燥、香燥之品,也可形成燥;偏嗜烟、酒,也会致燥;脾胃郁火,也可致燥。故治疗时要润燥。

若症见胃脘疼痛,剑突下压痛,口干舌燥,舌黄,脉滑,可治以润燥清热、涤痰开结。常用处方:火麻仁12g,全瓜蒌12g,半夏10g,黄连3g,枳实10g,黄芩10g,生甘草6g。若症见胃脘疼痛,饭后疼痛减轻,口苦唇燥,大便干结,舌苔薄黄,脉弦紧,可治以消食导滞、化浊开胃。常用处方:火麻仁10g,枳实10g,槟榔6g,白术12g,莱菔子10g,陈皮10g,大黄3g。

火麻仁为润燥通便之药,其药性平和。对于机体伤害较小。另外,火麻仁有养阴之功,故对于"温燥+阴伤"之慢性胃炎,有一定治疗作用。《灵枢·经脉别论》曰:"饮入于胃,游溢精气,上输于脾,脾气散精,上归于肺,通调水道,下输膀胱,水精四布,五经并行。"可见脾与胃功能的相互依存。火麻仁润燥通里,自对脾胃之运作有益。气机通调,则慢性胃炎也可得治。

慢性萎缩性胃炎往往是胃癌之癌前病变期。而要预防胃癌之发生,治疗慢性胃炎也是措施之一。若用半枝莲、半边莲这类力大之抗癌中药,恐会影响到机体的正气。药性平和而又有抗癌作用之火麻仁,对于预防慢性胃炎的胃癌转化就显得十分必要,常可作为临证用药之一。

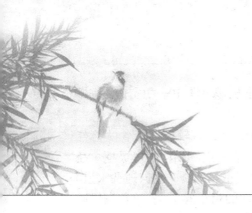

第六章　消食药

山　楂

痰湿蕴结脑瘤生，山楂健脾化痰湿

山楂具有消食化积、行气散瘀的功效，入脾、胃、肝三经。《本草纲目》言山楂可"化痰饮"；《神农本草经疏》认为山楂"其功长于化饮食，健脾胃，行结气，消瘀血"；《本草求真》记载："山楂……所谓健脾者，因其脾有食积，用此酸咸之味，以为消磨，俾食行而痰消。"汪昂曾说："治痰宜先补脾，脾复健运之常，而痰自化矣。"山楂有健脾之功，脾气散精之功健全，水精四布，五经并行，则无痰可生矣。故周教授临床使用山楂，利用其健脾化痰之功。因有"怪病皆属痰作祟"之说，故山楂也常被用于治疗疑难杂症。

脑瘤的病因常是因为思虑过度，忧思伤脾，以致脾之运化功能减弱，无法运化水湿肥甘，反聚为痰。痰聚于脑，结而成形，形成脑瘤。故采用健脾化痰的山楂，可助癌瘤化散。加之现代药理研究证实山楂能对抗部分癌瘤细胞，故可用山楂治疗脑瘤。

癫痫常因痰瘀生，化痰祛瘀山楂尝

癫痫的病因为大脑某些神经反复的异常放电，有原发性和继发性两种，其根治十分困难。可属中医"痫证"的范畴，主要病因为母亲在妊娠期中，受惊吓或其他损伤，伤及胎儿，或母分娩伤及婴儿。因而小儿出生后，脏气不平，内生痰浊，阻于脑府，影响神明，发为癫痫。可见痰浊为其主要病理因素，故治疗应以祛痰化瘀为主。

山楂可以祛痰化瘀，在入脾胃经的同时，又可入肝经可止风木治妄动。以山楂为主药治疗的癫痫病人，痰湿为主要病因，故发作前常有头晕、胸闷、乏力等先兆症状。

山楂为主药治疗癫痫的用药方式值得大家注意。首先，山楂属药食同源药，药力小，作用缓，且湿邪致病，往往病程较长，故可将其制成山楂糕、糖山楂、山楂饼、甘草炒山楂等，长期服用，缓消痰湿。其次，山楂力缓，可酌加远志、瓜蒌、半夏等祛痰之品。最后，癫痫病的治疗时间长，为方便服用，可以山楂为主药，配以胆南星、石菖蒲、天竺黄、半夏、甘草，制成丸剂或胶囊剂，长期应用。

周教授特别强调,由于癫痫患者中有很多小儿,有些医家会以中药方配成糖浆剂或合剂,使其味道可口,但有时大量水分可诱发癫痫,故周教授不主张予病人水剂,即使要予水剂,也应控制进水量。

处方举例:临床表现为发作时大叫一声,突然跌倒,神志不清,四肢抽搐,口吐白沫,二便失禁,舌苔白腻,脉弦滑。常用处方:山楂15g,胆南星10g,石菖蒲10g,天竺黄6g,山慈菇10g,煅礞石15g,白矾3g,全蝎3g,蜈蚣3g。

山楂化浊消假膜,协助白喉早康复

白喉为白喉杆菌引起的急性呼吸道传染病,好发于秋冬季节。与中医的"马痹风"、"白缠喉"、"缠喉风"、"锁喉风"等病证有一些关系。周教授认为,山楂有化痰消积之功,可用于治疗由于热毒炽盛,炼液成痰,假膜壅塞喉间,与痰浊互结,闭阻气道而引起的白喉。且这类白喉的白腐假膜如胬肉、如败絮,与黏膜相连,如果强行剥除会导致出血,此为疫毒熏蒸,瘀腐凝聚所致,而山楂有消胬肉消瘀之功,用在此处还可退这种白腐假膜。此外,现代药理研究还证明山楂对多种细菌都有对抗作用。

这类白喉的临床表现常为犬吠样咳嗽,喉间有痰鸣声,性情急躁,吸气性呼吸困难,三凹征,口唇青紫,舌红,苔黄,脉滑数。常用处方:山楂12g,麻黄6g,杏仁10g,石膏15g,葶苈子10g,土牛膝10g,生甘草6g。白喉以1~2岁儿童发病较多,可以山楂为主药组方,制成糖浆,使其味道可口、方便服用。

周教授特别指出,白喉的治疗,因疫毒与肺胃内热相合,疫毒快速化热,假膜迅速蔓延,热毒炼液成痰,痰随气逆,痰浊假膜阻塞气道,故及时化痰,防治白喉引起的窒息非常重要。山楂可化痰防止白喉窒息。若嫌山楂力小,则可配伍鲜竹沥、石菖蒲、胆南星等。

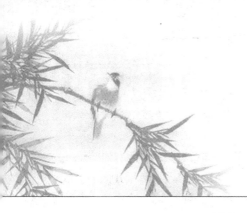

第七章 开窍药

石 菖 蒲

豁痰开窍石菖蒲,醒神益智功效殊

石菖蒲,味辛,性温,归胃经。功效:开窍宁神,化湿和胃。《神农本草经》曰:石菖蒲"味辛温,主风寒湿痹,咳逆上气,开心孔,补五脏,通九窍,明耳目,出声音,久服轻身,不忘不迷,或延年"。周教授认为,石菖蒲之功效,主要在于一个"通"字,对于痰蒙心窍者最为适宜。临证常用石菖蒲治疗神经精神类疾病,如属痰蒙脑窍之急性脑病、癫痫发作、脑震荡后遗症、精神分裂症等。考虑到精神疾病往往病机复杂,因此常以石菖蒲与它药组成药对,针对病机,功全力专,屡显奇效。如:常以"石菖蒲+大黄"治疗痰蒙脑窍之躁狂症,以"石菖蒲+益智仁"治疗湿浊阻脑之老年性痴呆,以"石菖蒲+天竺黄"治疗痰蒙脑窍之中风,以"石菖蒲+远志"治疗痰蒙"心"窍之神经衰弱。此外石菖蒲煎汤代茶,治疗痰郁心窍之眩晕症,亦有不错的疗效。同时周教授指出,石菖蒲有一定毒性,常用剂量为6~10g。对于某些神经精神疾病,周教授用石菖蒲用量略大,但最多不超过15g。凡阴虚阳亢、吐血、精滑者,更应慎用。

神经衰弱用菖蒲,随证配伍诸症除

神经衰弱是人的大脑兴奋和抑制功能失调而形成的神经精神障碍性疾病。常因情志郁滞,化火灼津为痰,痰火扰心而成。《重庆堂随笔》曰:"石菖蒲,舒心气、畅心神、怡心情、盖心志,妙药也……清解药用之,赖以祛痰秽之浊而卫宫城;滋养药用之,借以宣心思之结而通神明"。因此周教授临证常结合辨证论治,以石菖蒲开窍宁神,配合清热安神中药治疗有痰闭神窍病机的神经衰弱。周教授常用处方:①症见心烦失眠,头昏目眩,痰多胸闷,情志不快,时作嗳气,心悸易惊,舌苔黄腻,脉滑数者,治以化痰开窍、清热安神。常用处方:石菖蒲10g,半夏10g,陈皮6g,茯神12g,竹茹10g,枳实10g,黄连6g,白术12g,远志10g,神曲10g,甘草6g。②症见心悸怔忡,心烦易惊,失眠多梦,神疲乏力,舌苔黄,脉细弱者,治以开窍安神、益气定志。常用处方:石菖蒲10g,党参12g,茯神12g,白术12g,五味子10g,酸枣仁15g,当归10g,川芎10g,牡蛎(先煎)15g,甘草6g。

开窍化痰石菖蒲,启膈能使噎嗝舒

食管癌是消化道常见恶性肿瘤之一。主要表现为进行性吞咽困难、咳痰呃逆、胸闷不舒、身体消瘦等。属中医"噎嗝"、"哕"等范畴,主要病机为痰浊血瘀阻滞食道、胸膈。周教授指出,食管癌之病变,仍属痰凝血瘀,窍道不通。石菖蒲主入胃经,功专化痰开窍。因此临证应用石菖蒲和胃化湿、开窍启膈,打通阻塞之食管,亦不失为正治之法。现代药理研究表明,石菖蒲有显著抗癌作用,这也为临床应用石菖蒲治疗食管癌提供了理论依据。周教授常用处方:①食管癌症见咽食困难,咳痰呃逆,胸闷不舒,心烦易怒,舌苔薄白,脉弦者,治以行气开郁、启膈抑癌。常用处方:石菖蒲10g,全瓜蒌12g,丹参10g,半枝莲15g,急性子10g,王不留行15g,半夏10g,郁金10g,砂仁10g,柿蒂6g。②食管癌症见吞食困难,胸骨后疼痛,固定不移,大便干结,口干舌燥,形体消瘦,舌紫、苔黄,脉细涩者,治以理气活血、开窍启膈。常用处方:石菖蒲10g,山慈菇12g,石打穿15g,半枝莲12g,三七10g,急性子10g,水红花子10g,王不留行15g,石斛10g。③食管癌症见进行性吞咽困难,胸闷痰多,肢体困顿,心悸易烦,舌苔白腻,脉细滑者,治以开窍启膈、化痰软坚。常用处方:石菖蒲10g,全瓜蒌12g,浙贝母10g,半夏10g,陈皮10g,大黄3g,黄连10g,胆南星10g。

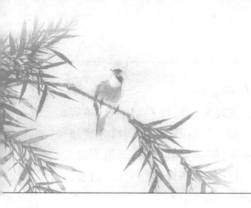

第八章 安神药

一、重镇安神药

磁 石

磁石善治心肾病，合理配伍效更灵

磁石具有镇惊安神、平肝潜阳、聪耳明目、纳气平喘的功效。周教授主要用磁石治疗有关"心"、"肾"的疾病。

常用药对举例："心"系疾病——"磁石+沙参"治疗高血压心脏病，"磁石+石决明"治疗阵发性室上性心动过速，"磁石+牡丹皮"治疗室上性心动过速，"磁石+麦冬"治疗窦性心动过速，"磁石+甘草"治疗心房颤动，"磁石+酸枣仁"治疗各种失眠，"磁石+石菖蒲"治疗癫痫等。"肾"系疾病——"磁石+石菖蒲"治疗幻听，"磁石+鹿茸"治疗精血虚损型幻听，"磁石+石决明"治疗耳鸣耳聋，"磁石+五味子"治疗肾气外浮型的心脏神经官能症，"磁石+菊花"治疗浆液性软骨膜炎等。

虚火上浮血压高，磁石潜阳降压好

高血压病是常见的慢性病，周教授认为磁石主要是通过调和全身阴阳平衡而起到"降血压"的作用。高血压患者，常有"虚火上浮"的表现，磁石可"潜阳"，治疗"虚火上浮"的症状。另外磁石还有"去痰"的作用，可用于治疗有"痰湿"之象，或血脂偏高的高血压病。周教授强调，使用磁石降血压，当患者舒张压在85mmHg左右时，应停用磁石，以防血压偏低。降压中成药脑立清中也有磁石、代赭石。

周教授一般使用磁石为15~30g，特别强调，磁石是矿物类药物，易伤脾胃，故可配伍健脾之药一同服用，常入丸散剂，或可入煎剂，不可久服。若服用磁石后出现头痛、头晕、恶心、呕吐、腹痛、腹泻等症状，应立即停用磁石，并予以适当处理。

处方举例：①高血压患者，若主要临床表现为头痛耳鸣，目糊心烦，心悸舌红，舌苔薄黄，脉细数，可治以滋阴潜阳。常用处方：磁石15g(先煎)，生地黄

12g,茯神12g,白菊花10g,牡蛎(先煎)15g,石决明(先煎)15g,川牛膝10g。头晕明显者可加墨旱莲,脚软者可加杜仲、淫羊藿,目糊明显者可加青葙子(青光眼患者慎用),胸闷者可加红花、延胡索。②高血压患者,若主要临床表现为头重而晕,耳鸣心烦,心悸不寐,胸闷纳差,舌苔薄黄,脉弦滑,可治以清热平肝化痰。常用处方:磁石15g(先煎)黄连6g,黄芩10g,半夏10g,茯苓12g,陈皮6g,枳实10g,全瓜蒌15g,车前草15g。患者的血脂较高可用青礞石,心悸明显者可用远志、牡蛎,痰多者可用天竺黄,火旺者酌加生大黄。

心动过速用磁石,再加琥珀增效力

阵发性室上性心动过速是指起源于心房或房室交界区的心动过速,大多数是由于折返激动所致,少数由自律性增加和触发活动引起。心电图连续3次以上室上性过早搏动称为阵发性室上性心动过速,包括房性和交界区性心动过速,有时两者心电图上难以鉴别,则统称为阵发性室上性心动过速。常表现为突然发作,心率增快至每分钟150~250次,可能持续数秒、数小时或数日,心悸可能是唯一的症状,但如有心脏病基础或心率超过每分钟200次,可能表现无力、头晕、心绞痛、呼吸困难或昏厥,室性阵发性心动过速可出现呼吸困难、心绞痛、低血压、少尿和昏厥。

对于惊恐诱发的阵发性室上性心动过速,周教授常用"磁石+琥珀"治疗。周教授认为,磁石对于较长期的惊恐引起的本病较好,琥珀则对于突发性惊恐引起本病较宜。故"磁石+琥珀"对于急性或长期惊恐引起的阵发性室上性心动过速都可使用。曾有医家用朱砂治疗本病,但朱砂有毒,不如"磁石+琥珀"安全。

处方举例:①若症见心悸气急,胸闷心痛,头晕耳鸣,口唇发紫,舌质暗,舌苔薄黄,脉涩,可治以重镇安神、活血化瘀。常用处方:磁石24g,琥珀粉4g(分吞),桃仁10g,红花10g,川芎10g,丹参15g,郁金12g,玉竹10g,瓜蒌皮12g,炙甘草6g。②若症见心悸心烦,头晕耳鸣,少寐,腰酸酸,舌质红、苔薄黄,脉细数,可治以滋阴降火、潜阳宁心。常用处方:磁石15g,太子参12g,麦冬12g,五味子6g,玄参12g,生地黄15g,丹参10g,远志10g,酸枣仁15g,茯神12g,炙甘草6g。

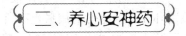

二、养心安神药

酸 枣 仁

阴阳失衡易失眠,生熟枣仁助人眠

酸枣仁具有养心益肝、安神、敛汗、生津的功效。《神农本草经》有酸枣仁"久服安五脏、轻身延年"之说。《名医别录》言:酸枣仁"主烦心不得眠,脐上

下痛,血转久泄,虚汗烦渴,补中,益肝气,坚筋骨,助阴气,令人肥健。"《本草拾遗》有云:"睡多生使,不得睡炒熟。"

药理研究方面需要强调的是,酸枣仁有明显的镇静催眠作用,与戊巴比妥钠有明显协同作用,并有镇痛、抗惊厥作用。并能使心率减慢,收缩力增强,还能抑制血小板聚集、降血压、降血脂、抗动脉粥样硬化,以及提高免疫力。

周教授指出,酸枣仁是一味可以调节人体阴阳平衡的中药,其"调和阴阳"的作用是通过"养心益肝"的作用发挥的。前人有酸枣仁"熟用治不眠,生用治好眠"之说,所谓"不眠"与"好眠",乃机体阴阳平衡失调,导致睡眠失常。故使用酸枣仁,可以起到调和人体阴阳的作用,使患者"昼精"而"夜瞑",从而更好地治疗失眠症。中医有"逢子必炒"之说,一般药店有炒枣仁,捣碎后入煎剂,能增加有效成分的溶出率,效果更好。生、熟枣仁的化学成分没太大的改变,其功效没有特别大的差异,对于古人的经验,不可不信,也不能全信。

酸枣仁中含有三萜类物质,用量过大可引起口唇麻木、咽喉堵塞感、舌僵、四肢麻木等症,故不宜大量使用。周教授临床使用酸枣仁一般为10~15g,研末可用3~5g,分2次吞服。此外,也有少量酸枣仁引发过敏反应的记载,可出现大片荨麻疹,全身皮肤瘙痒,或伴有恶寒发热、关节疼痛。

神经衰弱用枣仁,心烦失眠得安宁

神经衰弱是一种以脑和躯体功能衰弱为主的神经症,以易于兴奋又易于疲劳为特征,常伴有紧张、烦恼、易激惹等情绪症状及肌肉紧张性疼痛、睡眠障碍等生理功能紊乱症状。由此可知,失眠、心悸、记忆力减退、注意力不集中、头昏痛、易烦躁、食欲不振为神经衰弱的重要临床表现。可属中医"失眠"、"郁病"、"心悸"、"虚劳"等疾病的范畴,与心、肝、肾三脏密切相关。

酸枣仁具有养心益肝安神的作用,药理学研究的"镇静催眠、减慢心率"等作用,也可成为其治疗神经衰弱病的佐证。

处方举例:①因热病后或思虑过度,阴液受损,临床表现为心烦不寐,头晕头痛,耳鸣健忘,五心烦热,咽干少津,舌红、苔微黄,脉细数,可治以滋阴降火、养心安神。常用处方:酸枣仁15g,远志10g,黄连6g,黄芩10g,阿胶10g,白芍12g,茯神12g。周教授特别指出,本证型的用药,需根据患者"阴虚"与"阳亢"的症状的侧重而有所差别。同时,酸枣仁的用量也有所不同——"阴虚"明显者,酸枣仁用量可大;"阳亢"明显者,酸枣仁用量宜小;若"阴虚"与"阳亢"无甚偏颇,则可取中等剂量之酸枣仁。阴虚明显者,可配伍生地;"阳亢"明显者,可配伍黄连;"阴虚"与"阳亢"无甚偏颇者,一般可配伍玄参。本证型多数病程较长,治疗周期也长,故可将此方作为丸药,徐徐图之。②因精气俱伤,肾水亏耗,心失所养,临床表现为心烦不寐,神情恍惚,健忘,腰酸酸,男子遗精,女子梦交,面黄肌瘦,舌红、苔微黄,脉虚数,可治以补肾固精、养心安神。常用处方:

生、熟酸枣仁各15g,生、熟地黄各12g,黄柏10g,知母10g,柏子仁10g,阿胶10g,山茱萸10g,枸杞子12g,肉桂6g。本方中,生、熟酸枣仁与生、熟地黄共用,起调和阴阳补肾固精、养心安神的作用。虚热明显者,加地骨皮;有骨蒸潮热者,可用龟甲胶;肾精亏耗明显者,可用桑螵蛸;盗汗者,可用白术、浮小麦;心悸者,可用龙齿;遗精多者,可用金樱子。③平素心气虚,突受惊吓,可引起心虚易惊,坐立不安,多疑善恐,失眠梦多,常有自汗,舌苔黄,脉弦细,应治以养心安神、益气填精。常用处方:生、熟酸枣仁各15g,党参15g,茯苓12g,龙齿15g,半夏10g,竹茹10g,枳实10g,石菖蒲12g,炙甘草6g。还可配伍甘麦大枣汤以助酸枣仁宁心安神。本证型以生、熟酸枣仁调和阴阳。对于失眠较严重的患者,可在睡前1小时予生、熟酸枣仁所煎之汤单服,但水量不宜过多,否则小便增多,反而会影响睡眠。

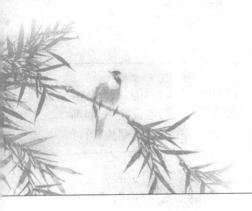

第九章 止血药

一、化瘀止血药

三 七

凡见瘀证用三七,瘀点瘀斑随之失

三七具有化瘀止血、活血定痛的功效。《本草纲目》言三七:"大抵此药气温,味甘微苦,乃阳明、厥阴血分之药,故能治一切血病。"《本草求真》中记载:"三七……世人仅知功能止血住痛,殊不知痛因血瘀则痛作,血因敷散则血止。三七气味苦温,能于血分化其血瘀。"《医学衷中参西录》称三七"善化瘀血,又善止血"。

三七具有化瘀止血作用,三七水浸液能缩短家兔凝血时间,并使血小板数增加,因而可以止血。还有研究表明,三七能抑制肿瘤细胞的生长,并能使癌细胞再分化,诱导其反转成非癌细胞,有使细胞正常化作用。此外,三七能明显增加冠状动脉血流量,减少心肌耗氧量,故可用于治疗冠心病心绞痛。

周教授认为,临床使用三七时,主抓"瘀"证的有无,即有瘀,主用三七;无瘀,则不用三七,或不主用三七。那么如何确定有无瘀证? 可从舌诊入手,若舌紫或青紫,或有瘀点,或舌背脉络瘀阻青紫,则提示有"瘀"证,可主用三七。周教授临床使用三七治疗的疾病广泛,如心律失常、脑卒中、肝硬化、肝癌、肺癌、胃癌、老年性痴呆、雷诺现象等。以有无"瘀"证作为是否使用三七的宏观标准,既扩大了三七的使用范围,也使其使用更加易学易用。

三七化瘀治胃癌,癌块缩小瘀毒排

胃癌是源自胃黏膜上皮细胞的恶性肿瘤。胃癌起病隐匿,发现时往往已是中晚期,所以具有治疗效果不理想、易转移、易复发、致死率高的特点。从中医的角度讲,气滞血瘀是胃癌发病的主要病因,气血郁结,毒瘀内阻,渐渐积聚形成癌块。三七有化瘀止血、活血定痛、补虚的功效,并且现代药理学研究表明三七有抑制癌细胞的生长、提高免疫力的作用,故可以三七为主药治疗胃癌。

若胃癌患者正在接受化疗,可适当配伍三七服用,能显著减轻化疗后骨髓抑制及白细胞减少等副作用。处方举例:临床表现为上腹痛剧烈,腹中有肿块,肌肤甲错,舌质紫黯,舌下脉络发紫,脉弦涩的患者。可用处方:三七粉6g(分2次冲服),土鳖虫6g,五灵脂(包煎)10g,桃仁10g,红花10g,蜂房10g,石见穿15g,延胡索12g,生地黄12g。疼痛剧烈者,可加佛手、木香;伴随嗳气呕吐者,可加旋覆花、代赭石;口干者,加北沙参、麦冬;腹块较大,加夏枯草、生牡蛎。周教授强调,用三七治疗胃癌,作用的重点不在抗肿瘤,或是缩小癌块,而是在于提高生存质量,延缓癌肿发展进程。使患者的临床症状改善,生存质量提高,达到带瘤生存的目的。

脑出血病用三七,血止瘀化新血生

脑卒中类似中医的中风病。西医从病理上将其分为缺血性脑卒中和出血性脑卒中,而三七可用于出血性脑卒中的治疗,这主要是利用其止血的作用。加之,三七具有止血不留瘀、活血不出血的特点,故用于中风病的治疗,优于一般止血药,在止血的同时活血化瘀,能有效减轻后遗症的发生。此处还应注意,三七的使用以有无"瘀"证为准。

周教授特别指出,发生脑出血时,用三七止血复苏非常关键,关乎病人生死,故应灵活对待三七的服药方式,适当运用西医的手段,如化水冲服,研粉吞服,煎汤鼻饲皆可。处方举例:临床表现为头痛突发、伴恶心呕吐、眩晕,一侧肢体活动受限,意识蒙眬,渐至昏迷。并有颈部僵硬,口舌㖞斜,呼吸深重,舌有瘀点,舌下青筋怒张,舌质红,舌苔黄腻,脉弦数。此时可予:三七粉6g(冲服),生大黄10g,黄芩10g,玄明粉10g,全瓜蒌15g,石决明15g,赤芍10g,钩藤10g,炙甘草6g。若昏迷者可予三七粉3g鼻饲,每日3次。也可考虑用安宫牛黄丸化开鼻饲给药。

茜 草

茜草治疗胃溃疡,祛瘀止血功效强

若症见胃痛无规律,刺痛为主,脘腹胀痛,可有吞酸,有"烧心"感,症状轻重与情绪变化有关,舌苔薄白,脉弦,可治以疏肝理气、化瘀止痛。常用处方:柴胡10g,茜草12g,郁金10g,赤芍10g,川芎10g,瓦楞子(先煎)15g,延胡索10g,香附10g,甘草6g。茜草在本方中起化瘀止痛作用。方中与茜草同起化瘀止痛作用的有川芎、赤芍,方内尚有柴胡、郁金、香附疏肝理气,瓦楞子制酸,甘草和胃。周教授指出,本证型以气郁为主,故临证当以疏肝理气为主。但是气郁日久,可夹瘀入络,所以本证型之治,仅有疏肝理气尚不足以应对,而要化瘀止痛。若血瘀严重,可予延胡索、丹参。另外,若有火象,可予川连、黄芩;呕恶明显,可予半夏、代赭石。由于本方理气药与化瘀药较多,故要加白芍之类养阴药,可防阴伤过度。若症见胃有刺痛、痛位固定,舌有瘀斑,舌苔白,脉弦,可治以活血、化瘀、止痛。常用处方:茜草12g,桃仁10g,红花10g,丹参10g,赤芍10g,当归10g,瓦楞子15g,香附10g,延胡索10g。茜草在本方中起活血、化瘀、止痛作用。本方中,与茜草同起活血、化瘀、止痛作用的有桃仁、红花、丹参、赤芍、当归,方内另有延胡索、香附理气,瓦楞子制酸。周教授临证诊断本证型,常特别注意以下各个方面:①情志抑郁;②嗜饮;③病程较长;④反复出血与胃痛;⑤舌底、舌背青筋显露;⑥痛为主,较少或没有胃胀。当然,胃刺痛、部位固定,是诊断本病以血瘀为主的主要注意方面,故未列入上述须引起注意的其他几个方面中。而上述6个方面,是一般"胃刺痛、部位固定"特征外的次要特征,周教授特别提出以引起注意。有胀痛,可加三棱、莪术;有湿,可予苍术、厚朴。周教授指出,治疗血瘀性本病,应选不伤气之活血化瘀止血药,茜草就是其中常选的中药。与茜草同属较"温和"的活血化瘀药,周教授常喜选花蕊石。

紫癜出血用茜草,合理配伍效果好

若症见出血较重,皮下紫癜,鼻衄龈血,潮热盗汗,五心烦热,舌红少苔,脉细数,可治以养阴清热、凉血止血。常用处方:茜草12g,水牛角15g,生地15g,丹皮10g,赤芍10g,知母10g,黄柏10g,三七粉(分吞)3g,白茅根10g。茜草在本方中起止血作用,方中三七粉、白茅根亦起止血作用,方内另有水牛角与黄柏清热,生地、丹皮、赤芍凉血,知母养阴降火。若瘀象明显,可予紫草;有内出血者,可予云南白药;阴虚明显,可予地骨皮。若症见皮肤瘀斑较多,鼻衄龈血,胸闷尿血,口苦舌干,舌苔薄黄,脉弦数,可治以疏肝、清热、止血。常用处方:茜草12g,柴胡12g,黄芩10g,半夏10g,青蒿12g,丹皮10g,马鞭草15g。茜草在本方内起止血作用,方中起止血作用者尚有马鞭草,方内还有柴胡疏肝理气,半夏降气,青蒿、丹皮凉血止血。若尿血明显,可用石韦;皮肤紫斑明显,可用仙鹤草。若症见皮下紫癜,鼻衄龈血,妇人月经过多,神疲乏力,面色苍白,脉细弱,可治以益气、健脾、止血。常用处方:党参12g,茜草12g,黄芪12g,白术12g,茯苓15g,当归10g,仙鹤草15g,山萸肉10g,三七粉3g。茜草在本方中起止血作用,方内起止血作用者尚有仙鹤草、三七粉,方中党参、黄芪、白术、茯苓健脾益气,山萸肉补益肾,当归补血。若脾虚明显,可用山药、莲子肉;阳虚明显,可用附子、炮姜。

对于本病之不同部位出血,周教授常用不同药物治之。周教授用茜草治疗本病之出血,主要是呕血与便血。呕血,病在肝,周教授常以"茜草+理气疏肝药"治之;便血,可为肺经移热于大肠,亦可为肝经血热扰肠所致。周教授治疗本病见便血者,常以"茜草+大黄炭"治之。等出血停止后,周教授常减小茜草量,以祛瘀为主。同时常以养血药配之,以作巩固。总之,周教授根据不同出血部位,用茜草配不同中药,是其治疗本病的特色之一。

蒲 黄

蒲黄活血又止血，合理配伍效突出

蒲黄有收涩止血、行血祛瘀的功能，也是一味既可以活血，又能止血的中药。《神农本草经》曰："蒲黄……久服，轻身益气力，延年神仙"，并将其列为"上品"药；《本草纲目》言："蒲黄……久服轻身益气力，延年神仙"。《本草汇言》曰："蒲黄……至于治血之方，血之上者可清，血之下者可利，血之滞者可行，血之行者可止。"《本草正义》言："蒲黄，专入血分，以清香之气，并行气分，故能导瘀结……"

因其可"轻身"，故周教授将其用于一些与脂肪代谢有关的疾病，如单纯性肥胖症、高脂血症等，周教授认为其"轻身"作用主要与其化浊降脂作用有关。又因其可"轻身益气力，延年神仙"，周教授会结合临床将其用于高血压、高脂血症等疾病。

就其"活血化瘀"的功能，周教授将其用于治疗瘀血阻滞的冠心病心绞痛、高脂血症、关节炎、眼球前房积血等疾病。就其"止血"的功能，周教授认为生蒲黄的止血作用强于蒲黄炭，除阴虚内热而无瘀滞者外，多数出血证都可应用。

配伍举例："蒲黄+炒山楂"治疗高血压病；"蒲黄+荷叶"治疗肥胖病；"蒲黄+丹参"治疗高脂血症；"蒲黄+小蓟"治疗血尿；"蒲黄+冬葵子"治疗血热妄行之尿血；"蒲黄+郁金"治疗肝经郁热之尿血；"蒲黄+茜草"治疗皮肤出血；"蒲黄+艾叶"治疗月经量多；"生蒲黄+薏苡仁"治疗子宫肌瘤出血；"生蒲黄+益母草"治疗阴道不规则出血；"生蒲黄+枸杞子"治疗眼底出血；"蒲黄+当归"治疗虚性出血；"蒲黄+青黛"治疗肺结核。

蒲黄减肥不伤正，瘀浊消尽一身轻

单纯肥胖病是指人进食热量多于消耗量、以致体内脂肪积聚过多而造成体重超重的疾病。《灵枢·逆顺肥瘦》曰："肥人……其为人也，贪于取与"，"肥人"是因摄入过多肥厚之物而致。周教授认为治疗肥胖病，可以从活血化瘀的角度考虑，一些有"化瘀"作用的中药能起到分解脂肪的作用。

蒲黄可"轻身"，故将其用于治疗肥胖病，其"轻身"作用主要与其化瘀作用有关。使用蒲黄减肥，具有副作用小的优点，除少数初服蒲黄者可能有头晕、腹泻的反应，但继续服用后，这些副作用反而会消失。蒲黄为一种花粉，有其过敏的报道，临床也有见到，临证时亦需重视。

处方举例：①若患者体态肥胖，腰酸背痛，形寒肢肿，皮肤有瘀点，神疲乏力，性欲减退，舌苔薄白，脉沉细，可治以补益脾肾、化湿祛瘀。常用处方：蒲黄（包煎）10g，熟地黄12g，山药10g，山茱萸10g，茯苓12g，泽泻10g，牡丹皮10g，党参12g,白术12g,薏苡仁15g,山楂15g,桂枝6g。阳虚明显者,可用附子;夜尿较频者,可用巴戟天、桑螵蛸;肾阴不足者,可用枸杞子、女贞子。②若形体肥胖,但较结实,面红易烦,唇赤舌紫,口鼻咽干,大便秘结,舌苔黄腻,脉弦滑,可治以清肝泄热、祛瘀减肥。常用处方:蒲黄10g,柴胡10g,郁金10g,龙胆草6g,黄芩10g,山栀10g,牡丹皮10g,知母10g,荷叶15g,莱菔子10g。若痰湿明显,可用夏枯草;胃热明显,可用生石膏;头痛头眩,可用白芷、菊花;食纳欠馨,可用山楂、麦芽。③若症见体态丰满肥胖,面色黯红,唇色微紫,胸闷气短,皮有瘀点,舌质紫暗,舌苔薄黄,脉沉细,可治以化瘀通络、降脂减肥。常用处方:蒲黄12g,桃仁10g,红花10g,当归10g,赤芍10g,柴胡10g,枳实10g,牛膝10g,山楂12g,荷叶15g。蒲黄在本方中起化瘀减肥作用。若血瘀较甚,可用苏木、三棱;气滞明显,可用郁金、枳壳;痰多者,可用陈胆星、青礞石;热重者,可用栀子、黄芩。

二、收敛止血药

白　及

"收"、"散"相反又相成,合理配伍效更灵

对于白及的临床使用,周教授特别推崇《本草求真》中"此药涩中有散,补中有破,故书又载去腐、逐瘀、生新"这句话。首先,白及是一味"涩中有散,补中有破"的中药,仅一味药,可收可散,既能收敛止血,又能活血散瘀。故用白及治疗肺结核、肺癌、胃癌等疾病时,长期使用,不会遗留血滞血瘀的祸患。其次,是其"生新"的功效,在治疗消化性溃疡时,可祛瘀生肌、促进组织修复,加快病情的改善。现代研究表明白及对胃黏膜损伤有明显保护作用,其机制可能是通过刺激胃黏膜修复而实现的,这亦能成为白及"新生"作用的佐证。

白及的主要功能为收敛止血与消肿生肌。这两者本身就是一对矛盾,一为"收"、一为"散",而白及统一了这对矛盾,在临床治疗中,白及既发挥其"收"的特性,又发挥其"散"的特性。那么在临床中怎样配伍用量,可使白及这种矛盾的药性得到恰当的发挥,是值得我们仔细思考和研究的。

周教授认为,白及是一味黏性极强的中药,故单独使用可能对其药效的发挥不利,临床可与它药配伍,以利于白及黏性之吸收,使白及更好地发挥作用。常用配伍举例:用"白及+三七粉"治疗支气管扩张咯血;用"白及+蒲公英",治疗食管炎;用"白及+仙鹤草"治疗胃溃疡出血;用"白及+乌贼骨"治疗十二指肠溃疡出血;用"白及+黄连"治疗溃疡性结肠炎;用"白及+地榆"治疗上消化道出血;用"白及+山药"治疗萎缩性胃炎;用"白及+炙甘草"治疗慢

性胃炎。

白及与它药配伍使用时用量也十分讲究,如治疗肺结核空洞(出血),用"白及+三七",两药之比一般为5∶1;治疗消化道溃疡,周教授用"白及+浙贝母",白及与浙贝母比例为5∶2;消化道出血,用白及与三七粉比例为3∶1。至于大家在临床中如何掌握配伍用量,周教授讲,应用心研究《伤寒论》《金匮要略》等书中的药物配比,并在临床中多加思考与实践。

支扩咯血用白及,止血化瘀促新生

支气管扩张病机复杂,常常为气、火、痰、瘀、虚相兼为患,夹杂致病。在止血的同时,白及还能活血化瘀,改善肺部循环。而且支气管扩张的发生,与患者免疫力低或许有一定关系,白及恰有补虚的功效,可增强患者体质。此外,白及还有抑菌的作用,可用于治疗支气管扩张的急性感染。

处方举例:①若症见咳嗽有痰,痰黄且黏,咯血鲜红,身热胸闷,大便干结,舌苔黄腻,脉弦滑,可治以清热泻肺、止血。常用处方:金银花12g,连翘10g,白及12g,黄芩10g,栀子10g,牡丹皮10g,花蕊石10g,重楼12g,金荞麦15g,桑白皮10g。白及在本方中起止血、行血作用,方中与白及同起止血、行血用的还有花蕊石。若痰培养有铜绿假单胞菌,可用鱼腥草;咯痰不爽,可用杏仁、葶苈子;咯血量多,可用仙鹤草;脾胃虚寒,可用白术;大便干结明显,可用大黄。类似此种表现,若以大便干结为主,周教授常用"白及+大黄"为主治之;若以痰热咯血为主,周教授常以"白及+青黛"为主治之;若以脓血痰为主,周教授常以"白及+鱼腥草"为主治之。②若症见咳嗽连连,咯血鲜红,心烦口干,面赤胸闷,舌苔薄黄,脉弦数,可治以清肝泻肺、止血。常用处方:白及12g,旋覆花10g,代赭石12g,黄芩10g,山栀10g,藕节10g,夏枯草10g,花蕊石10g,甘草6g。方中与白及同起止血作用的还有花蕊石、藕节。本证型的发作,常与情志因素有关,故若肝郁明显,可加郁金、川楝子(肝功能不全者慎用);大便干结明显,可加大黄;失眠者,可加夜交藤;口干明显,可用麦冬、生地黄。③若症见体质虚弱,久咳不已,痰中有血,神疲乏力,头晕心悸,舌苔白,脉细弱,可治以益气养血、止血。常用处方:党参12g,白及12g,黄芩10g,麦冬12g,川贝母10g,牡蛎15g,阿胶12g,墨旱莲草12g,生地黄10g。本证型以益气养血药为主,以止血药为辅,但白及有化瘀和补虚的功用,用在此处不只是止血。

仙 鹤 草

收敛止血仙鹤草,用药习惯有一套

仙鹤草有收敛止血,止痢截疟,补虚的功效。其含有一定量的鞣质,因而可以止血。值得注意的是,近年来,有些国家经过筛选,确认仙鹤草有确切的抗癌作用,将其列为十大抗癌中药之一。

仙鹤草是治疗出血的常用药,周教授临床使用仙鹤草治疗出血症,根据不同的出血部位,有不同的用药配伍习惯,现介绍如下:①鼻出血:仙鹤草15g,生地黄15g,藕节12g;②咯血:仙鹤草15g,百合15g,白茅根12g;③呕血:仙鹤草15g,乌贼骨10g,白及10g;④胃出血:仙鹤草15g,白及10g,乌贼骨12g;⑤血尿:仙鹤草15g,小蓟12g,白茅根10g;⑥子宫出血:仙鹤草15g,益母草10g,当归炭10g;⑦皮肤黏膜出血:仙鹤草15g,山茱萸12g,大枣10枚。

仙鹤草性平,寒热虚实的出血症都可使用。而根据证型的不同,其配伍也有各自的特点:①实热性出血:仙鹤草15g,黄芩炭10g,栀子炭6g;②虚寒性出血:仙鹤草10g,黄芪12g,炮附子6g;③虚热性出血:仙鹤草15g,生地黄15g,麦冬12g。

仙鹤草治多种癌,不良反应要记牢

仙鹤草为十大抗癌中药之一,有养血止血作用,还能扶正补虚,故用于治疗恶性肿瘤非常合适。周教授使用仙鹤草,一般以治疗肺癌为主,治疗白血病为次,其次还可以用于治疗肝癌、胃癌、食管癌等。周教授用仙鹤草抗癌一般用量较大,为30~60g,鲜品可增至100~200g,常配败酱草30~60g,白花蛇舌草60g。

治疗白血病时,一般可配用墓回头15g,紫草10g。若感染症状明显,可配栀子10g,白花蛇舌草30g;若贫血明显,可配熟地黄15g,丹参15g;若出血明显,一般可不专用止血药,而配用龙葵30g,半枝莲30g,要重视不良反应,一旦出现要立即停药。

治疗肺癌时,还常配伍黄芪15~30g。因肺癌患者多体虚,故仙鹤草用量不宜太大,最好不要超过90g。

仙鹤草若按国家药典用量为6~12g,未见不良反应。因为抗癌要用大剂量,而且疗程较长,可能会产生一些不良反应,如血压下降、心悸、面红等不适,这可能与仙鹤草舒张外周血管的作用有关,临床要注意观察,必要时应停药。

此外,因仙鹤草标本兼治的止咳作用,还可将其作为截断中药,直接止咳,治疗慢性咳嗽。而对于由于患者体质亏虚,导致心、肺、脾、肾虚损,它们之间相互影响,产生多种多样的症状,如失眠、健忘、眩晕、面色无华、倦怠乏力、食欲缺乏等这类的神经衰弱症,也可以用仙鹤草补虚调理。

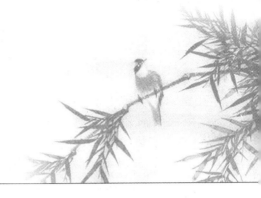

第十章　收涩药

一、敛肺涩肠药

五 味 子

五味子治慢乙肝，扶正祛邪肝酶安

五味子具有收敛固涩，益气生津，补肾宁心的功效。五味子素能促进肝糖原生成，可降低血清转氨酶，对肝细胞有保护作用。五味子对神经有保护作用，并有镇静催眠作用，其挥发油能对抗戊巴比妥的催眠作用。五味子对呼吸系统有兴奋作用，也能镇咳祛痰。慢性乙型肝炎，是指乙肝病毒检测为阳性，病程超过半年或发病日期不明确而临床有慢性肝炎表现者。临床表现为乏力、畏食、恶心、腹胀、肝区疼痛等症状。肝大，质地为中等硬度，有轻压痛。病情重者可伴有慢性肝病面容、蜘蛛痣、肝掌、脾大，肝功能可异常或持续异常。

周教授讲："乙肝的病情多已发展到正虚邪衰阶段，故治疗上应以扶正为主。又因本病往往有湿热毒邪残余，故酌用清热药、利湿药、解毒药，但切忌药力过大，以免伤正，而使虚证更虚，难以治愈。扶正治疗，尚有鼓邪外出之意，故扶正是治疗本病之关键。祛邪药之使用，必须以不伤正为准。"慢性乙型肝炎常由急性乙型肝炎转化而来，其病因多为病久伤正，肝脾肾均虚，且湿热毒邪结而不去，病邪由气分入血分。故乙肝患者，常以肝脾肾虚、正气不足为主要特点。即便湿热毒邪的症状表现较为明显，在治疗时，一般仍应当以补益肝肾为主，清湿热毒邪为辅。若过用清热利湿之药，可能损伤肝肾之伤，伤及根本，使病更加难治。五味子益肾敛阴，故可用于此病的治疗。转氨酶升高，是病毒性肝炎的一项重要生化异常表现。五味子药性酸涩，可使转氨酶活性受抑，达到抑制转氨酶增高之作用。周教授指出，五味子能降低转氨酶，在一定情况下，是可以使用的，但五味子还会收敛湿邪，所以若转氨酶升高但湿热之邪较重，用五味子就不太合适了，会使湿热滞留。此种情况，虽然五味子有可能暂时使转氨酶降低，但只是暂时的，往往是降后复升。此外，五味子会收敛湿邪，使湿热滞于肝胆，若在急性肝炎期，可能会有助于其转为慢性肝炎，更加难治。故临床上使用五味子降转氨酶，还是应当根据具体的病情辨证论治，再决定是否使用。若慢性肝炎转氨酶较高,而辨证为虚证,且湿热不明显,可以一用。若慢性肝炎转氨酶较高,气虚症状明显而无湿热症状,可以用五味子配合他药使用,但不宜单用五味子降转氨酶。若慢性肝炎转氨酶较高,病证属实,有湿有热,一般情况下不宜使用五味子降转氨酶。

处方举例:①临床表现为右胁隐痛,头晕目眩,口干舌燥,神疲乏力,失眠多梦,腰膝酸软,男子遗精,女子月经少,舌红、苔薄白,脉弦细,可治以滋补肾阴、养血柔肝。常用处方:五味子10g,白芍10g,牡丹皮10g,茯苓12g,山药12g,女贞子10g,旱莲草10g,郁金10g,茵陈10g,山楂12g,三七3g(冲服),鳖甲(先煎)15g,甘草6g。周教授强调,本病的治疗难以速效,盖阳气易复,阴液难再也,且阴虚则邪不易除,用药时既要照顾到养阴,又要祛邪,颇为不易。本方用五味子养阴,五味俱全,对于虚证的各方面均能顾及,但其没有清利湿热,故治疗时,应适当配伍清利清热药。②临床表现为精神疲惫,神倦乏力,怕冷喜暖,腰膝酸软,下肢浮肿。大便稀溏,五心烦热,口干舌燥,舌红、苔薄黄,脉沉细,可治以双补肾阴肾阳、温化湿毒。常用处方:五味子10g,女贞子10g,旱莲草10g,党参10g,茯苓10g,白术10g,山药10g,陈皮6g,肉桂6g,干姜3g,三七3g(冲服),建曲10g,甘草6g。周教授强调,治疗本证型之病时,可少用药性猛烈的补阳药,而用"阴中求阳"之法,故用五味子,主补肾阴,但五味俱全,可治疗各脏腑的阴阳虚亏。此外,本证型温热毒邪尚存,故要酌用清热利湿之药。

乌　梅

乌梅收摄寓通达,调和肝脾是好药

乌梅具有敛肺涩肠,和胃安蛔,收敛止血的功效。乌梅是一味"收摄之中又具通达之功"的中药,为酸敛之泄药,可泄肝之气,还能养血柔肝,又能健脾补虚。

叶天士认为乌梅"得少阳之气",用其治疗肝木犯胃之症,是赖其"配泄肝阳"之功。而《医门八阵》中记载有"乌梅甘草汤(乌梅肉五个,甘草五钱)"一方,主治肝气有余,肝血不足,而致的胃痛者,正是利用乌梅泄肝气之功,治疗肝克脾胃引起的胃痛。《本草纲目》还记载乌梅有"涌痰"之功,治疗痰厥头痛如破者,用乌梅肉三十个,盐三撮,酒三升,煮一升,顿服取吐,即愈。这也是乌梅"能泄"的表现,引导痰饮从口吐出,病邪一出,头痛即失。

周教授认为乌梅调节土木失和,故特别适合用来治疗脾虚肝旺之病,且临床上一些既要补益肝脾气,又得泄肝的疑难杂症,如银屑病、骨质增生、慢性肝炎、慢性结肠炎等,皆可用乌梅治之。

乌梅治疗肠易激,疏肝健脾好选择

此病发病若与情志刺激密切相关,则属中医的肝脾不和、脾虚肝旺之证,可以乌梅为主药治疗。

周教授在临床中,常根据患者不同的主症,以乌梅为主药选择不同的配伍治疗肠易激综合征,巧妙又好用,现介绍如下:①以腹痛为主症:多为结肠痉挛所致,临床多见以肝脾失调、气机阻滞为主。治以疏肝健脾、理气止痛。常用处方:柴胡12g,乌梅12g,枳壳10g,白芍10g,甘草6g,延胡索10g。乌梅有和胃止痛作用,又能疏肝健脾,故可作为治疗此病的主药。②以腹泻为症:因为本病多以肝郁脾虚为主,故治疗上也以疏肝健脾为主。《名医别录》曰:梅实(乌梅)"止下痢";《神农本草经疏》也记载乌梅味酸,治"下痢"。乌梅涩肠止痢,又能疏肝健脾,故可组方治之。常用处方:乌梅12g,白术10g,白芍10g,陈皮6g,防风10g。若兼有脘腹胀满,头闷纳呆,四肢倦怠者,可加燥湿药苍术、厚朴等。③以便秘为主:本病之便秘,用一般通便之法,虽有暂效,但并不能根本解决问题,而且有可能因结肠受到刺激而使便秘更加顽固。故应该根据病因病机而确定治疗方法。若以肝气郁结为主,使肠道气机不畅,传导滞涩者,则可治以疏肝导滞。常用处方:乌梅12g,柴胡10g,白芍10g,枳实10g,青皮6g,槟榔10g,木香6g。本病常伴有全身神经功能紊乱,病人常过分注意自己的排便情况,治疗以调肝疏肝为主。常用处方:乌梅12g,白芍10g,防风10g,生地黄10g,川楝子10g(肝功能不全者慎用,更不能久用),当归10g,佛手10g,甘草6g。④腹泻与便秘交替:腹泻与便秘交替出现,可以有肝郁、脾虚、湿阻、痰结、寒热失调的不同,治疗颇为棘手。但乌梅属于调节机体功能之药,特别在敛肝泄肝上显得较为突出,换个思路,就是乌梅有调节神经功能、变态反应功能、免疫功能的作用。常用处方:乌梅10g,党参10g,白术12g,茯苓12g,山药12g,白扁豆10g,桔梗10g,甘草6g。抑肝健脾,从根本上解决腹泻与便秘交替的问题。

二、固精缩尿止带药

山 茱 萸

敛正通痹山茱萸,固涩通达不相违

山茱萸具有补益肝肾,收敛固涩的作用。体外实验证明,山茱萸煎剂能杀灭小鼠腹水癌细胞、艾氏腹水癌细胞等。此外,山茱萸还能促进免疫动物脾脏抗原结合细胞的增加,促进巨噬细胞的吞噬功能,从而对肿瘤细胞有抑制作用。

山茱萸有收敛之功,周教授常用其治疗各种"脱"症,并且强调,山茱萸的"收敛"与其他收敛药有所不同。此种不同,大家可从古文献的研读中细细体会。《汤液本草》言:"滑则气脱,涩剂所以收之",山茱萸止小便利,秘精气,取

其味酸涩以收滑也。《神农本草经疏》记载：山茱萸"此药温能通行，辛能走散，酸能入肝，而敛虚热，风邪消散，则心下肠胃寒热自除，头目亦清利而鼻塞面疮悉愈也。逐寒湿痹者，借其辛温散结，行而能补也。气温而主补，味酸而主敛，故精气益而阴强也。"《医学衷中参西录》说："山茱萸，大能收敛元气，振作精神，固涩滑脱……收涩之中兼具条畅之性，故又通利九窍，流通血脉，治肝虚自汗，肝虚胁疼腰痛，肝虚内风萌动，且敛正气而不敛邪气，与其他酸敛之药不同，是以《神农本草经》谓其逐寒湿痹也。"可知山茱萸是一味收中有散的中药，敛正气而不敛邪气。

其收敛作用的运用可归纳为以下三点：①敛汗固脱。山茱萸气薄味厚，酸涩收敛，能强阴精，益气血，扶正气。尤以充营强卫，固表止汗，敛气固脱为其见长。久病或误汗、误下而致大汗淋漓、肢冷、脉微、阳气欲脱者，可用此药益气固脱，敛营止汗，常与人参、白芍、龙骨、牡蛎配伍，如《医学衷中参西录》的来复汤；若脾气虚弱、冲脉不固而致月经过多，或崩漏不止之失血欲脱者，则与黄芪、海螵蛸、茜草相伍，如《医学衷中参西录》的固冲汤。基于此，周教授在临床中常用山茱萸治疗各种外科手术后自汗（症）、心脏病大汗症等。②涩精止遗。山茱萸味酸而涩，质地滋润，能固肾气、敛心神、涩阴精、退虚火，为收敛元气、固精止遗之要药。肾失封藏、真阴亏损而致遗精的患者，可用此药益阴涩精，常与熟地黄、山药、枸杞子、菟丝子配伍。基于此，周教授在临床中常用山茱萸治疗慢性肾炎蛋白尿、遗精、滑精、男性不育症等。③固经之功。山茱萸酸温质润，不寒不燥，能补肝肾、益精血、调肝气、通血脉、壮骨髓，为平补肝肾之佳品。肝肾不足，冲任虚损而致月经过多，或漏下不止者，可用此药收敛止血，且益肝肾、固冲任，常与熟地黄、当归、白芍配伍。基于此，周教授在临床中常用山茱萸治疗功能失调性子宫出血、盆腔炎、阴道炎等。

周教授还指出山茱萸的"通痹"作用常常被大家忽视。张锡纯曾说过："山茱萸得木气最厚，酸收之中，大具开通之功，以木性喜条达故也。《神农本草经》谓主寒湿痹，诸家本草，多谓其能通利九窍，其性不但补肝，而兼能通利气血可知。若但视为收涩之品，则浅之乎视山茱萸矣。"他认为，凡心腹肢体疼痛，皆气血之痹而不行，可配用山茱萸开痹。并特载一案例：奉天友人田某妻，年五十余，素有心疼证，屡服理气活血之药，未能除根。一日反复加剧，服药数剂，病未轻减。田某见既济汤后，载有张某所治心疼医案，心有会悟，遂用其方加没药、五灵脂各数钱，连服数剂痊愈，至此二年，未有反复。由此可见，山茱萸诚得木气最厚，故味虽酸敛，而性仍条畅，凡肝气因虚不能条畅而作疼者，服之皆可奏效也。（注：既济汤由大熟地黄一两、山茱萸一两、生山药六钱、生龙骨六钱、生牡蛎六钱、茯苓三钱、生杭芍三钱、乌附子一钱组成）。张某所投之汤，将方中山茱萸肉倍作二两。连服两剂，诸病皆愈，心疼竟从此除根。此为一"心

"痹"案例,中医"痹证"的范围很广,故山茱萸"开痹"作用的临床适用范围也很广,如肩关节周围炎、原发性高血压、偏头痛、梅尼埃病等,大家可细细斟酌,并在临床多加实践和总结。

桑螵蛸

小儿肾虚常遗尿,桑螵蛸配怀山药

若5岁以上小儿晚上不自主的排尿,面色苍黄,腰膝酸软,舌苔薄白,脉沉细,可治以补肾、固涩、止遗。常用处方:桑螵蛸10g,山茱萸10g,益智仁10g,黄芪10g,怀山药10g,台乌药6g,补骨脂10g,菟丝子10g(肝功能不全者慎服),金樱子10g,石菖蒲6g,甘草6g。

对于肾阴肾阳俱虚之本病患者,周教授常以"桑螵蛸+菟丝子"治之。盖桑螵蛸入肝、肾经,能补肾助阳、固精缩尿。唯桑螵蛸作用范围不广。而菟丝子味甘、性温,可补肾阳,又补肾阴,益肾壮阳,固精缩尿。桑螵蛸得菟丝子之助,则既可补肾阴,又可补肾阳,可使缩尿功能更完善。

对于下焦虚寒所致的小儿遗尿,周教授常取缩泉丸(益智仁、台乌药、山药)之意,以"桑螵蛸+益智仁"治之。盖桑螵蛸入肝、肾经,能补肾助阳、固精缩尿。然其对下焦虚寒病机之药效不强,故需配合益智仁同用。因为益智仁亦能固精缩尿。两药合用,温补下元之力增强。

肾精不固用螵蛸,遗精遗尿山萸添

周教授临证常以桑螵蛸治疗肾虚、收摄无权之遗精。肾主藏精,肝司疏泄。赵献可《医贯》中曰:"肾之阴虚则精不藏,肝之阳强则火不秘,以不秘之火加临不藏之精,有不梦,梦即泄矣。"肾虚滑脱,精关不固。故用补肾固涩之桑螵蛸治疗较为适合。本证型主要表现为时有梦遗,腰腿酸软,咽干,心烦,眩晕,耳鸣,失眠,低热,颧红,舌红少苔,脉细数。这时可以桑螵蛸为主,酌加熟地、山药、山萸肉、枸杞子、当归、菟丝子、鹿角胶等。

周教授临证常用"桑螵蛸+山茱萸"治疗肝肾不足之遗精、遗尿、阳痿等症。盖桑螵蛸甘咸入肾,功专收涩补肾。然不少疾病并非只有肾精不固,可能兼有肾阴虚,或有肾阳虚以及肝肾两虚。而山茱萸能补阴、补阳、补益肝肾。故桑螵蛸得山茱萸之助,可以在阴虚、阳虚、肝肾两虚等证型治疗上有所补益。

若症见小便频数,遗尿,滑精,健忘,心慌,舌淡苔白,脉细弱,可治以调补心肾、固精止遗。常用处方:桑螵蛸10g,牡蛎15g,炙龟甲(先煎)10g,党参12g,当归10g,茯苓12g,远志10g,石菖蒲10g,炙甘草6g。本证型多为心气不足、肾虚不摄而致。肾与膀胱相表里,肾气有助膀胱气化津液以约束尿液。若肾虚,则膀胱气化不利,固摄无权,不能制约尿液,故出现小便频数或遗尿。肾虚,精关不固,可出现遗精。心气不足,则出现心神恍惚、健忘等症。故治以调补心肾、固精止遗。基本方里有桑螵蛸,其味甘为补,味咸入肾,为收敛之药,可补肾助阳、固精缩尿。《本草逢原》曰:桑螵蛸"为肝肾命门药也,功专收涩。"龟甲补益心肾,党参补气,当归补血,茯苓化湿安神,牡蛎潜阳,石菖蒲、远志安定心神,炙甘草养心安神。对于以遗尿、健忘、舌淡、脉细弱为主的神经衰弱,基本方可起两调心肾、收敛固涩之效。

周教授临证治疗本病之神经衰弱时,常以"桑螵蛸+酸枣仁"治之。桑螵蛸能收敛心神、安神宁志,但其对神经衰弱之主症失眠却帮助不大。酸枣仁养心安神,其可帮助桑螵蛸治疗失眠。酸枣仁味甘、酸,性平,归心、肝、胆经,其能养心益肝、安神敛汗。酸枣仁所治之心神不安,大部分是指失眠。《药鉴》对酸枣仁的论述曰:"血不归脾,而睡卧不宁者,多用之。"

桑螵蛸有时可能会引起变态反应。阴虚火旺之人服之反而会助虚阳犯茎而引起疼痛或强中失精,临证时要注意,桑螵蛸不能用于阴虚火旺之人。

金 樱 子

固精缩尿金樱子,遗精遗尿芡实施

诚如《本草备要》之说: 金樱子"酸涩,入脾肺肾三经,固精秘气,治梦泄遗精,泄痢便数。"《神农本草经疏》也记述金樱子曰:"《十剂》云,涩可去脱。脾虚滑泄不禁,非涩剂无以固之。膀胱虚寒则小便不禁,肾与膀胱为表里,肾虚则精滑,时从小便出,此药气温,味酸涩,入三经而收敛虚脱之气,故能主之诸证也。"然周教授指出,临证用金樱子,也要考虑水、精之出路。所以用金樱子,必须考虑"涩"与"通"的辩证关系。也就是金樱子所止之遗尿、遗精,乃是过度的"水"或"精"。而这些水或精,不能只停留在人体之中,而必须予以一定的出路。故周教授临证常用"金樱子+薏苡仁"使过度的水或精有一定的出路。另外,遗尿或遗精之类,属纯虚的较少,而有兼证者多,其每每可夹湿、夹瘀、夹痰,如果此时一味地补涩,反使病邪留恋,而加重病情。所以在这种虚中夹实的病证中,必须在用补涩药金樱子的同时。还要用或化湿、或祛瘀、或涤痰的办法对应之。涩与通同用,方能奏效。

若症见阳道不举,或举而不坚,食纳平平,头晕目眩,精神不振,遗尿或早泄,舌淡,苔薄白,脉沉细,可治以补肾健脾、固涩起痿。常用处方: 金樱子11g,鹿角胶10g,菟丝子10g,补骨脂10g,柏子仁10g,熟地黄11g,黄芪11g,白术11g,酸枣仁15g,陈皮6g。

金樱子味酸、涩,性平,归肾、膀胱、大肠经,功能固精缩尿、涩肠止泻。金樱子善于封敛精关而止滑遗之精。《神农本草经疏》论金樱子曰:"肾虚则精滑,时从小便出。此药气温味酸涩,入三经而收敛虚脱之气,故能主诸证也。"若因遗精早泄致痿者,可予"金樱子+淫羊藿、鹿角胶"。若因肾虚而致勃起功能障碍,可予"金樱子+桑寄生、阳起石"。周教授指出,金樱子不是补虚药,所以对本病之本并无帮助。在用金樱子的同时,最好加用补肾药。若有肾阴亏虚,周教授临证常以熟地黄与金樱子配伍。熟地黄味甘,性微温,归肝、肾经,功能补血养阴、益精填髓。《医宗必读》曰:"地黄……为补肾要药,益阴上品";《本草纲目》曰:"男子多阴虚,宜用熟地黄。"现代药理研究也证实熟地黄有提高机体适应性作用,这与其兴奋肾上腺皮质的功能有关。韩善徵曰:阳痿"因于阳虚者少,因于阴虚者多"(《阳痿论》)。故熟地黄治疗肾阴虚引起之本病较为合适。但临证本病较多见"肾阴虚+肾气不固、精关失灵",可用"金樱子+熟地黄"治之。

固精缩尿治肾炎,尿蛋白量会改善

若见尿中蛋白下漏,头昏目眩,少气懒言,腰背酸痛,食纳欠香,午后颧红,舌淡、苔白,脉细,可治以补肾、健脾、固涩、止漏。常用处方:金樱子12g,黄芪12g,茯苓12g,山茱萸10g,杜仲10g,黄柏10g,白茅根10g,牡蛎15g。蛋白尿是慢性肾炎的主要临床表现之一。蛋白尿的量的变化,可反映肾脏之功能状态。所以降低尿中蛋白乃治疗慢性肾炎的重要一环。金樱子固精、缩尿、止漏,常为治疗慢性肾炎蛋白尿之主药。金樱子味酸、涩,性平,归肾、膀胱、大肠经,酸能收敛,涩能固脱,故能止漏。对于湿热较轻的慢性肾炎,金樱子用量可减少,以防恋邪。对于脾肾亏虚者,金樱子治疗之颇为合宜。但金樱子是治标之药,而非治本之药。故在临证要在补益脾肾的基础上,予以应用。慢性肾炎血尿一症,在止血药中加入金樱子,可提高疗效。此乃止血药往往不具备收涩功能,而金樱子的收涩之功可补止血药之不足。

在慢性肾炎各证型治疗时,均可酌用金樱子。如尿中有蛋白,尿感湿热,口干而黏,手足心热,舌苔白腻,脉滑数,此时可以用"金樱子+黄柏"治之;若有水肿、腹胀,则可以用"金樱子+薏苡仁、陈皮"治之;尿中有蛋白,咽红,口干欲饮,身热,可用"金樱子+黄连"治之。

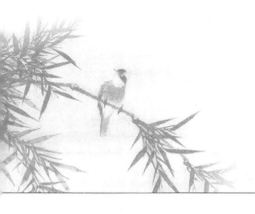

第十一章　祛风湿药

独　活

独活羌活让人活，区别应用要得法

独活具有祛风胜湿、散寒止痛的功效。《神农本草经》中，独活与羌活同名，自《汤液本草》，始将羌活、独活分开论述。一般情况下，羌活性燥烈，独活性缓和、力弱；对于中风瘫痪、癫痫等疾病，羌活宜早用，而用独活则不嫌迟；羌活主上半身风湿痹痛，而独活主下半身风湿痹痛。

对于独活、羌活的使用时机，有"羌活宜早用，独活不嫌迟"之说。羌活气胜，早期中风，可以之"彻上旁行"，独活味厚，中、晚期中风，可以温通经络。对于早期癫痫，周教授用羌活配他药治之，取羌活之性烈，祛风为主之意。而对于中、晚期癫痫，则用独活，取其性缓，祛（风）湿为主之实。至于小儿癫痫，周教授少用羌活，嫌其力雄；而喜用独活，因其力缓效确。周教授常以"独活+石菖蒲"，治"风+湿"之癫痫大发作；以"独活+白芍"，治"瘀+湿"之癫痫小发作；以"独活+青礞石"，治"痰+瘀+湿"之精神运动型癫痫；以"独活+人参、大黄"，治小儿癫痫。

周教授特别强调，《神农本草经》将独活列为"上品"药，而不列其为"中品"或"下品"，可见其并非一味单纯的攻邪药。现代药理研究也证明独活有抗光过敏和调节免疫力的作用，可见其是一味标本兼顾的中药。周教授认为，独活作用平和，能调节失调之阴阳。故独活可用于治疗一些疑难杂症，如银屑病、类风湿关节炎、儿童多发性抽搐、多发性硬化病等。

多发硬化用独活，祛风除湿免疫好

多发性硬化是一种以中枢神经系统炎性脱髓鞘为特征的自身免疫性疾病，可属中医"痿证"、"暗痱"、"视瞻昏渺"等病证范畴。本病的发生与免疫反应的异常密切相关：①自身反应性T细胞和自身抗体选择性破坏髓鞘，本病患者外周血、脑脊液和脑细胞中出现数种活化的髓鞘反应性细胞、B细胞及抗体。②具有自身免疫性疾病的HLA-I类分子相关性。③具有女性更常见及复发—缓解型病程两个典型自身免疫性疾病的特征。本病的发生尚与病毒感染有关。

免疫反应异常的表现,常有部分与中医"湿邪"为患的表现相符,湿毒在本病病机中起至关重要的作用,独活祛湿。且现代药理研究证明独活可调节免疫力,并有抗细菌、抗病毒的作用,所以可用来治疗多发性硬化病。

此处用独活而不用羌活,盖辨证论治多显示此病湿毒已入里,非羌活之表药可治。本病为自身免疫性疾病,故常使用肾上腺糖皮质激素治疗,但激素副作用大,且有停药症状,故周教授临证喜用附子代替激素应用,因附子副作用相对较小,也较少有停药反应。若已用过(或正在用)激素,附子的应用,有助于激素的安全、有序撤减。

此类疾病,辨证时应在纷乱的各种症状中抓住主症,一般以祛邪为主,扶正为辅。周教授用独活治疗多发性硬化病常用处方举例:①若症见头晕眼花,甚则失明,肢体麻木,手足笨拙,甚则瘫痪。以及项强、胸闷、舌苔薄腻,脉细滑。可治以祛湿化痰、活血通络。常用处方:独活12g,秦艽10g,防风10g,苍术10g,白芷10g,生地黄15g,当归10g,车前草12g,茯苓12g,薏苡仁15g,金银花10g,厚朴10g,生甘草6g。视物不明较明显,可加青葙子、决明子;肢体麻木明显,可加红花、牛膝;有拘挛者,可加白芍、丹参;大便不畅,可加大黄、肉苁蓉。②若症见神志昏蒙,视物昏暗,肢体瘫痪,语无伦次,表情淡漠,舌苔浊腻,脉弦滑,可治以祛湿化浊、温补肾阳。常用处方:独活12g,石菖蒲12g,胆南星10g,半夏10g,茯苓10g,泽泻10g,黄芩10g,栀子10g,制附子6g(先煎),川草薢12g,生甘草6g。独活在本方中起祛湿化毒作用。若痰多,可用鲜竹沥;有抽搐者,可用全蝎、蜈蚣;阳痿不举,可加巴戟天。

徐 长 卿

祛风除湿徐长卿,关节疼痛效犹珍

徐长卿一药,历代用治风湿痹痛。然周教授指出,徐长卿作用广泛,临证可以扩大其应用范围。如周教授以徐长卿为主,治疗属于风湿阻络之类风湿关节炎。类风湿关节炎属于变态反应与免疫功能失调之病,此病之用徐长卿,就不是主要利用徐长卿之抗风湿的作用,而是利用徐长卿之有免疫调节功能。其也用徐长卿治疗瘀血阻滞之软组织损伤。有时也用徐长卿治疗证属气滞之急性胃炎。

徐长卿功能抗炎、镇痛、降血压、增加冠脉流量、降血脂、抗动脉粥样硬化、抗过敏、抗癌、解痉、抗溃疡等。故周教授临证常用徐长卿治疗胃炎、关节痛、高血压病、高脂血病、动脉粥样硬化(症)、冠心病、过敏性皮炎、肝癌、癫痫、胃溃疡等。另外,徐长卿亦有化痰止咳作用,故周教授有时也用徐长卿治疗支气管炎等病。

对于徐长卿之配伍,周教授临证也有较为固定之配对。如其有时用"徐长卿+蜈蚣"治疗腰椎间盘突出症;用"徐长卿+乌梢蛇"治疗前列腺痛;用"徐长卿+川芎"治疗偏头痛;用"徐长卿+蝉蜕"治疗荨麻疹;用"徐长卿+淫羊藿"治疗男性不育症。

长卿祛湿治肝炎,调节免疫有专长

病毒性肝炎若见食欲不振,脘腹胀闷,恶心呕吐,尿少而赤,黄疸可有可无,舌苔黄腻,脉濡滑,可治以清热利湿。常用处方:徐长卿15g,茵陈10g,栀子10g,大黄3g,郁金10g,赤芍10g,车前草10g,甘草6g。徐长卿在本方中起祛风利湿清热作用。方中茵陈、栀子、郁金、车前草与徐长卿共起利湿解毒作用,大黄、赤芍助徐长卿清热利湿。湿热之邪滞于肝胆,使胆汁不能循常道而行,溢于肌肤而发黄。临证一般要求分清其属阳黄或阴黄。但徐长卿无论于阴黄或阳黄均可应用。若黄疸色鲜明如橘子色,此乃阳黄,其热重于湿,此时可以"徐长卿+蒲公英、大黄、山栀"等组方治之;若黄疸色泽灰暗,此乃阴黄,其湿重于热,此时可以"徐长卿+茵陈、栀子、郁金"治之。若湿浊明显,可将方中车前草改为车前子,盖车前草偏于清热,车前子偏于利湿。热较重者,可加大青叶、黄芩;有鼻衄者,可加生地、白茅根;恶心呕吐明显者,可加半夏、陈皮。

徐长卿之治疗本病,尚有一大优势,即徐长卿有调整机体自身免疫功能之作用。徐长卿作用虽不强,但有较确切和持久的改善机体免疫功能之作用。一般祛邪与扶正是一对矛盾。从现代治疗学角度来讲,要对抗病毒,必然会损及机体免疫功能;若要增强机体之营养,又必然会助长病毒之生长。而徐长卿既能祛邪,又可扶正,诚为一味祛邪扶正之药。但周教授指出,徐长卿药性毕竟以祛邪为主,故在治疗本病时,可酌配女贞子、川断、熟地等有扶正作用之药。

风寒夹湿感冒时,选用长卿是时机

感冒向里发展而用之。感冒有可能风寒夹湿、兼有咳嗽,可用徐长卿治疗。盖徐长卿主要是治在表之风湿,其次为在里之寒湿,还能止咳化痰,此乃为防止感冒。

若症见恶寒,发热,无汗,头胀,胸闷,腹胀,恶心呕吐,四肢酸痛,舌苔白腻,脉浮滑,可治以祛风解表、化湿和中。常用处方:徐长卿12g,藿香10g,香薷6g,佩兰10g,银花10g,连翘6g,扁豆10g,车前草10g。心烦者,可用黄连、山栀;恶心呕吐较重者,可用半夏、陈皮;关节酸痛者,可用羌活、独活;咳嗽较甚者,可用桔梗、款冬花。

周教授指出,徐长卿所治之感冒,应该不是初起也不是后期,而是病已有一段时间、但又不太长者。因为若感冒初起,则病纯在表,非徐长卿所长;若感冒晚期,则风寒湿已入里,又非徐长卿之专长。另外,徐长卿所治之感冒,最好有"无汗+咳嗽+关节全身酸痛"之证候。

周教授认为感冒夹湿,较为难治。因为湿性黏滞,祛除不易。西医学之感冒病毒感染者,中医辨之往往有湿,治之不易。而感冒又往往非感受湿邪一种,可能夹湿或夹风,所以治疗时不应该用单一作用之药。徐长卿祛风除湿,对于感冒夹风或(和)夹湿者亦可选用。

桑 寄 生

扶正祛邪桑寄生,不足有余调平衡

桑寄生具有补肝肾、祛风湿、强筋骨、安胎的功效,在《神农本草经》中归为"上品"。桑寄生的应用,主要体现在其"补气不足"和"治气有余"两个方面的作用。

《本经逢原》言:(桑寄生乃)"寄生得桑之余气而生",故其所主补气不足,为治"气有余"。《神农本草经》曰:"桑上寄生,味苦平,主腰痛,小儿背强,痈肿,安胎,充肌肤,坚发齿,长须眉。其实,明目,轻身通神。"从上述载文可见,桑寄生主要治疗两方面的疾病:一为不足,如肌肤"不充",发齿"不坚",须眉"不长";二为有余,如腰痛、小儿背强、痈肿。

"补气不足"方面,周教授主要用桑寄生治疗心、神经精神、肌肉萎软等疾病,如高血压属肝肾亏损者、神经衰弱属心肾亏虚者、小儿麻痹症属肝肾不足型者、胎动不安属肝肾不足冲任不固者、震颤麻痹属肝肾阴虚等。且桑寄生药性平和,特别适合用于病情变化缓慢,治疗周期长,需长期服药的疾病。周教授认为,人体之"气",需肝肾滋养,否则难以维持人体正常之生理活动,产生种种疾病,桑寄生之"补气不足",正是通过其补肝而达到目的的。"气有余"方面,周教授常以桑寄生,治疗骨有余之骨质增生、坐骨神经痛等病症。周教授讲,"气有余",可理解为"余气",可致病肿瘤、痈疽等。

心律失常用寄生,肝肾两虚相伴行

心律失常是指心搏的频率或节律、心搏起源部位或冲动传导中任何一项异常。本病可归属于中医之"心悸"或"怔忡"范畴。药理学研究证明桑寄生有抗心律失常的作用。促、结、代等脉象的出现,常提示本病的发生。周教授强调,此病的治疗,不要被西医诊断迷惑,应当从中医基础理论入手,好好辨证论治。

周教授认为,此病是否要用桑寄生,关键在于有无"肝肾两虚"的出现,有则用之,无则再从别处考虑。对于治疗"心动悸、脉结代"的常用方炙甘草汤,周教授认为若辨证与仲景原文描述一致,用之的确有效。而周教授临床无器质性病变的心律失常用炙甘草汤较多,对于有器质性病变的心律失常则较多用桑寄生主方治之。

常用处方举例:①症见心悸怔忡,面色无华,气虚乏力,少气懒言,小便清长,腰酸腿软,舌淡苔白,脉细数,可治以补益肾气、宁心安神。常用处方:桑寄生15g,党参15g,炙黄芪15g,桂枝6g,川续断12g,牛膝12g,柏子仁10g,茯神12g,大枣7枚,炙甘草6g。若有瘀者,可加丹参、川芎;形寒肢冷者,可加仙茅、淫羊藿(两药肝肾功异常者慎用);有胸脘胀满,可加陈皮、砂仁、大腹皮;有大便溏泄者,可加山药、扁豆;心悸严重者,可加磁石、龙齿。②若症见心悸怔忡,胸闷气短,虚烦失眠,身疲乏力,腰酸腿软,小便清长,舌苔微黄,脉结代,可治以补益肾阴、滋养心阴、宁心安神。常用处方:桑寄生24g,炙甘草10g,桂枝6g,党参15g,生地黄15g,阿胶10g(烊冲)、石斛11g,黄精15g,仙茅10g,淫羊藿10g(不宜久服,以免损伤肝肾功能),丹参10g,大枣7枚(此病例因有"肾之病症",故以炙甘草汤为主方,重用桑寄生)。若心悸严重,可加磁石、龙齿;气短严重,可酌加黄芪;胸闷且痛,可加三七、川芎;阴虚明显,可加沙参、麦冬。

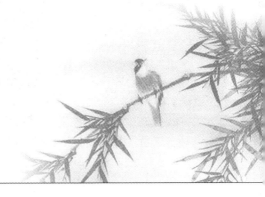

第十二章　化湿药

苍　术

苍术用量差异大,具体病种要权衡

苍术具有燥湿健脾、祛风胜湿的功效,是一味较为安全的中药。金代刘完素擅长用超大剂量苍术,少则2两(约74.6g),多则1斤(约596.8g)。刘完素还创立了一些超大剂量用苍术的方剂,如苍术汤、苍术防风汤等。但《兰室秘藏·腰痛》中的"苍术汤",苍术只用3钱(约10g);《医学正传》卷二中的"苍术防风汤"中的苍术只用2钱(约6g)。《兰室秘藏》的作者李杲与刘完素均是金代人,而《医学正传》的作者虞抟是明代人,比刘完素存世较晚。

周教授指出,对一位医药家的用药经验,我们既要做横向(即同一朝代人)比较,也要做纵向(即不同朝代人)比较。李杲与刘完素都是金代人,而虞抟则离刘完素年代较远,而李杲与虞抟用苍术都是小剂量,独有刘完素用苍术剂量较大,引起这种差异的原因有很多,如朝代不同、环境不同、疾病谱不同、医药学术流派不同、医家个人用药喜好不同等。周教授认为,临床用药时,苍术还是以每日不超过50g为好,若要用更大的剂量,则必须有丰富的临证经验以及结合现代药理研究结果,以免产生不良作用,但也尽量不要超过100g。周教授临证时,一般用10~15g;湿邪较重时,用15~30g;湿邪特别严重时,用30~60g。

苍术治疗食管癌,祛湿化痰利胸膈

食管癌可属中医"噎膈"的范畴,湿痰是食管癌的主要病因之一,故祛湿痰就治疗食管癌的主要方法之一。李杲曰:苍术"能除湿",朱丹溪曰:"苍术治……不得失降,病在中焦"之证,《本草正》曰苍术能"解诸郁结"、"消痰癖气块",《本草正义》曰:苍术"能彻上彻下,燥湿而宣化痰饮。"现代药理研究证实:苍术挥发油、茅术醇、β-桉油醇在体外对食管癌细胞均有抑制作用。周教授特别推崇宋代许叔微的《普济本事方》中"治膈中停饮、已成癖囊"之方,此方组方简单,症状与食管癌有相似之处。其组成为:苍术一斤,去皮,切,束之,用生麻油半两,水二盏,研滤取汁,大枣十五枚,烂者去皮、核,研,以麻汁匀研成稀膏,搅和,入臼熟杵;凡梧子大,干之,每日空腹用盐汤吞下五十丸,增至一百丸、二百丸。

周教授用苍术治疗食管癌临床处方举例：周教授强调，食管癌的治疗，抗癌消瘤为众人所愿，但事实上治疗的目的在于如何更好地改善症状、延长生命、提高生存质量。若症见进食后有阻塞感，胸膈痞满隐痛，大便干结，口干舌燥，食欲欠佳，饭后有呕恶，舌苔薄腻，脉弦细，可考虑为痰饮阻滞型，治以祛湿化痰、开郁启膈。常用处方：苍术15g，南沙参10g（南沙参为桔梗科植物，能化痰；北沙参不化痰，但滋阴效果好），茯苓10g，法半夏10g，赭石15g，砂仁壳6g，全瓜蒌15g，白花蛇舌草30g，石见穿15g。②若症见胸膈疼痛，吞咽受阻，水饮难下，食入即吐，形瘦肌枯，大便难下，舌质紫，脉细涩，可考虑为痰湿内结型，治以涤痰软坚。常用处方：苍术24g，柴胡10g，半夏10g，海浮石10g，桃仁10g，红花10g，当归尾10g，川芎10g，赤芍10g。③若症见形瘦口干，面目憔悴，饮食甚少，嘈杂干呕，舌干，脉虚，可考虑为气虚阴亏、痰湿内结型，治以化痰散结，益气生津。常用处方：苍术15g，薏苡仁24g，山楂10g，黄芪12g，党参12g，麦冬12g，五味子10g，石斛10g。

厚　朴

胸腹胀满厚朴良，几个药对要考量

厚朴具有燥湿消痰，下气除满的功效。其"除满"作用，主要体现在除"胸满"和"腹满"两个方面。胸满，即胸部的满闷感。现代药理研究证实厚朴有兴奋支气管的作用。周教授常以厚朴为主药治疗有胸满症状的支气管炎或支气管哮喘。结核性胸膜炎，在积痰较多时，周教授常会使用厚朴，以加快排痰。

腹满，即腹部有胀满之感。现代药理学研究证明厚朴有兴奋肠管和抑制中枢神经的作用，对于目前临床上多见的一类既有胃肠症状，又有中枢神经症状的疾病（如癔症、神经性呕吐等），用厚朴治疗就十分合适。周教授常用厚朴治疗有腹满症状的帕金森病、抑郁症、痢疾等疾病。

在治疗腹满时，周教授用厚朴药量稍大，常用15~24g，意在破气。而在治疗胸满时，周教授用厚朴药量不大，常用10~15g，意在散气。

厚朴的临床使用，还有一些常用药对值得介绍，如用"厚朴+麻黄"治疗有痰积的支气管哮喘；"厚朴+杏仁"治疗痰积于气管之支气管炎；"厚朴+紫苏子"治疗有痰积于胸的胸膜炎；"厚朴+干姜"治疗急性肠胃炎；"厚朴+白豆蔻"治疗胃痛；"厚朴+枳实"治疗有腹满之消化不良；"厚朴+泽泻"治疗水肿；"厚朴+半夏"治疗痰气积胸之内耳眩晕症。

厚朴巧治食管炎，调和脾胃防癌变

食管炎是指因食管黏膜发生炎症而引起的咽食困难、反酸、食管部位有满胀感等一系列症状，可属中医噎膈、吞酸、噎食等病证范畴。其主要病机为脾胃不和、中焦气机阻滞不畅。

厚朴顺气散气,是治疗脾胃不和的主药。且可改善食管括约肌功能,抑制胃气上逆和减少胃酸反流,防治食管炎向食管癌转化。

周教授指出,以厚朴为主药治疗食管炎,食管居中,若上有胸满,可加威灵仙、香附以治之;若下有腹满,可加木香、广郁金以治之。还可适当加一些黄连以清胃热。此外,还有一些常用药对,如,若有脾气郁结之症,可以"厚朴+陈皮"治之;有热象者,可以"厚朴+姜炒黄连"治之;有嘈杂之症者,可以"厚朴+黄连、吴茱萸"治之;有胃痛者,可以"厚朴+白蔻仁"治之。

处方举例:①若症见胸脘痞满,恶心呕吐,有时吐涎,大便干结,舌苔薄白,脉弦,可治以和胃、顺气、降逆。常用处方:厚朴15g,旋覆花10g,代赭石(先煎)15g,党参12g,半夏10g,茯苓12g,白术12g,甘草6g。若有反酸,则可加乌贼骨、煅牡蛎;有炎症时,可加蒲公英;呕吐酸水,可加煅瓦楞。②若症见胸胁胀满,呕吐酸水,烦闷不适,舌苔薄白,脉弦滑,可治以理气降逆。常用处方:厚朴12g,紫苏梗12g,陈皮6g,半夏10g,柴胡10g,木香6g,香附10g,竹茹10g,黄芩10g,生甘草6g。若心烦口苦,可加山栀、黄连;便秘加瓜蒌、大黄;胸闷者,可加佛手、广郁金;有火者,可加黄连、知母;胸闷有痰,可加白芥子。

因厚朴有一定的肾毒性,故使用厚朴治疗食管炎,不宜疗程太长。一旦气逆饱满之症改善,即应减少厚朴之药量,或停用。

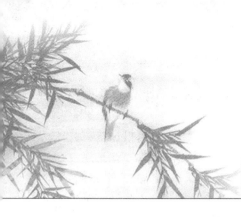

第十三章 利水渗湿药

一、利水消肿药

茯 苓

茯苓可治精分症，分型论治效更灵

精神分裂症（精分症）是一种思维、情感、行为分裂，互不协调并丧失自制力和适应社会能力的疾病。主要是由于所愿不遂，忧思抑郁，心气不展，脾气不畅，心脾气结，以致津液凝聚成湿，湿痰内踞心包，蒙蔽心窍，致发诸症。

《本草衍义》言：茯苓、茯神"益心脾不可阙也。"《神农本草经》言：茯苓"忧恚，惊邪，恐悸……久服安魂养神"。《神农本草经疏》言："茯神抱木心而生，以此别于茯苓。"《名医别录》言："茯神平。总之，其气味与性应是茯苓一体，茯苓入脾肾之用多，茯神入心之用多。"《药品化义》中说"茯神，其体沉重，重可去怯，其性温补，补可去弱。戴人曰：心本热，虚则寒。如心气虚怯，神不守舍，惊悸怔忡，魂魄恍惚，劳怯健忘，俱宜温养心神，非此不能也。"《本草纲目》记载："《神农本草》只言茯苓，《名医别录》始添茯神，而主治皆同。后人治心病必用茯神，故洁古张氏云：风眩心虚非茯神不能除。然茯苓未尝不治心病也。"故治疗抑郁症时，首选茯神，若条件有限，用茯苓亦有效果。周教授介绍，《慈禧光绪医方选议》中记载一宫廷古方"交感丸"，主治一切浊气为病，公私拂情，名利失志，抑郁烦恼，七情所伤，不思饮食，面黄肌瘦，胸膈不宽，气闷不舒，妇女百病，其组成为：茯苓四两、香附（炙）一两、琥珀五钱，为细末，炼蜜为丸，重三钱，每服一丸，早晚两服。此方可用作临证时用茯苓治疗精神分裂症的参考。

周教授以茯苓为主药治疗精神分裂症主要有两种方法。第一，是结合辨证论治治之。①若症见精神抑郁，神情痴呆，孤僻厌烦，反应迟钝，或喃喃自语，舌苔白腻，脉滑，可考虑为痰气郁结型，治以化痰开郁。常用处方：茯苓30g，半夏10g，陈皮10g，胆南星10g，枳实10g，木香6g，石菖蒲10g，郁金10g。②若症见神情不安，头痛失眠，两目怒视，面红目赤，哭笑无常，逾垣上屋，或毁物伤人,舌红,苔黄腻,脉弦滑,可考虑为痰火扰心型,治以清火涤痰宁心。常用处方:茯苓30g,黄连6g,竹茹10g,半夏10g,枳实10g,生大黄(后下)6g,甘草6g,大枣5枚。③若症见精神恍惚,情绪低落,自觉委屈,夜寐不安,时时傻笑,可考虑为心脾两虚型,治以补益心脾、祛痰除湿。常用处方:茯苓15g,党参12g,黄芪12g,当归10g,川芎6g,远志10g,酸枣仁15g,五味子6g,合欢花10g。第二,是精分症初步治愈,巩固疗效期,每日用茯苓60g煎水服用。

茯苓属于药食同源药,故抑郁症缓解期则可予单味茯苓煮水,或配制茯苓饼、茯苓饮、茯苓粥,以作长期服食。

薏 苡 仁

清补淡渗薏苡仁,扶正祛邪效犹珍

薏苡仁具有利水渗湿,健脾除痹,清热排脓的功效。周教授言其是一味"上泻肺火,下清大肠,中能补脾健运"的中药,是清补淡渗利湿要药。《药品化义》曰:"薏米,味甘气和,清中浊品,能健脾阴,大益肠胃。主治脾虚泄泻,致成水肿,风湿筋缓,致成手足无力,不能屈伸。盖因湿胜则土败,土胜则气复,肿自消而力自生。取其入肺,滋养化源,用治上焦消渴,肺痈肠痈。又取其味厚沉下,培植下部,用治脚气肿痛,肠红崩漏。若咯血久而食少者,假以气和力缓,倍用无不效。"《本草新编》曰:"薏苡仁最善利水,又不损耗真阴之气,凡湿感在下体者,最宜用之。视病之轻重,准用药之多寡,则阴阳不伤,而湿病易去……故凡遇水湿之症,用薏苡仁一二两为君,而佐之健脾去湿之味,未有不速于奏效者。"

《本草衍义》言:薏苡仁"凡用之,须倍于他药。此物力势和缓,须倍加用即见效。"此条文献强调薏苡仁的用量必须要大。周教授临床使用薏苡仁,健脾渗湿时用10~30g,治痹证或排脓用15~45g,利水用30~60g。

关于薏苡仁其所化"湿"邪,周教授还强调对于这个"湿"字的理解。"湿"不应只理解为水湿或者脾湿,应扩展思路,赋予"湿"字更宽的涵义,临床上将更多疾病归于湿,则薏苡仁的适用范围更广。例如:①将副鼻窦炎常见的脓液视作"湿浊",以"薏苡仁配冬瓜皮"治疗,效果常常不错;②将梅尼埃病视为"湿浊"侵占脑窍而得的病,也可以用薏苡仁为主药治疗;③将坐骨结节滑囊炎滑囊中的液体视作"湿浊",也可用薏苡仁煮水服用治之;④将某些癌块视为"湿浊"进一步发展而成,用薏苡仁也非常恰当。

薏苡可治硬皮病,调节免疫效可期

硬皮病是一种以皮肤纤维化为主,并累及血管和内脏器官的自身免疫性疾病。中医认为硬皮病是因营血不和、风湿热邪凝结皮肤,阻滞经络,内舍脏腑(包括肺、胃、肾、心等)而致的疾病。风湿热邪是其主要病因,故治疗上以祛风湿热邪为主。硬皮病的治疗十分困难,目前尚缺乏特别有效的治疗方法。

《本草衍义》言:薏苡仁"《本经》云:微寒,主筋急拘挛,拘挛有两等,《素问》注中,大筋受热,则缩而短,缩短故挛急不伸。此是因热而拘挛也,故可用薏苡仁……凡用之,须倍于他药。此物力势和缓,须倍加用,即见效。"《神农本草经疏》言:"薏苡仁……性燥能除湿,味甘能入脾补脾,兼淡能渗湿,故主筋急拘挛不可屈伸及风湿痹。"《神农本草经疏》还记载:"湿邪去则脾胃安,脾胃安则中焦治,中焦治则能荣养乎四肢,而通利乎血脉也。"故薏苡仁可治疗硬皮病的主要症状。加之薏苡仁性微偏寒,可消热邪。且现代药理研究证明薏苡仁有增强免疫功能之作用,故可以用来治疗免疫功能失调的硬皮病。薏苡仁治疗硬皮病,既祛湿又能提高免疫力,具有双向调节作用,一箭双雕。

周教授用薏苡仁治疗硬皮病常用处方举例:薏苡仁30g,独活10g,桑寄生12g,防己10g,当归10g,川芎10g,鸡血藤30g,牛膝10g,桑枝15g,生甘草6g,此方有祛风除湿、和营活血之功,以软化已硬化之肌肤及内脏。临证还需根据具体情况进行加减。

猪 苓

猪苓利水配泽泻,调节阴阳免疫力

猪苓具有利水渗湿的功效,周教授强调现代人使用猪苓常忽视其补益作用,故在此特别强调。《本草纲目》言:"猪苓淡渗,气升而又能降,故能开腠理,利小便,与茯苓同功,但入补药不如茯苓也。"故一般认为猪苓偏攻,茯苓偏补,但此处李时珍所用的是"不如"二字,而非"没有"。猪苓具有补益作用的原因有四:①《神农本草经》将猪苓列为中品,而不列为下品,自有其深意。②《神农本草经》说:"猪苓……久服轻身耐老",说明猪苓有保健作用。③从猪苓的性平,味甘、淡中也可以看出猪苓并不是一味纯攻药。④现代药理研究表明,猪苓有提高免疫的功能。在小白鼠实验中,可见到猪苓可能改善病鼠的症状,提高免疫功能。

周教授认为猪苓有补益作用,主要是因其具有调和阴阳的作用。阴阳失衡得以恢复,诸病自除。由此猪苓的临证应用范围还可以扩大,如其增加增强免疫力的作用、抑瘤抗癌的作用和抗衰老的作用,皆有可能与调和阴阳有关。临床上有猪苓多糖注射液,能调节机体免疫功能,对慢性肝炎、肿瘤病有一定疗效。

对于猪苓的配伍,周教授推荐《长沙药解》中的记载:"猪苓,渗利泄水,较之茯苓更捷。但水之为性,非土木条达,不能独行。猪苓散之利水,有白术之燥湿土也;猪苓汤之利水,有阿胶清风木也;五苓之利水,有白术之燥土,桂枝之达木也；八味之利水，有桂枝之达林，地黄之清风也；若徒求利于猪、茯、滑、泽之辈，恐难奏奇功耳"。猪苓不宜单用，常需配伍使用。周教授临证时喜将其与泽泻相须使用，猪苓性平，偏于利水；泽泻性寒，又能泄热。《本草述》曰："方书有云，湿在脾胃者，必用猪苓、泽泻以分理之也。按猪苓从阳畅阴，洁古所谓升而微降者是，阳也；泽泻从阴达阳，洁古所谓沉而降者是，阴也。二味乃合为分理阴阳。"《本草汇言》云："猪苓利水，能分泄表间之邪；泽泻利水，能宣通内脏之湿。"此外，还可有以下几种应用：①以猪苓配白术，健脾益气，渗湿利水，主治泄泻、尿少等病证；②以猪苓配大腹皮，利水除胀，主治水肿以小便不利为主症者；③以猪苓配茯苓，健脾利水，主治水肿。

猪苓治疗银屑病，祛湿增强免疫力

银屑病是一种常见的慢性复发性炎症性皮肤病，特征性损害为红色丘疹或斑块上覆有多层银白色鳞屑，好发于四肢伸侧、头皮和背部，严重皮损可泛发全身，并可出现高热、脓疱、红皮病样改变以及全身大小关节病变。与中医学中的"白疕"、"风"、"蛇虱"相类似。《医宗金鉴》记载："此证俗名蛇虱，生于皮肤，形如疹疥，色白而痒，搔起白皮。"《外科证治全书》记载：白疕"皮肤燥痒起如疹疥而色白，搔之屑起，渐至肢体枯燥，坼裂血出痛楚"。湿邪常为本病病机之一，湿邪侵内，气血耗伤，血虚风燥，肌肤失养而致病。

周教授用猪苓治疗银屑病主要是从"湿邪"和"免疫力"两个方面入手的。

湿性缠绵，故与湿邪相关的银屑病缠绵难愈。《医学启源》言："猪苓淡渗"。《本草纲目》言："猪苓淡渗，气升而又能降，故能开腠理，利小便。"猪苓淡渗，故可慢慢地化除湿邪，疗效稳固。又因脾主运化水湿，《本草述》谓："方书有方，湿在脾胃者，必用猪苓、泽泻以分理之也。按猪苓从阳畅阴，洁古所谓升而微降者是，阳也；泽泻从阴达阳，洁古所谓沉而降者是，阴也。二味乃合为分理阴阳。"故治疗银屑病时，猪苓配泽泻，是周教授常用的药对之一。

免疫功能紊乱是银屑病的西医学病机之一。研究表明，银屑病细胞免疫功能降低，淋巴细胞迟发性变态反应降低；体液免疫功能亢进，IgA、IgE含量增高，IgM降低。而关于猪苓的现代药理研究表明：猪苓煎剂皮下注射能增强小鼠网状内皮系统吞噬功能，能加强细胞免疫和抑制体液免疫，从猪苓菌核提取而制成的猪苓多糖片，能增强免疫功能。且目前已有猪苓多糖注射液，可肌内注射治疗免疫功能低下的体弱儿童。

周教授使用猪苓治疗银屑病常用处方举例：若表现为皮损多发于腋窝、腹股沟等处，红斑糜烂，痂屑黏厚，瘙痒较烈，舌红，苔黄腻，脉滑，可用处方：猪苓15g，泽泻10g，苍术10g，白术12g，薏苡仁15g，茵陈10g，半枝莲15g，白鲜皮10g，地肤子10g。

周教授提示或可以猪苓(或配伍泽泻)为主药,研发中药复方,治疗更多证型的银屑病。

二、利尿通淋药

车 前 子

清热利湿车前子,湿温伤寒沉疴起

车前子始载于《神农本草经》,归肾、肝、肺经,有利水通淋、止泻、清肝明目、清肺化痰等作用。周教授临证常用其治疗属于湿热下注之急性肾小球肾炎、泌尿系感染、淋病、阴道炎,以及西医伤寒,也常用于治疗肝火上炎之高血压(病)、青光眼、流行性出血性眼结膜炎等。此外车前子尚能清肺化痰,可用于治疗痰湿蕴肺之百日咳、肺结核、胸膜炎等。

伤寒是由伤寒杆菌侵入人体所致的传染病。其主要病理变化为小肠黏膜巴组织增生、炎变、肠壁组织肿胀、缺血、坏死、结痂、溃疡等。主要表现为持续发热呈梯形递降、玫瑰疹、脾大、白细胞减少等。西医治疗本病以抗生素为主,初用疗效较好,但随着耐药菌株的产生,其疗效也逐渐下降。比如氯霉素治疗本病疗效确切,但易复发,有时可有肠出血、肠穿孔等并发症。中医认为本病病机主要是湿热之邪入侵体内,或饮食失节,内生湿热,湿热之邪壅滞肠道,引起此病。故而清热利湿为本病之基本治则,周教授取车前子清热利湿之功治疗本病,往往收效甚速,同时车前子具有调节人体阴阳、水液代谢失衡的作用,治疗本病尤为适宜。周教授常用处方: 若症见发热稽留,汗出热减,面如油垢,脘腹闷满,恶心呕吐,舌苔黄腻,脉滑数,可治以清热化湿。常用处方: 车前子15g,黄连10g,厚朴10g,石菖蒲10g,山栀子10g,茯苓12g,滑石10g,生甘草6g。方用车前子,为起清利湿热之作用。若热象较重者,可加石膏、知母; 湿邪较重者,可加苍术、藿香; 湿热阻肠者,可加枳实、陈皮; 痰蒙心窍者,可加远志、郁金。周教授认为湿与热是影响本病的关键因素,但两者轻重不尽相同,有偏于湿者,有偏于热者,根据周教授的临床经验,一般热重于湿者较为易治,湿重于热者则往往病势缠绵,较为难治。因此临证还需仔细辨证,对证施治。

清肝明目车前子,血压眼压能制止

周教授认为车前子是一味调节人体阴阳、水液代谢失衡之药,其药性平和持久,又无伤阴之弊,故治疗高血压(病),降压效果平稳,副作用小。眼底病变是高血压常见的并发症,车前子清肝热养肝阴,降血压,同时具有明目的功效,因此周教授临证常以 "车前子+菊花、桑叶、决明子",治疗高血压眼病属肝火上炎之证者,以"车前子+熟地黄、枸杞子",治疗肝肾亏虚所致眼目昏花,效果显著。周教授还用车前子治疗眼压高、青光眼等疾病。

车前临证配伍多,适宜病种功效殊

周教授临证用车前子时常有不少药对,其意为增加用途,减少副作用。如其用"车前子+怀牛膝"治疗肾虚之肾炎。因为车前子可通利小便,但其甘寒滑利,于肾虚不利。故以怀牛膝兼补肾虚。又如用"车前子+墨旱莲草"治疗血尿。车前子利湿清热,但无止血之功,取墨旱莲滋阴平肝、凉血止血之效以兼顾止血。又如用"车前子+赤茯苓"治疗湿热型膀胱炎。此乃赤茯苓偏入血分、清利湿热,可补车前子不入血分之缺。周教授也常用"车前子+赤茯苓"治疗痢疾,"利小便以实大便"治疗痢疾,使赤茯苓帮助车前子能使湿热从小便排出而达到止泻之目的。

三、利湿退黄药

茵 陈

湿热黄疸用茵陈,适当配伍效更珍

茵陈为治疗黄疸的专药,《神农本草经》言其:"主风湿寒热邪气,热结黄疸"。周教授治黄疸,先别黄疸之类别,如阴黄、阳黄、热黄、寒黄、湿黄、燥黄、血黄、气黄等。其次还须辨别黄疸的时期。

周教授临床,有一些常用药对可治疗上述的辨别分类。阳黄者,若黄疸之色不深,下身黄、上身不黄,夜间病甚,周教授常以"茵陈+茯苓"治之。阳黄者,若黄色明显,上身眼目皆黄,小便艰难,周教授常以"茵陈+升麻"治之。热黄者,表现为口渴,全身均呈黄色,小便急数,色如黄汤,周教授常以"茵陈+龙胆草"治之。而寒黄者,症见畏寒怕冷,脘腹作痛,全身发黄,小便清长,周教授常以"茵陈+附子"治之。湿黄,可表现为全身发黄而肿,周教授常用"茵陈+车前草"治疗。燥黄的特点为胸前发黄,其他部位不黄,周教授常以"茵陈+石斛"治之。血黄证,可见全身发黄,伴发热,胸闷腹痛,周教授常以"茵陈+牡丹皮"治之。气黄,身无发热,头面发黄,纳呆,气短便燥,周教授常以"茵陈+黄芪"治之。黄疸初起,常用"茵陈+大黄"治疗。黄疸中期,常用"茵陈+水飞蓟"治疗;黄疸晚期,则以"茵陈+党参"治疗。

周教授强调,《本草述钩元》中的这段话非常值得大家学习——"内伤变黄,只用理中、建中,茵陈不必用。诚思人身湿热之病居多,如七情、房劳、酒食违宜,劳役过度,伤其中气,以累元气,致脾阴大损,不能为胃行其津液者,何可胜数。第有因如是以之损伤以病黄疸者,亦有损伤,而不能调养以成虚劳者,虚劳虽亦有发黄,实则区以别矣。海藏所云不必用,当是此类。"非湿热引起的黄疸,如虚劳黄疸、蓄血发黄、热甚无湿发黄,皆不宜用茵陈。

茵陈治疗败血症,热毒湿毒一扫清

败血症是一种急性全身性感染疾病,致病菌侵袭人体进入血液循环后流窜全身,病情凶险。败血症之症(证)治,可散见于中医"疔疮走黄"、"病毒走散"、"邪毒内陷"、"产后风"、"脐带风"等病证之记载中。其病因多为热毒、湿毒,病机多为湿毒犯里,湿热交结,引致中焦纳运失常,气机升降失畅,而湿毒可从热化火,深入营血,引起种种危象。

周教授言此病常常热毒与湿毒相兼为患,故用茵陈清利热湿。加之现代药理研究证实茵陈有抗菌、抗病毒作用,且抗菌谱广泛,正适合败血症未查明致病菌时使用。不过抗菌只是次要原因,茵陈用在此处关键在于其有清利湿热的作用。虽以内消湿热毒邪为治疗此病的主要方法,在使用茵陈的同时,还可配合外透、下泄的药物,给湿毒以出路,效果更好。

处方举例:临床表现为身热不扬,午后热甚,汗出黏腻,热退后复作,体温大致在38~39℃,神疲乏力,胸脘满闷,恶心呕吐,口舌黏腻,两目黄染,尿色黄赤,舌苔黄腻,脉滑数,可治以清热化湿。常用处方:茵陈15g,黄芩10g,连翘10g,滑石10g,通草6g,白蔻仁6g,石菖蒲10g,桔梗10g,薄荷6g,生甘草6g。若有咽喉肿痛,可加射干;呕恶甚重,可加半夏、旋覆花;舌苔甚厚且腻,可加厚朴;黄疸较重,可加龙胆草。

暑湿感冒用茵陈,清暑利湿表邪尽

《日华子诸家本草》曰:茵陈"治天行时疾,热狂,头痛头旋,风眼痛。"茵陈亦有抗菌、抗病毒的作用。

对于暑湿感冒,周教授认为,轻症可用香薷疏表即可。但多数暑湿感冒,仅用香薷尚不能解决问题,故以茵陈清热祛湿解表。周教授还强调,可借鉴银翘散辛温配辛凉的用法,在大队去暑湿药中加1~2味辛温解表药或辛凉解表药(以辛温药较多用),有时亦常有较好的效果。

处方举例:暑湿感冒,临床表现为恶寒,发热,头胀且痛,胸脘胀满,恶心呕吐,四肢困倦,大便溏薄,舌苔薄腻,脉濡数,可治以清暑祛湿解表。常用处方:茵陈12g,香薷6g,金银花10g,连翘10g,厚朴6g,扁豆10g,生薏苡仁15g,生甘草6g。心烦者,加山栀子;恶心呕吐严重者,可加半夏、代赭石;全身酸痛,可加羌活、独活;食纳不香,可加山楂、神曲;咳嗽有痰,可加桔梗、枇杷叶。

另外,岭南人患感冒,常以湿加热为主,此时亦可以茵陈为主组方治之。

小儿患感冒,也常夹湿,故可加茵陈,或配伍葛根助茵陈清热,藿香助茵陈祛湿。周教授强调,茵陈为主药治疗小儿病,若3~5剂未能中病,则说明其病尚有变数,即应更方。且"茵陈+葛、藿"之方,仅用于小儿感冒体温在39℃以下者,若体温超过39℃,则说明病邪并非以"湿"为主,不宜用"茵陈+葛、藿"之方。

对于一些难治性感冒时,常于方中加一味茵陈,有时或有奇效。

虎　杖

湿热瘀毒用虎杖,异病同治为特长

虎杖味苦,性寒,归肝、胆、肺经。功用清热利湿、活血定痛、解毒、化痰止咳。虎杖一药,《名医别录》认为其"主通利月水,破留血结"。《日华子诸家本草》曰:虎杖"治产后恶血不下,心腹胀满,排脓,主疮疖痈毒,妇人血晕,扑损瘀血,破风毒结气",现代药理研究证明虎杖尚有消炎、抗病毒、镇静、镇痛、镇咳、止血、降血糖、降血脂、抗肿瘤等作用。周教授根据现代疾病谱之不同,用虎杖消炎之功,治疗急性黄疸性肝炎、风湿性关节炎;用虎杖利胆之功,治疗胆囊炎、胆结石;用虎杖降脂之功,治疗高脂血症、冠心病等。

周教授临证用虎杖,常采用异病同治之法。如其治疗霉菌性阴道炎、类风湿关节炎,只要属于湿热者,均用虎杖为主,组方治之。又如其对于慢性盆腔炎、前列腺炎、痤疮、银屑病,只要属于瘀毒内结者,周教授临证亦以虎杖为主,组方治之。此外周教授常根据病情需要,组合用药,如:虎杖与金钱草均有利湿退黄、清热消肿之作用,广金钱利尿通淋、清热排石方之功胜于虎杖,而虎杖活血清热、化浊泻下之力强于广金钱,故常用虎杖与金钱草相须为用,治疗胆石症。又如:大黄泻下导滞、直折火邪之功著,虎杖利湿退黄、清热消肿之力专。两药合用,清热消炎之力既增,泻浊之力更著,两者相合治疗肝胆疾病,疗效尤著。

呼吸衰竭用虎杖,止咳平喘又消炎

急性呼吸窘迫综合征是一种急性的、进行性的呼吸衰竭。肺微循环障碍、毛细血管通透性增加、肺水肿、肺泡壁萎缩、通气/血流比例失调、肺内血流量增加是本病的主要病理变化。常见症状有呼吸频速、呼吸窘迫、低氧血症、休克等。严重感染、创伤、大手术后、输液过量、异型输血等可为本病的常见病因。本病与中医"喘证"有类似之处,可与虚劳、瘀血、产后、温病、亡血等原因有关。周教授指出,肺瘀血是本病的主要病机之一。本病之治,西药抗生素有一定治疗效果。但若能及早配用虎杖,可起"菌毒并治"的作用。对于证属热、实者,用虎杖既可以抑菌、又可止咳平喘,对于减轻呼吸困难,颇有裨益。周教授常用处方:①症见发热危急,烦躁不安,喘促鼻煽,舌质红、苔黄,脉滑数者,治以清热解毒、化痰平喘者。常用处方:虎杖12g,黄芩10g,黄连6g,栀子10g,金银花15g,连翘10g,鱼腥草15g,竹叶10g,生石膏15g,桑白皮12g,甘草6g。如气喘明显,可用葶苈子、前胡;口干明显,可用知母、芦根;大便闭结,可用生大黄;

尿少者,可用猪苓、车前子;神昏者,可予安宫牛黄丸。②症见发热,张口抬肩,口干气急,胸胁胀痛,舌暗、苔薄白,脉弦细者,治以益气活血、清热化瘀。常用处方:虎杖12g,黄芩10g,黄芪12g,党参12g,麦冬12g,五味子6g,苏木10g,当归10g,牡丹皮10g,茯苓10g。若口干明显,可予北沙参、石斛;瘀象明显,可予丹参、红花。

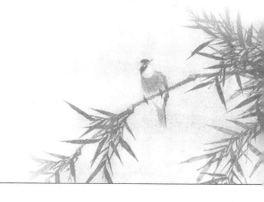

第十四章 补益药

一、补气药

人　参

百草之王为人参,大补元气又生津

人参性微温,味甘、微苦。归脾、肺经。功用大补元气,补脾益肺,生津止渴,安神益智。对于人参之功效,历代医家多有论述,有言其甘温益气者,有言其甘寒补阴者,亦有言其甘温回阳者。周教授细考方书并结合临床经验,将人参之功效归纳为:补肺气、强心、健脾益气、强肾起痿四端。临证常以其补肺气之功,治疗慢性肺源性心脏病、慢性呼吸衰竭、哮喘、矽肺等;以其强心之功,治疗冠心病、心律不齐失常、心肌炎等;以其健脾益气之力,治疗胃下垂、慢性痢疾、晚期胃癌等;亦用之强肾起痿,治疗遗尿症、阳痿、男性不育症、肾癌、膀胱癌等。

人参一味治暴脱,配合使用更适合

周教授认为人参的配伍很重要。虽然亦有单用者,但临证用得不多。独参汤,常用于人气脱于一时,失血于顷刻,精走于须臾,阳绝于旦夕,他药缓不济事之时。而多数时候,人参常与他药配伍,方能发挥更大作用。如周教授治疗瘀血阻滞于肺的哮喘时,常用人参配苏木;治疗肺虚哮喘,则常用人参配黄芪、五味子;治疗血行脉外之支气管扩张,常用人参配大黄;治疗肺气失宣之咳嗽,常用人参配薄荷、紫苏叶;治疗气陷于中的胃下垂,常用人参配升麻、柴胡;治疗心脾两虚之神经官能症,常用人参配茯苓;治疗气阴两伤的糖尿病,常用人参配石膏;治疗心血瘀滞的冠心病,常用人参配当归;治疗湿热滞肠的慢性肠炎,常用人参配黄连;治疗脾虚的慢性痢疾,常用人参配诃子。

人参治疗尿毒症,益气祛邪有时灵

慢性肾功能衰竭是指各种原因造成的慢性进行性肾实质损害,致使肾脏明显萎缩,不能维持其基本功能,临床主要表现为代谢产物潴留,水、电解质和酸、碱平衡失调,累及全身各系统的临床综合征,亦称"尿毒症"。病因

以肾小球肾炎为最多见,其次为肾小管间质性肾炎;在继发性肾病中常见于糖尿病肾病、高血压性肾硬化、系统性红斑狼疮性肾炎。与中医"水肿"、"尿血"、"淋证"、等病的部分证型有相似之处。主要由疾病日久,损及脏腑,累及于肾,邪盛正虚,而致肾脏衰败。周教授认为人参具有大补元气、益气助阳、强肾起痿之功。而现代药理研究也表明,人参有清除自由基、保护残余肾功能的作用。因此周教授临证常用人参强肾益气,同时配以健脾运湿之剂治疗部分慢性肾衰。盖肾脏衰败,湿浊、尿毒壅滞,常常可使脾失健运;而脾虚生湿,反过来又会影响及肾。周教授常用处方:①症见面色苍白,纳食欠馨,神疲乏力,夜尿增多,舌苔薄白,脉细者,治以益气健脾、养血补肾。常用处方:人参10g,黄芪12g,当归10g,丹参10g,黄精12g,巴戟天10g,制大黄6g。有尿路感染者,可加败酱草;胃纳不佳者,可加山楂、山药;有恶心、呕吐者,可加半夏、生姜;畏寒者,可加炮附子、肉苁蓉。②症见面色苍白,腰酸乏力,夜尿频多,下肢浮肿,舌苔薄白,脉弦者,治以益气补肾、活血泄浊。常用处方:人参10g,黄芪12g,黄精12g,川芎10g,葛根12g,杜仲10g,枸杞子12g,制大黄6g。内热较重者,可加黄芩;尿蛋白多者,可加山萸肉、桔梗。③症见面色萎黄,腰腿酸软,畏寒,夜尿清长,浮肿,皮肤瘙痒,舌淡白,脉沉细无力者,治以温肾益气、通腑泄浊。常用处方:人参10g,黄芪12g,黄精12g,当归10g,淫羊藿10g,巴戟天10g,制附子6g,酒大黄6g。有恶心者,可加半夏、生姜;皮肤有瘀斑者,可加茜草、紫草。

周教授特别提醒大家,中医辨证论治治疗尿毒证,即使辨证正确,也不一定都有效,因个体差异很大,疗效也因人而异。必要时应配合肾透析治疗,确保患者的生命安全。

太 子 参

健脾益气太子参,慢性肠炎效犹珍

若症见腹胀腹泻,有黏血便,食少纳差,腹部隐痛喜按,神疲乏力,舌苔薄白,脉细数,可治以健脾益气、化湿升阳。常用处方:太子参15g,党参10g,茯苓10g,山药10g,薏苡仁15g,白扁豆6g,砂仁3g,桔梗10g。若脾虚严重,可用白术;气滞,可用木香、陈皮;大便夹不消化食物,可用神曲、山楂;腹痛明显,可用延胡索、川楝子;腹泻明显,可用苍术、厚朴。若腹痛则泻,泻后痛减,胸胁胀闷,食纳减少,矢气频作,舌苔薄白,脉弦细,可治以健脾和中、疏肝理气。常用处方:太子参15g,柴胡10g,白芍12g,陈皮6g,防风10g,延胡索10g,乌梅10g。若腹胀,可用枳实;脾虚明显,可用白术;气滞明显,可用木香。

本病之治较难。周教授认为其难不是难在治疗本病之症状,而是抗复发甚难。而本病复发之主因常是脾胃虚弱。脾胃虚弱可能是本病缓解期的基本病机。也是本病复发之根本原因。益气健脾可提高机体免疫能力,有助于肠黏膜之修复,可防止本病复发。太子参益气健脾,故对于本病之复发有一定防治作用。周教授指出,无论在本病发作期,还是在本病缓解期,或是在本病的复发期,都要把健脾益气放在第一位考虑,健脾益气是本病治本之道。

慢支选用太子参,配上半夏效倍增

慢性支气管炎若干咳痰少,痰难咳出,可见胸痛,恶风发热,舌苔薄黄,脉浮滑,可治以疏风清热、补肺润肺、止咳。常用处方:太子参15g,南沙参12g,杏仁10g,前胡10g,桑叶10g,薄荷6g,牛蒡子10g,天花粉10g,芦根10g。太子参在本证型有痰少、难以咳出症情时应用。干咳伤津,可用北沙参、麦冬;心烦,可用山栀;口干热重,可用石膏、知母;痰中有血,可用仙鹤草、茜草。若咳嗽气粗,痰多黄稠,痰难咳出,口干舌燥,心烦易躁,大便秘结,舌苔黄腻,脉滑数,可治以清热化痰、润肺止咳。常用处方:太子参15g,桑白皮10g,黄芩10g,射干10g,贝母10g,全瓜蒌12g,半夏10g,款冬花10g。太子参在本证型咳不止、痰难出时应用。若咳痰脓黄,可用鱼腥草、冬瓜子;咳逆,可用葶苈子;痰热伤阴,可用沙参、麦冬。若咳声重浊,痰多难出,肢体乏力,纳呆腹胀,舌苔白腻,脉滑,可治以健脾润肺、化痰止咳。常用处方:太子参15g,茯苓12g,半夏10g,杏仁10g,款冬花10g,陈皮10g,苍术10g,白芥子10g。若神疲乏力明显,可用党参、白术;痰多,可用瓜蒌;恶心,可用旋覆花、代赭石;怕冷,可用干姜。若咳声无力,咳痰不利,恶风自汗,舌苔薄白,脉细弱,可治以补益肺气、化痰止咳。常用处方:太子参15g,黄芪12g,白术12g,防风10g,麦冬12g,五味子10g,紫菀10g,款冬花10g。痰多,可用半夏、枇杷叶;肺阴虚,可用沙参、百合;常易感冒,可用桂枝、白芍。

本病多反复发作,难以根治。故应注意扶正固本治疗。同时亦须注意止咳化痰,因为这种"标"症,也常是困扰患者之主要问题。太子参能补益肺气、润肺化痰止咳,故在本病治疗时常用。有一部分本病患者,常在缓解期,并没有明显的咳嗽痰多,这时要注意,实际上本病之"本"未治,故到一定时候,旧病就会复发。无论何时,本病都要注意太子参之应用。

对本病之咳嗽,周教授常喜以太子参治之。周教授大多是将太子参配入复方中作用。本病中,周教授最多用之药对为"太子参+半夏"。盖太子参补益肺气、润肺止咳,但无化痰之力;而半夏燥湿化痰、散结消痞,可助太子参"化痰"。另外,周教授认为"湿病"难治。亦即含"湿"之病,较为顽固,可能经久不愈。而"太子参+半夏"可对"湿"痰予以清除。对于本病见咳嗽痰多、色白成块、胸闷头晕、舌苔白腻、脉滑者,多以"太子参+半夏"治之。即使对于本病之风寒束肺型、风热袭肺型、风燥伤肺型、痰热壅肺型、痰湿犯肺型、肺气虚弱型、肺肾阴虚型,周教授亦常以"太子参+半夏"治之。原因就是本病各型中较多含"湿痰",而"湿痰"往往是本病难治原因之一。"太子参+半夏"可健脾兼化湿痰。

黄 芪

黄芪益气补脾肺,补卫固表升阳气

黄芪性微温,味甘。归脾、肺经。一般认为其有补气升阳、固表止汗、托疮生肌、利水消肿之功。周教授认为黄芪的主要功效,确如张锡纯在《医学衷中参西录》中所说:"能补气,兼能升气"。关于黄芪"补气",周教授认为要区别其与人参之"补气"之不同。人参大补元气而实里,而黄芪补卫气而固表。如证属里虚,脾胃虚弱,饮食少进,疲乏嗜卧,精神不振,脉虚者,应以人参为主,有时可以黄芪配之;如病属表虚,腠理不固,自汗或盗汗者,则应以黄芪为主,有时可稍加人参为辅。故周教授常以黄芪为主治疗肺气虚弱、表虚不固的上呼吸道感染、支气管炎、肺炎、流行性感冒、病毒性心肌炎等。对于黄芪"能升气",《本草正义》论之甚精:"黄芪,补益中土,温养脾胃,凡中气不振,脾土虚弱,清气下陷者最宜。"周教授用之治疗清气下陷之重症肌无力、胃下垂、肾下垂、直肠脱垂、子宫脱垂、支气管哮喘、慢性胃肠炎等。

黄芪益气治再障,气旺血生真灵验

再生障碍性贫血,是由多种原因引起的造血功能异常,以全血细胞减少,进行性贫血,出血倾向及继发感染为主要表现的一组综合征。主要表现为贫血、出血和反复感染。中医的"虚劳"、"血虚"、"急劳髓枯"、"血证"等与再生障碍性贫血有类似之处。可因先天不足、病久体虚不复或烦劳过度,房事不节等原因,损及五脏,形成虚劳。治疗上主要以扶助正气,补益气血为主。《神农本草经》称黄芪能"补虚";《药性论》言黄芪具有"内补"之功;《日华子诸家本草》认为黄芪能"补血";《本草正》称黄芪可以"止血";《本经逢原》认为黄芪"补肾脏血气不足"。现代药理研究表明,黄芪能增加血液中红细胞总数,并具有双向调节免疫力的作用。因此可用黄芪入药,辨证治疗再生障碍性贫血。周教授常用处方:①症见面色苍白,畏寒肢冷,心悸气短,腰膝酸软,食欲缺乏,面浮肢肿,虚汗自出,妇人月经过多,男子阳痿,舌质淡白,脉沉白者,治以温补脾肾、填精益髓。常用处方:黄芪15g,人参10g,肉苁蓉10g,全当归10g,女贞子10g,附子6g,肉桂6g,补骨脂10g。②症见头昏头晕,面色苍白,齿龈出血,五心烦热,腰膝酸软,虚烦失眠,舌红少津,脉细数者,治以滋补肝肾。常用处方:生黄芪15g,太子参15g,仙鹤草15g,知母10g,黄柏6g,生地黄12g,女贞子10g,墨旱莲10g,枸杞子15g。③症见面色苍白,身倦乏力,腰膝酸软,自汗或盗汗,舌淡苔白,脉沉细无力者,治以气阴两虚。常用处方:太子参15g,生黄芪

15g,黄精12g,淫羊藿10g,生熟地黄各10g,砂仁6g,枸杞子15g,牛膝10g,墨旱莲15g。

白 术

白术补气益脾胃,鉴别应用配伍随

白术性温,味苦、甘,归脾、胃经。功效:补气健脾,燥湿利水,止汗安胎。《神农本草经》言其:"主风寒湿痹死肌,痉,疸,止汗除热,消食";《珍珠囊》言其"除湿益气,补中补阳,消痰逐水,生津止渴,止泻痢,消足胫湿肿。"周教授指出,白术一药,傅青主用之最多,《傅青主女科》一书中载方百余,含白术者逾60首,以白术为君者9首,而凡此9首皆取其益气健脾,燥湿利水之效。

人参补益力强,大补元气,复脉固脱,可用于气虚欲脱、脉微欲绝之危重证;又可益血生津,用于热病口渴、气津两伤之证。而白术补益之力不及人参,但其专入脾、胃经,运脾化湿之力强。周教授临证多用白术益气健脾之功,治疗脾虚的重症肌无力、肝硬化腹水、肝硬化低蛋白症、白细胞减少症等。其燥湿之功与苍术有别。苍术为化湿药,既能燥湿,又能祛风胜湿。而白术则以补脾为主,通过补脾而达燥湿作用。故湿盛之实证多用苍术;脾虚有湿则多用白术。周教授临证常以白术燥湿利水之功,治疗湿盛的溃疡性结肠炎、慢性肝炎、慢性萎缩性胃炎等。

白术补气益脾胃,扶正祛邪胃癌驱

胃癌是最常见的恶性肿瘤之一,居消化道肿瘤的首位。中医的"噎膈"、"反胃"、"积聚"、"癥瘕"等与胃癌有类似之处。临证主要可见上腹痛,早期尚不明显,晚期则呈持续性剧痛;食欲缺乏,伴恶心、呕吐,体重下降,进行性贫血,出现恶病质。一般认为胃癌可因肝郁气滞,导致血行不畅而凝结成瘀,久瘀留胃而成癌。也可因脾胃受伤,湿浊内生,气滞血瘀与痰湿内聚合留于胃,久则成癌。白术能益气健脾、运湿消肿、通络抗癌。现代药理研究表明白术有抗癌作用。如白术挥发油对小鼠肉瘤有抑制作用,白术内酯对小鼠肉瘤也有抑制作用。白术挥发油尚能增强癌细胞的抗原性抗体的特异性主动免疫,对带瘤机体有免疫保护作用。故可用白术于胃癌。周教授常用处方:①症见胃脘隐痛,喜按喜暖,朝食暮吐或暮食朝吐,四肢发冷,神疲懒言,舌淡,脉沉迟者,治以温补脾肾。常用处方:黄芪12g,党参12g,白术15g,茯苓12g,半夏10g,熟地黄15g,半枝莲15g,肉桂6g,炙甘草6g。②症见胃痛,呕吐频作,口干喜饮,大便干结,身疲乏力,自汗盗汗,气短懒言,舌质淡红,脉沉细者,治以益气养阴。常用处方:黄芪12g,党参12g,白术12g,半夏10g,生地黄12g,枸杞子12g,石见穿10g,半枝莲15g,白花蛇舌草15g。为防止胃癌术后复发,周教授也常以白术为主组方防治。盖胃癌手术后,脾气尤虚,治当补益脾气为主,故可以白术为主,适当配伍党参、黄芪、山药、陈皮、白芍、甘草，以及用生薏苡仁、石见穿、龙葵、白花蛇舌草等防治胃癌中药，以达到抑制胃癌复发的作用。

甘　草

心律失常用甘草，配上苦参效更好

甘草具有补脾益气，祛痰止咳，缓急止痛，清热解毒，调和诸药的功效。药理研究表明，甘草有对抗室性心律失常的作用，甘草有一定的解毒作用，可解药物、食物毒。此外，甘草还有镇咳、调节免疫功能、抗炎、抗变态反应、降低血胆固醇、抗肿瘤等作用。副作用有水钠潴留，血压升高，钠、氯排出减少，钾排出增加。

甘草在《神农本草经》中列为上品。其文曰：甘草"味甘平，主五脏六腑寒热邪气，坚筋骨，长肌肉，倍力，金创，解毒，久服轻身延年"。《名医别录》记载：甘草"通经脉、利血气"。

心律失常是一种较为常见的心脏疾病，是由于窦房结激动异常，或激动产生于窦房结以外，或激动的传导缓慢、阻滞、通道异常，而导致心脏搏动的频率和（或）节律异常。它可单独发病，也可与心血管病伴发。患者可能突然发病而致猝死，也可能并发心力衰竭、晕厥、休克或者脑栓塞而死亡。

甘草为治疗心律失常的常用药，可补脾养心，缓急复脉，药理学研究也证明其有对抗室性心律失常的作用。仲景的"炙甘草汤"为治疗心律失常的名方，《本经逢原》言："炙甘草汤，治伤寒脉结代，心动悸，浑是表里津血不调，故用甘草以和诸药之性而复其脉，深得攻补兼该之妙用"。

治疗心气不足、心脉失养的心律失常，关键在于益气温阳以复心用，滋阴养血以补心体，使心气复、心阳振、心血足、心脉充，则失常之心律自会恢复正常。此时，人参这味药就不得不提，炙甘草补元气的作用不强，若配以人参，则可加强处方补心强心的作用。且甘草得人参之配，气血生化之源得充，脾胃机能功能转强，血气畅通，则心律自复。

治疗一般心律失常，周教授也会用炙甘草配苦参，因苦参有强心、抗心律失常的作用；对于有气血亏虚表现的心律失常症，也可用炙甘草配党参、阿胶治疗。室性期前收缩，可用炙甘草、生甘草配泽泻治疗；心律较快者，可用炙甘草配磁石或牡蛎治疗；心律缓慢者，可用炙甘草配香附或红花治疗。心阳亏虚者，可用炙甘草配附子或桂枝治疗；阴血亏虚者，可用炙甘草配熟地治疗。心脾两虚者，用炙甘草以生地、熟地配之；痰瘀阻心者，用炙甘草以瓜蒌配之。

特别值得强调的是，由于炙甘草可滞钠排钾，故周教授在使用炙甘草治疗心律失常时，常以猪苓、夏枯草相配，以减少炙甘草滞钠排钾的作用。

处方举例：①临床表现为心悸怔忡，体倦乏力，胸闷咳嗽，舌苔薄白，脉细弱并见结、代,可治以益气养心。常用处方:炙甘草10g,人参10g,麦冬12g,五味子10g,桂枝10g,苦参10g,淮小麦15g,大枣7枚。心悸甚者,可加柏子仁;有热,可加金银花、连翘。②临床表现为心悸乏力,胸闷气短,有时心痛,头晕目眩,舌苔薄白,脉细或结代,可治以补气养血。常用处方:炙甘草10g,人参10g,生地黄12g,麦冬12g,阿胶12g,大枣7枚,生姜3片。

调和诸药用甘草,不良反应常记牢

甘草反大戟、芫花、海藻,一般不宜配伍。甘草能助湿壅气,令人中满,所以湿盛且胸腹胀满及呕吐者忌用。久服较大剂量的甘草,有可能引起水肿、血压升高,使用时也要多加注意。

甘草具有去氧皮质酮样作用以及醛固酮样作用,若醛固酮样作用过多,可影响水、电解质代谢,促进水钠潴留,排钾过多,从而引起血钾降低、血压升高及浮肿等症。故临床中使用甘草后,若见四肢乏力、头痛、胸闷、血压升高、浮肿、恶心、呕吐、腹泻等症状,需注意是否为甘草的副作用。且这类症状,一般在服甘草后1~3天内发生。糖尿病人要慎用甘草,因甘草有糖皮质激素样作用,可导致血糖升高,不利于糖尿病之治疗。此外,甘草还具有激素样作用,可能会引起内分泌的紊乱、失调。非哺乳期妇女两乳胀痛,挤压乳房时有射乳,也可能是甘草的副作用引起的。

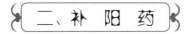

二、补 阳 药

巴 戟 天

巴戟补肾性温和,滋补保健好依从

巴戟天,性微温,味辛、甘。归肾经。功效补肾助阳,祛风除湿。正如清代凌奂之《本草害利》之所言:巴戟天"安五脏以益精,强筋骨而起阴"。巴戟天的功用与纯阳无阴之淫羊藿、鹿茸不同,除了能温补肾阳之外,尚能补益精血。周教授认为巴戟天并不是一味大补肾阳药,其回阳之力不及附子、肉桂,其补肾阳之力不及淫羊藿、鹿茸,但巴戟天无毒,且药性平和,故临床应用较为广泛,有关方面已开发了许多保健滋补食品,如巴戟酒、巴戟乌鸡精、巴戟黑米酒、巴戟滋补膏、巴戟天寡糖胶囊等。淫羊藿有一定肾毒性,因此对于一些病情不重的肾阳亏虚之病,周教授常首选巴戟天,而非淫羊藿,且常以巴戟天与他药组成药对,以作为组方的核心。周教授用巴戟天配菟丝子,利用巴戟大的补肾壮阳、益精暖宫作用,结合菟丝子的补阳益精、固精缩尿作用,两药相须为用,主治肾亏之男性不育症、功能失调性子宫出血、子宫内膜异位症、习惯性流产等。用巴戟天配牛膝,利用巴戟天补肾壮阳、强筋健骨之作用,结合牛膝补益肝肾、活血化瘀、强筋壮骨之作用,共治有肾虚表现之类风湿关节炎、增生性脊椎炎、重症肌无力等。用巴戟天配淫羊藿,利用淫羊藿温肾壮阳之功,以补巴戟天壮阳之力之不足,治疗肾阳亏虚之哮喘、抑郁症等。周教授临证主要运用巴戟天"安五脏以益精"之功,治疗肾阳不足之糖尿病、慢性乙肝、肾病综合征等;用巴戟天"起阴"之功,治疗肾亏之男性不育症、功能性子宫出血等。

巴戟温肾疗水肿,水去肿消能奏功

肾病综合征是由各种原因导致的肾脏病理性损害的一种肾小球疾病。"三高一低"是本病的特征:即大量蛋白尿(≥3.9g/d)、高脂血症、高度水肿与低蛋白血症(≤30g/L)。本病与中医的"水肿"相类。脾肾阳虚是其主要病机之一。肾主水,开窍于二阴,若肾阳衰弱,则膀胱气化不利,水湿潴留,泛溢肌肤而成为水肿。肾虚则失封藏,精气外泄,下注膀胱则出现大量蛋白尿。肾虚导致精微物质外泄,可使机体精气更亏,出现低蛋白血症。巴戟天入肾经,功能"益精"(《名医别录》);"疗水肿"(《日华子诸家本草》);"巴戟天,据书称为补肾要剂,能治五痨七伤,强阴益精……故凡腰膝疼痛,风气脚气水肿等症,服之更为有益"(《本草求真》)。且现代药理研究表明巴戟天有肾上腺皮质激素样作用,对皮质激素不足的病证有效,本病即皮质激素不足之病,故可用巴戟天治疗本病。

周教授认为引起本病水肿的原因可以有水钠潴留、低蛋白血症等,温肾利水是治疗本病水肿的常用治法。因此周教授常在辨证论治的基础上,加温肾阳药巴戟天,适当配以利尿药如车前子,在本病水肿初发阶段常可取得明显消肿效果。

周教授常用处方:症见全身高度浮肿,腹大胸满,形寒神倦,面色白,舌质淡胖,苔白,脉沉细者。治以温肾助阳、化气行水。常用处方:熟地黄12g,巴戟天12g,附子3g,肉桂3g(后下),干姜6g,白芥子6g,猪苓10g,泽泻10g,益母草15g。

淫 羊 藿

阳虚要分轻中重,羊藿居中最常用

淫羊藿是补阳药中较常用的一味药,如何在临证上能更好地应用呢?周教授说,若能将仙茅、淫羊藿、巴戟天三药做一比较,则可以比较明显地知道临证用淫羊藿之定位。仙茅药性较热,而且有一定的毒性,不宜久服,为此三种温肾阳药中药性最烈的一味。《本草正义》曰:"仙茅乃补肾阳温肾之药……巴戟天、仙灵脾(即淫羊藿)相类,而猛烈又过之。"故仙茅只能暂用于肾阳亏虚严重者。淫羊藿,性温燥,益肾阳,补命火。在上述三种补肾阳药中药力居中。故常用于肾阳已虚、但尚不十分虚者。巴戟天,性较柔润,是上述三种补肾阳药中药力最弱的一味药。其补肾阳之力较弱,故常用于肾阳初虚之病证,还是用来治疗老年痴呆的常用药。

周教授临证常用淫羊藿治疗肾阳不足之癌症。如其用"淫羊藿+重楼"治疗肺癌,用"淫羊藿+三棱、白花蛇舌草"治肝癌,用"淫羊藿+白头翁"治疗大肠癌,用"淫羊藿+土茯苓"治疗膀胱癌,用"淫羊藿+鸡血藤"治疗白血病,用"淫羊藿+桃仁、红花"治疗脑垂体肿瘤。由于一部分肿瘤患者要进行放疗或化疗,故周教授也常以淫羊藿治疗肿瘤放疗或化疗后白细胞减少。

临证治疗痹证时,周教授喜用淫羊藿或海马,因为此两者都是有温肾阳之功。周教授指出,淫羊藿非但能补益肾阳,同时又有祛湿之作用,故比较适合用治风湿痹痛。而海马则助阳活血,较适于气滞血瘀之痹证。淫羊藿与海马,两药虽有共同之处,但也有一些不同的方面,临证应区别应用。

淫羊藿大剂量应用有可能会产生心悸、胸闷、早搏等,而且对肝肾有一定的毒性。故用淫羊藿时要加强观察。若出现上述副反应,应立即停药,并予以对症治疗。临证应用淫羊藿必须注意剂量之掌握,不宜用较大剂量。

功血常用淫羊藿,辨证分型要正确

若经期紊乱,出血量多,经色淡红,质清稀,面色晦暗,腰酸腿软,舌嫩、苔薄白,脉沉弱,可治以温补肾阳、止血调冲。常用处方:淫羊藿15g,杜仲10g,枸杞子10g,鹿角霜6g,熟地10g,山药10g,山茱萸10g,炙附片3g,炮姜6g,艾叶10g。崩中可用补骨脂、炮姜;漏下,可用炒小茴香、荆芥炭;兼有脾虚,可用党参、白术;青春期患者,可用仙茅。若经期紊乱,淋漓不尽,腰酸腿软,停经数月而又暴崩,血色鲜红,头晕目眩,五心烦热,失眠健忘,面色无华,舌苔薄白,脉细,可治以补阴益阳、调理冲任。常用处方:淫羊藿12g,熟地12g,女贞子10g,枸杞子12g,杜仲10g,当归10g,山茱萸10g,鹿角胶6g。心阴亏虚,可用柏子仁、酸枣仁;漏下,可用三七、血余炭;崩中,可用墨旱莲;肝虚,可用白芍。

周教授治疗本病,常主抓辨证论治。本病常以肾虚为主,故补肾是为主治。肾主骨生髓,与精血生化有密切关系,故对于失血过多之本病,补肾是为常用之法。本病不同时期之肾阳虚与肾阴虚所占比例不同,故治疗本病,要先分清是以肾阴虚为主还是以肾阳虚为主。本病之早期,常以肾阴虚为主,此时可予"淫羊藿+补肾阴药"治之。而本病后期,则常以肾阳虚为主,故可予"淫羊藿+补肾阳药"治之。淫羊藿是以补肾阳为主,故治疗本病时常作为关键用药。无论补肾阳还是补肾阴,都要注意阴阳互生之理,不能只补肾阳或只补肾阴。周教授治疗本病,亦常注意止血,不过更注意"生血"。因为本病若只"止血",则有可能造成血瘀,只有既止血又生血,才能达到"去旧血、生新血"的目的。血由髓生,此生血"过程"属阳。而"血"为有形物质,其性属"阴"。故周教授在治疗本病用"生血"法时,特别注意补益肾阳,常用有补益肾阳功能之淫羊藿治之。周教授在"生血"之补肾阳,喜用淫羊藿、补骨脂(肝肾功能异常者慎用)等药性平和之品,不喜用附子、肉桂等药性燥烈之品。在选补肾阴药时,周教授喜用淫羊藿、女贞子、旱莲草这些药性平和而不碍胃之品。

冬 虫 夏 草

虫草用来治心衰,温补肾阳心阳随

若症见精神不振,面色苍白,心悸气急,咳嗽痰稀,形寒肢冷,舌苔白,脉沉细,可治以益气、温阳、利水。常用处方:冬虫夏草10g(研粉吞只需3g),黄芪12g,白术12g,党参12g,附子6g,茯苓12g,车前草10g,丹参10g,五加皮10g,炙甘草6g。若症见心悸气急,端坐呼吸,精神委靡,面色灰白,四肢厥冷,舌苔少,脉细,可治以益气壮阳。常用处方:冬虫夏草10g,人参10g,附子6g,麦冬10g,五味子10g,干姜6g,山茱萸10g,牡蛎15g,五味子10g,炙甘草6g。

本病阳虚较为多见。而且以肾阳虚较多,故可用冬虫夏草治之。但同时,也夹杂一些病因病机,如气阴虚、气虚、血瘀等,治疗上应以"冬虫夏草+其他药"治之。如兼气阴两虚,周教授常用"冬虫夏草+沙参"治之。盖冬虫夏草补益肾阳与补气为主,而沙参能养阴生津。两药相合,则可补肾阳与气、阴。又如其用"冬虫夏草+人参"治疗兼气虚之本病。盖冬虫夏草温补肾阳为主,人参则健脾益气。两药相合,则可补阳益气。有时也用"冬虫夏草+丹参"治疗兼血瘀之本病。盖冬虫夏草温补肾阳,丹参活血、养血、化瘀。两药合用,可补阳化瘀。

本病之治疗用冬虫夏草,应根据"心根于肾"之说。对于心气心阳虚亏之本病,若用补益心气之药治疗效果不佳时,则可在组方中加入冬虫夏草。补肾阳以助心气心阳,常比单补心气心阳为好。

慢性肾衰用虫草,缓缓调治肾功好

周教授临证也常用"冬虫夏草+杜仲"治疗慢性肾衰。盖冬虫夏草长于温补肾阳,杜仲偏于补益肝肾。两药相合,可增加补益肾阳之功能,对于治疗肾阳虚亏之慢性肾衰较为合适。

若症见神疲乏力,面色苍白,夜尿较多,舌苔薄白,脉细,可治以健脾益气、通腑泄浊。常用处方:冬虫夏草10g,黄芪10g,当归10g,党参10g,丹参10g,鸡血藤10g,黄精10g,巴戟天10g,川大黄6g。有恶心,可用黄连、半夏;鼻衄,用云南白药;皮肤有瘀斑,可用茜草根、仙鹤草。若症见面色萎黄,腰酸腿软,怕冷,夜尿清长,尿少,鼻衄或齿衄,舌苔薄白,脉沉细无力,可治以温肾健脾、通腑泄浊。常用处方:冬虫夏草10g,黄芪10g,当归10g,党参10g,巴戟天10g,肉苁蓉10g,黄精10g,制大黄6g。

现代药理研究证实冬虫夏草有以下作用:①调节免疫功能,增加免疫器官重量,增强单核巨噬细胞功能,增强体质免疫功能,对细胞免疫有双向调节作用;②补充机体必需之氨基酸;③升高血糖,降低血磷;④补充微量元素;⑤能改善肾小球滤过膜通透性,减少蛋白质渗出,提高血浆蛋白水平;⑥减轻肾脏病理改变,促进肾组织修复,阻抑肾小球肥大,促进肾小管上皮增殖减慢肾小球硬化的发生发展;⑦虫草虽好,但不能长期服用,因近年来有报道虫草含片及虫草砷超标4~6倍,谨防影响肝肾功能。

肾阳虚衰用虫草,适时选用疗效好

冬虫夏草是周教授临证常用之补肾阳药。周教授认为应用冬虫夏草时,其定位很重要。即肾阳虚到何种程度,是用冬虫夏草的最佳时机。周教授指出,肾阳虚之初,病情并不严重,所以可以小量使用冬虫夏草,而肾阳虚形成后,是冬虫夏草应用之最佳时机。这时肾阳虚之症状较为突出,冬虫夏草益肾壮阳,用之较为合适,肾阳虚亏进一步发展,已有亡阳之象出现,则不宜用冬虫夏草,此时当用附子之类回阳药。另外,现代药理研究已证实冬虫夏草有许多作用,如其可激活免疫系统,有明显降压作用,可抗心律失常,能促进造血功能,能扩张支气管。而在临证时也可结合现代药理研究结论,以供临证用药参考。如既有肾衰又有高血压的患者,即可用冬虫夏草治疗。这是因为冬虫夏草有降压作用,用于治疗既有肾衰、又有高血压时,不致升高血压。

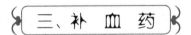

三、补 血 药

当 归

当归血中最上品,补血养心功效灵

当归味甘、辛,性温,归肝、心、脾经。《神农本草经》已有记载:"当归,味甘温,主咳逆上气,温疟,寒热,洗洗在皮肤中……妇人漏下绝子,诸恶疮疡金创"。一般药书均将当归归入"补血药"中。但当归不是一味纯补血之药。其补血之中尚有活血调血之力,《本草正》中有言:当归"专能补血,其气轻而辛,故又能行血,补中有动,行中有补,诚血中之气药,亦血中圣药也"。周教授认为临证须知当归是血中之气药,善于养血活血,调经止痛。

心律失常,是由于心脏内冲动与传导的不正常,而使心脏活动过快、过慢或不规则。属中医"心悸"范畴。本病之病位在心,病机主要为心气亏虚、心血不足、心阴亏虚、气滞血瘀等,当归养血活血,《本草求真》之言:"当归专入心,辛甘温润,诸书载为入心生血上品"。现代药理研究证明当归具有抗心律失常作用。因此周教授临证常以当归入药治疗心血亏虚所致心律失常;以心气虚为主的本病,周教授亦常用当归治之。盖"气为血帅","气虚血必亏",补气养血乃是根本治法。此外"阴血同源",心律失常证属心阴虚者,亦可辅以当归补血行血。周教授常用处方:①症见胸闷胁痛,常有心前区刺痛,心悸不宁,舌有瘀斑,舌苔薄黄,脉细涩或结、代者,治以理气化瘀、活血养心。常用处方:当归15g,赤芍10g,川芎10g,丹参10g,柴胡10g,红花10g,枳实10g,郁金10g。当归在本方中起活血养心作用。方内尚有柴胡、枳实、郁金理气,赤芍、川芎、红花、丹参活血化瘀。若胸痛甚可用延胡索、川楝子(肝肾功能不全者慎用),有痰可用瓜蒌、薤白、半夏,若情绪紧张可用远志、淮小麦、大枣。②症见胸闷心悸,心前区刺痛,面色无华,气短无力,舌苔薄白,脉细或结、代者,治以益气养血。常用处方:当归15g,党参12g,生地黄12g,麦冬12g,桂枝10g,阿胶10g,炙甘草10g,生姜3片,大枣7枚。

当归治疗脑卒中,活血化瘀显奇功

　　脑卒中是一组脑血管循环障碍病。引起本病之原因颇多,血管壁改变是其中之一,如脑动脉粥样硬化、动脉炎、脑瘤、脑血管畸形以及脑血管损伤等。血液病和血液流变学改变也是引起本病原因之一,如高脂血症、脱水、红细胞增多症、高纤维蛋白尿症、白血病等。本病之主要症状有偏瘫、意识昏蒙、言语謇涩或不语、偏身感觉障碍、口舌喝斜、目偏不瞬、共济失调。

　　《景岳全书》曰:"当归,其味甘而重,故专能补血,其气轻而辛,故又能行血,补中有动,行中有补,诚血中气药,亦血中之圣药也"。当归既能活血,又能养血,而且药性平和,补血不留瘀,行血不伤正,且无出血之虞。周教授常用处方:①症见半身不遂,口眼喝斜,面色苍白,舌淡,舌苔薄白,脉细者,治以益气养血、化瘀通络。常用处方:当归尾24g,阿胶10g,黄芪15g,桃仁10g,红花10g,赤芍10g,川芎10g,牛膝10g。当归尾在本方中起活血作用,同时亦有养血作用。方内尚有黄芪益气通络,川芎、桃仁、红花、赤芍活血化瘀,阿胶养血,牛膝引起药下行。②症见口眼口喝斜,言语不利,半身不遂,恶寒或发热,关节酸痛,舌淡,苔白,脉数者,治以祛风、养血、通络。常用处方:当归15g,秦艽10g,熟地黄12g,赤芍10g,川芎10g,黄芩10g,白术10g,桂枝6g,石菖蒲12g,半夏10g,水蛭10g,甘草6g。当归在本方中起养血、活血、通络作用。方内尚有秦艽解表祛风,熟地黄、赤芍、川芎养血行血,水蛭破血逐瘀,半夏、石菖蒲化痰醒脑,甘草缓解血管痉挛,桂枝温经通脉,黄芩清内热。

熟 地 黄

血管痴呆用熟地,分期论治更明析

　　熟地具有养血滋阴,补精益髓的功效。药理研究表明,熟地能促进骨髓造血系统功能,并能止血。熟地与地塞米松合用对单独使用激素而出现的垂体-肾上腺皮质轴失衡有预防作用。熟地还有降压、保护心肌的作用。《本草纲目》

言熟地能"填骨髓,长肌肉,生精血",《药品化义》言其"专入肝脏补血,因肝苦急,用甘缓之,兼主温胆,能益心血,更补肾水。凡内伤不足,苦志劳神,忧患伤血,纵欲耗精,调经胎产皆宜用此"。

血管性痴呆(VD)是指由缺血性卒中、出血性卒中等脑区低灌注的脑血管疾病所致的严重认知功能障碍综合征。我国VD的患病率为1.1%~3.0%,年发病率在(5~9)/1000人,为老年性痴呆的主要部分。痴呆这类疾病,若为虚症,一般是由脑髓不足、肾精不足引起。《灵枢·海论》曰"脑为髓海……髓海不足则脑转耳鸣,胫酸眩冒,目无所见,懈怠安卧。"清代唐容川曰:"事物之所以不忘,赖此记性,记在何处,则在肾经。益肾生精,化为髓,而藏于脑中。"《珍珠囊》曰:熟地"主补血气,滋肾水,益真阴。"《本草纲目》也曰:熟地"填骨髓,长肌肉,生精血,补五脏内伤不足,通血脉,利耳目,黑须发,男子五劳七伤,女子伤中胞漏,经候不调,胎产百病。"故可用熟地黄治疗血管性痴呆。

周教授认为,血管性痴呆的发展演变过程中,存在3个相对独立时期,即相对平稳期、波动期及下滑期。故临床中可以此分期为基础进行辨证论治。①平稳期:以神情呆滞、反应迟钝、善忘失算、舌质黯、脉沉弦为主要表现。或兼有腰膝酸软、尿多尿频,视物模糊、半身不遂、言语不利等。肾虚其主要病机。故治以补肾阴、益精血为主,适当兼以益气、柔肝。常用处方:(三才封髓丹加减)熟地15g,天冬12g,人参10g,白术12g,枸杞子12g,山茱萸10g,川芎10g。②波动期:以呆滞、头昏、懒动为主要表现,可兼有痰多、口臭、心烦、便干、苔白腻、脉滑。痰瘀内阻脑窍,为其主要病机。波动期的治疗,一般不用熟地。常用处方:胆南星10g,天竺黄10g,远志8g,大黄3g,黄连6g,黄芩10g,丹参10g,天麻10g,钩藤12g。③下滑期:以呆滞加重、双目无神、不识事物、面色晦暗为主要表现,兼见面红微赤、口气臭秽、二便失禁,舌苔厚腻,脉浮弦大。治疗当以解毒护脑与扶正护脑为主。常用处方:熟地15g,法半夏10g,制南星10g,苍术10g,佩兰10g,厚朴10g,当归10g,酒大黄3g。下滑期虚多实少,以肝肾阴虚兼痰瘀阻窍为特点,治疗上可根据辨证虚实的比重的不同而确定补虚和祛邪的侧重,而熟地用量的多少,当凭辨肝肾阴虚的程度而定。

处方举例:①临床表现为善忘失算,反应迟缓,头晕目眩,耳鸣耳聋,腰膝酸软,大便秘结,舌苔腻,脉细弦,可治以补肾益精、化痰通络。常用处方:熟地15g,天冬12g,枸杞子12g,山茱萸10g,石菖蒲10g,远志10g,益智仁10g,郁金10g,丹参10g,白蒺藜10g。②临床表现为神情呆滞,善忘懒动,头重如裹,面色白,肢体瘫软,夜尿频繁,舌体胖大,苔腻,脉沉,可以治以益肾健脾、化痰通络。常用处方:熟地黄24g,枸杞子12g,补骨脂10g,淫羊藿(有肝毒性,肝功能不全者慎用)10g,黄芪10g,远志10g,半夏10g,佩兰10g,川芎10g。

白 芍

白芍养血平肝阳,通畅调达随证变

白芍性微寒,味苦、酸,归肝、脾经。功用:养血敛阴,柔肝止痛,平抑肝阳。现代药理研究表明白芍具有较强镇静、抗惊厥、解痉、解热作用,对胃肠道及子宫平滑肌有抑制作用,还有抑制血小板聚集、降血糖、增强学习记忆的功能,以及镇咳、抗氧化、抗缺氧等作用。周教授根据历代医家之论述及临床经验,将白芍的功效总结为补血养肝、平抑肝阳和一"通"字。

首先,白芍能补血养肝。白芍味酸,性微寒,主入肝经血分,功善补血养阴,柔肝缓急。《医学衷中参西录》之说:"芍药……为其味酸,故能入肝以生肝血;为其味苦,故能入胆而益胆汁;为其味酸而兼苦,且又性凉,又善泻肝胆之热,以除痢疾后重……疗目疾肿疼。与当归、地黄同用,则生新血;与桃仁、红花同用,则消瘀血;与甘草同用则调和气血,善治腹痛;与竹茹同用,则善止呕衄;与附子同用,则翕收元阳下归宅窟。惟力近和缓,必重用之始能建功",周教授临证常以白芍为主治疗肝血虚亏之贫血,血虚肝旺之功能性子宫出血、慢性肾炎、高血压病、糖尿病、中心性视网膜炎,肝阴不足之肺结核、肾结核等。

其次,白芍可平抑肝阳。周教授指出,清代傅山在《傅青主女科》一书所载100余首方剂中,用白芍多达40余首。细考傅山用白芍之意,多为平抑肝阳。肝藏血,体阴而用阳,阴血充足才能柔润以养肝。若肝阴不足,肝阳上亢,可见经行眩晕、月经不调、子晕子痫等病证。《药品化义》记载:"白芍药微苦能补阴,略酸能收敛,因酸走肝,暂用之生肝,肝性欲散恶敛,又取酸以抑肝,故谓白芍能补复能泻,专行血海,女人调经胎产,男子一切肝病,悉宜用之调和血气。"因此,周教授常在临证时用白芍治疗肝阴不足、肝阳上亢之月经失调、子痫等。

最后,"通"者,通畅调达之意。周教授认为张仲景在《伤寒论》用白芍之意,多在一"通"字。如白芍在桂枝汤中起通畅营气作用,周教授常在临证用白芍治疗气滞血瘀之面神经麻痹、腓肠肌痉挛;白芍在四逆散中有通调肝气作用,周教授常在临证用白芍治疗肝气不和的病毒性肝炎、坐骨神经痛;白芍在麻子仁丸中有通便泄下的作用,周教授常在临证用白芍治疗气滞之胆结石、急性胰腺炎。白芍在《伤寒论》的真武汤中有"通利水道"作用,《神农本草经》早就有白芍"利小便"作用的记载。周教授常用白芍"利小便"之作用,治疗阴血不足、血瘀阻滞水道之慢性肾炎。白芍在《伤寒论》的当归四逆散中有"通络行滞"作用,《神农本草经》也早有白芍"除血痹,破坚积"之记载。周教授常用白芍"除血痹,破坚积"之作用治疗阴血不足、血瘀积聚之肝癌、胃癌、恶性淋巴瘤。

对于白芍之用量,历代医家多用至一两。周教授临证也主张用白芍剂量稍大,以充分发挥作用。具体用量根据不同用途斟酌使用,如以白芍"补血入肝养阴",可用10~15g;用其平抑肝阳,可用15~24g;用其止痛,如止三叉神经痛、胆结石致胁痛、胆道蛔虫病致腹痛、肾绞痛等,可用30g左右。

阿　胶

阿胶补血在补脾,瘀血贫血三七替

阿胶味甘,性平,归肺、肝、肾经。其能补血。阿胶为血肉有情之品,故养血功能较显。《本草思辨录》曰:"阿胶为补血圣药,不论何经,悉其所任。"周教授临证常喜用阿胶治疗贫血一类疾病。周教授临证用阿胶治贫血之特色有三:①阿胶用于贫血不太严重之病人。因为阿胶性平,补血作用不强。但其胜在能补脾,脾为后天生血之本而统血,故阿胶之补血,乃补生血之本。②对于有瘀血之贫血不用阿胶,应选用三七。盖阿胶无活血功能,只有养血之作用。若有瘀血的贫血用阿胶,则血瘀更甚也。三七含人参皂苷、三七皂苷,能促进多功能干细胞的增殖,而具有造血作用。③若贫血兼有出血者,可用阿胶。但此出血亦不能太严重,否则非药力平平之阿胶之所能胜任。

阿胶也可治胃炎,胃阴不足最关键

若症见胃脘疼痛,有烧灼感,口干,舌苔薄黄,脉沉细,可治以滋养胃阴。常用处方:阿胶(烊化)12g,北沙参12g,百合10g,生地12g,麦冬12g,白芍10g,枸杞子10g,延胡索10g,乌药10g。腹胀,可用佛手、枳壳;夹湿,可用佩兰、生苡仁;舌红,可用玄参、乌梅;纳少,可用谷芽、麦芽;气虚,可用党参、山药;胃有烧灼感,泛酸可用瓦楞子、浙贝母;大便干结,可用大黄、瓜蒌仁。若症见胃脘隐痛,嘈杂欲饮,口干,大便干结,舌苔薄黄,脉细,可治以养阴益胃、清热生津。常用处方:阿胶(烊化)12g,北沙参12g,麦冬12g,生地12g,白芍10g,石斛10g,生石膏(先下)10g,知母10g,丹皮10g,黄连3g。若有呕逆,可用旋覆花、代赭石;有腹胀,可用木香、槟榔;大便干结严重,可用全瓜蒌、大黄;胃痛明显,可用延胡索。

阿胶味甘、性平,归肺、肝、肾经。其养阴力较好。故治疗胃阴虚之本病最为妥切。但阿胶药力不强,故临证常需适当配伍。周教授常用"阿胶+北沙参"治疗胃阴虚为主之本病。盖沙参味甘、微苦,性寒,能养阴清肺。《本草新编》曰:"沙参益阴,为补阴圣药。"故沙参可助阿胶养阴。阿胶无化瘀之功,故其治疗既有血虚又有血瘀之本病并不合适。周教授临证对于这类病证,常用"阿胶+丹参"治之。《柳选四家医案》曰:"肝家之血必有瘀于胃脘者,此时不去其有形之瘀滞,痛必不除,病根不拔也。此种病,世医不能治,往往以为痼疾,不知不去瘀则补无力。"《本草正义》则说:"丹参,专入血分,其功在于活血行血,内之达脏腑而化瘀滞。"故阿胶得丹参之助,则瘀可除。慢性胃炎,病程必长,其常可有血虚,也有血瘀,故周教授临证常用"阿胶+丹参"治之。

阿胶治疗冠心病,养阴化瘀要并行

周教授指出,冠心病用阿胶,要掌握"通法"与"补法"的应用。冠心病心绞痛发作,可为血脉痹阻而引起,此当用"通法"。然更重要的是要认识到为什么会血脉痹阻,阴虚则为本。故阿胶之治实为治本,在冠心病心绞痛发作时可以考虑用"通药",但此"通药"不宜多用久用,以免伤正,而使已虚之阴更虚。周教授在用"阿胶+通药"时,常喜用活血化瘀类药作用"通药",因为活血化瘀之"通"可针对瘀滞不通之血脉。选药时,周教授常喜用通而带补之药,如丹参。

若症见胸闷胸痛,心烦失眠,头昏心悸,耳鸣腰软,舌苔薄黄,脉细,可治以滋养心肾、宁心安神。常用处方:阿胶(烊化)12g,生地12g,北沙参12g,女贞子10g,旱莲草10g,麦冬12g,五味子10g,郁金10g,柏子仁10g,白芍10g,丹参10g,桂枝6g,炙甘草10g。"阿胶+生地"在本方中起滋养心肾、宁心安神作用,方内尚有丹参、沙参、女贞子、旱莲草、麦冬、白芍养阴,五味子、柏子仁、炙甘草养心安神,郁金通络,桂枝温通。若有郁象,可用柴胡;瘀象明显,可用川芎。本证型系阴血不血、心体不荣而引起心痛。而本证型之阴虚,当以心阴亏损与肾阴不足为主。肾阴一虚,水不上济,心阴亏损,血脉不充,心脉瘀阻,因而心痛。阿胶之应用,主从心阴虚与肾阴亏着眼。然阿胶等滋阴之品有碍胃之可能,故周教授在治疗本证型时,常酌加理气和胃之品,如枳实。周教授指出,此时用理气药不是主要的,而只是为了防止或纠正养阴药之偏差,故选用之理气药不宜药性过烈,而宜选用较为温和之类药物,若佛手,还有可选郁金等。周教授认为,肾阴虚比心阴虚要严重,故本证型用药应注意配伍。若有痰浊者,可用半夏、茯苓;瘀血重者,可用赤芍、三七;有气虚者,可用党参、白术;有水停者,可用车前子、葶苈子。

何 首 乌

神经衰弱用首乌,增效减毒要探索

现代药理研究证实,何首乌能提高记忆力,降血脂,抗动脉硬化,抗衰老,抗血小板聚集等。如此多的作用,临证如何应用呢? 周教授认为如能掌握何首乌治疗神经衰弱一病,则可以掌握何首乌的大部分应用。这是因为神经衰弱一病,其病因病机较多,而且神经衰弱的症状繁多,而何首乌可以治疗其中一大部分病症,故可以给我们提供一个掌握何首乌用法的途径。

神经衰弱的病位在心,但其可涉及肝、脾、肾,病理以虚为主,临证可以用何首乌针对其涉及的脏腑或主症进行治疗。何首乌补肝肾、益精血。其虽主肝、肾经,但对心、脾经亦可兼顾之。神经衰弱以虚证为多,故以养血、固精、益肾为主的何首乌治之,甚为确当。另外,神经衰弱并不算重病,故不必以重药治之。而何首乌性微温而不燥,可治神经衰弱。周教授指出,神经衰弱是轻病,是指其病情不重,不如躁狂症、忧郁症、精神分裂症之类表现剧烈。但神经衰弱要完全治愈也不容易,只能以何首乌等轻药缓缓图之。

对于以失眠为主要表现的神经衰弱且肝功正常者,周教授常以"何首乌+酸枣仁"治之。这是利用何首乌养血作用,使脑血充盈;酸枣仁助何首乌益肝血、养心阴,以宁心安神,达到安眠之目的。对于以心悸为主症的神经衰弱,周教授常以"何首乌+远志"治之。盖何首乌养血,此血中也包括心血;远志宁心。《别录》曰: 远志"定心气,止惊悸。"何首乌得远志之助,可达到宁心之作用。若以健忘为主症,周教授常以"何首乌+石菖蒲"治之。盖何首乌养血,此血包括脑血;而石菖蒲服之能"不忘"(《神农本草经》)。石菖蒲治疗邪蒙清窍所致的健忘,故其可助何首乌增强记忆力。若以头晕为主症,则可以用"何首乌+天麻"治之。神经衰弱之头晕,多因心脑血虚而引起,故以何首乌补益心脑之血为主。天麻能祛风痰,是治疗风痰引起之头晕的要药。而心脑缺血,血瘀滞脑,风痰聚之,则为神经衰弱之头晕。故天麻可祛邪,可扶正,其与何首乌合用,可充益脑血、祛脑之风邪。对于以精神疲倦为主症者,周教授常以"何首乌+当归"治之。盖神经衰弱之精神疲倦,多由于阴血不足而引起。故以养(阴)血药何首乌治之。然何首乌养阴血力小,可配之以养血力大之当归。当归味甘、辛,性温,归肝、心、脾经。《本草求真》曰:"当归专入心……诸书载为入心生血上品。"

现代药理研究证实当归能促进红细胞、血红蛋白的生长。神经衰弱的许多证型久治难愈,往往与心血亏虚有关。照理用何首乌可治之。然何首乌养血力小,故周教授临证常以"何首乌+当归"治之。也就是说,用何首乌治疗久治不愈之神经衰弱,理论上是对的,临证也可行。缺点就是何首乌力小,故以养血力大之当归助之。用当归助何首乌,或单用何首乌,医理一也,但药效有所不同: 单用何首乌,药力较小,"何首乌+当归"则养血之药效较大。对于焦躁、坐立不安为主症的神经衰弱,周教授常以"何首乌+枸杞子"治之。焦躁、坐立不安乃心血亏虚而致心神不宁的症状。何首乌养血,可以补充心血。但何首乌养血之力不足。而枸杞子滋补肾阴,又能养心血而安神。《重庆堂随笔》曰:"枸杞子……专补心血,非他药所能及也。"《药性本草》曰: 枸杞子"补益精血者不足,易颜色,变白,明目,安神。"故枸杞子可助何首乌治疗肾阴不足、阴血亏虚之神经衰弱的焦躁、坐立不安之症。

关于减毒增效的研究,周教授提到,首乌与当归同用,或许有减毒增效的作用,因为当归有保肝的作用,有待中药药理学进一步证实。黄药子的肝毒性很大,已有报道说,黄药子与当归一起使用有减毒增效的作用。

首乌毒性勿小视,监测肝功要及时

何首乌对肝有一定毒性,故要控制用量,一般不超过6g,服后有可能会出现腹胀、腹泻、恶心、呕吐等,也有少数病人服何首乌后出现发热、汗出等。其次还要控制疗程,以1周为宜,服用时间久可能会出现尿色加深,甚至巩膜、皮肤发黄的症状。故周教授认为临证用何首乌时,必须注意观察病人的肝功能变化。若服何首乌后出现不良反应,应立即停药,并予以对症处理。另外,大便泄泻和有湿痰者,不宜用何首乌。

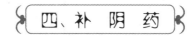

四、补 阴 药

沙 参

支扩阴虚兼血瘀,沙参丹参把病祛

支气管扩张为支气管扩张变形的一种疾病。若症见咳嗽,咯血不多,气急,低热,口干舌燥,五心烦热,舌红苔少,脉弦细带数,可治以滋养肺阴、清肺化瘀。常用处方:北沙参15g,太子参15g,麦冬12g,五味子10g,生地10g,熟地黄10g,百合10g,当归10g,川贝母10g,玄参10g,丹皮10g,赤芍10g,甘草6g。胸痛可用延胡索、广郁金;大便干结,可用瓜蒌、大黄;失眠,可用夜交藤、合欢皮。若体质素虚,面色苍白,咳嗽痰多,五心烦热,舌苔微黄,脉虚大,可治以益气养阴。常用处方:北沙参15g,党参12g,麦冬12g,五味子10g,当归10g,白芍10g,白及10g,仙鹤草15g。

咳嗽是本病主要症状之一。周教授临证常以"北沙参+杏仁"治之。盖北沙参养阴润肺,然其非止咳药。而杏仁止咳化痰,其配伍北沙参可助北沙参止咳化痰。

中医治本病时,往往已是晚期。故周教授常以"北沙参+丹参"治之。本病既可有阴虚,但同时亦可有血瘀,故要用丹参与北沙参配合。周教授指出,丹参并不入肺经,然北沙参入肺经,故丹参配北沙参,北沙参可引丹参入肺经,以活络肺之瘀。本病只要见有胸痛、面色晦暗、口唇青紫、舌有瘀点、脉涩中一种证象,即可用丹参。另外在本病治疗中,也要注意北沙参与其他药之配伍。如周教授常用"北沙参+党参"益气养阴,"北沙参+瓜蒌"养阴祛痰。

胃阴不足胃下垂,沙参养阴升麻举

胃下垂与中医之"胃缓"、"腹胀"等病症有类似之处。其脾气胃阴亏虚而致病。

若症见胃脘不适,纳呆恶心,形体消瘦,皮肤干燥,可治以滋补脾阴。常用处方:北沙参15g,怀山药12g,黄精12g,白芍10g,石斛10g,芡实10g,甘草6g。本方中尚可加黄芪、枳实等提气之药,以利于胃之提升。若症见饥不欲食,干呕呃逆,胃中灼热,大便干结,舌红少津,脉细数,可治以养阴和胃。常用处方:北沙参15g,麦冬12g,石斛10g,生地12g,玉竹10g,芦根10g,乌梅10g。

胃下垂之用北沙参,主要用于脾胃阴虚之证。《神农本草经疏》曰:"沙参禀天地清和之气。《本经》味苦,微寒,无毒。王好古谓甘而微苦。苦者,胃之阴也;寒者,气之阴也;甘乃土之帅气所化,合斯三者,故补五脏之阴。"北沙参入胃经,其补胃阴之效较好。现代药理研究亦证实,北沙参有提高免疫细胞之功能。周教授临证用北沙参治疗胃下垂,常酌加补气药。周教授认为,一方面北沙参性质滋腻,可能会伤及脾气,故可以以补气药对应之;另一方面,阴不易复者必补气,气能生津也。

周教授在用北沙参治疗胃下垂时,也常以升麻配之。升麻味辛、微甘,性微寒,归肺、脾、胃、大肠经,功能升举阳气。《本草纲目》曰:时珍用升麻"治阳气郁遏及元气下陷诸病,时行赤眼,每有殊效。"周教授认为升麻是有直接提升作用的,它不如北沙参是通过补益胃阴而间接起到提升作用的。北沙参治"本",升麻治"标",在临证时必须注意。另外,治疗胃阴不足之胃下垂,用"北沙参+升麻"时,北沙参用量要大,一般20~30g,而升麻用量要小。北沙参力小,非用大量难以补足胃阴。升麻过量,便会导致肝阳上升,可劫肝阴。

百 合

阴虚内热用百合,麦冬生地可参合

百合主要用于阴虚内热之轻症。特别是对心、肺经病有阴虚内热者,百合更是周教授常用之药。如阴虚内热之病毒性心肌炎,常常是病毒性心肌炎之早期。此时温热毒邪犯心,心阴受损,灼津伤液,同时又有邪毒侵犯营卫,化热伤阴。而百合养阴清心,治这期之病毒性心肌炎最为合适。另外,在病毒性心肌炎之恢复期,可见心悸气短、胸闷不舒、神疲乏力、头晕失眠、手足心热、舌苔薄白、脉细数,此时百合不作为主药应用,而是作为重要辅助药应用。原因就是这时气阴两虚,非百合之药力所能救治。但百合能滋养心阴,对于心肌受损、气阴耗伤突出的恢复期病毒性心肌炎,还是可以作为辅助药应用。

百合入心经,故冠心病养心阴常用之。"百合+麦冬"是周教授治疗心阴虚冠心病常用之药对。百合养心阴、益心气、清心热,麦冬清热养阴,两药合用,清心养阴之力增强。

"百合+生地"乃周教授治疗心阴虚为主、略有心火的心律失常的常用药对。百合养心阴、泻心火,为治疗本证型心律失常常用之药。然百合清心之力不强,故需生地予以辅助。《本经逢原》曰:"干地黄……内专凉血滋阴,外润皮肤荣泽,病人虚而有热者宜加用之。"干地黄之清心热作用比百合强,其可辅助百合清心热。另外,有些心阴虚病人并未见明显的心热征象。但心阴虚常可生内热,所以辨证时必须认真仔细。若辨得有内热,则可用"百合+生地"治之。

百合治疗阴虚内热之支气管扩张,主要用于迁延期。这一期是以湿热内蕴、痰瘀阻肺、气阴不足为主要病机。用百合的目的就是养阴润肺。若症见咳嗽痰少、咳吐不利、痰中带血(丝)、口干舌燥、舌红苔少、脉细数,此时可以以百合为主药组方治之。本期患者常可经治疗,疾病有所好转,症状缓解,但有余留症状存在。痰热壅滞伤肺,此时若单用药力薄弱之百合,则诸症可能会复发。所以周教授常用"百合+鱼腥草"或"百合+金荞麦"治之。

阴虚内热肺结核,药食两用选百合

百合所治的肺结核,常以阴虚内热型为主,其他证型也可酌用百合。若症见潮热盗汗,干咳少痰,两颧发红,五心烦热,纳食欠香,疲劳乏力,舌红、苔少、脉细数,可治以养阴润燥、杀虫止咳。常用处方:百合30g,麦冬12g,天冬12g,北沙参12g,生熟地(各)12g,阿胶(烊冲)10g,百部12g,川贝母10g,桑白皮10g,三七粉(冲服)6g。若症见骨蒸潮热,心烦失眠,手足心热,颧红胁满,咳嗽痰少,时有咯血,舌红苔少,脉细数无力,可治以润肺益肾、滋阴降火。常用处方:百合30g,生地12g,山药12g,山萸肉10g,丹皮10g,茯苓12g,车前草10g,知母10g,黄柏10g,银柴胡10g,麦冬10g。

周教授指出,百合之治疗肺结核,以肺阴虚、有虚热为准。肺阴亏虚是肺结核最基本的证型。而其他各证型都是在这一证型基础上发展起来的。也就是说,百合补肺阴也是从根本上治疗肺结核。但由于百合药力不大,故取效较慢,百合既可入药治疗肺结核,又可煮粥治疗肺结核,但其确能改善肺结核之症状。百合有提高机体免疫力之效,故对肺结核或先或后体质虚亏、免疫力下降者有一定帮助。

麦 冬

麦冬养阴又生津,防止滋腻半夏增

麦冬性微寒,味甘、微苦,归肺、心、胃经。周教授认为麦冬之功用,可从其归经方面掌握。

第一,麦冬甘寒质润,入肺经,善于养阴清热润肺,古方多以麦冬治肺虚咳嗽,而清代徐大椿则认为麦冬汁浆胶黏太甚,可留邪于肺中,只有济以半夏之辛燥开通始可。周教授常以之治疗肺肾阴虚之肺结核咯血、气阴两虚之肺脓肿初起等证。周教授认为《伤寒论》及《金匮要略》中,麦冬汤与竹叶石膏汤均以麦冬与半夏相配。仲景之用意在于以半夏之辛燥开通,以防麦冬之过腻,即燥湿同用,构思颇巧。周教授认为半夏虽温,但由于用量不大,故配以大量麦冬,就可以转输津液,活动脾气,使麦冬滋阴生津而不腻滞。故凡临证用麦冬治疗肺胃病时,周教授都以麦冬与半夏配对组方。如以麦冬与半夏配对,治疗肺阴不足之慢性支气管炎、支气管扩张、妊娠咳嗽、百日咳、肺癌等,以及肺胃阴虚之慢性鼻炎、糖尿病等。

第二,麦冬甘、微苦、微寒,入心经,养心除烦。《神农本草经》谓麦冬"主心腹……胃络脉绝"。《用药心法》称:麦冬能"补心气不足及治血妄行"。《本草新编》也说:"麦冬……补心气之劳伤。"现代药理研究表明麦冬能显著提高心肌收缩力和心脏泵功能,能保护心肌。周教授喜用麦冬治疗心气衰弱之病,如心力衰竭、肺心病、冠心病以及精神分裂症、躁狂抑郁症、癔症、多动症等神志疾病等。

第三,麦冬甘寒而苦,入胃经,益胃生津。周教授常用之治疗胃火炽盛,阴液亏虚之糖尿病、甲状腺功能亢进等。

麦冬治疗心肌炎,益气养阴为专长

病毒性心肌炎是指由特异性病毒所致的心肌局限或弥漫性的急性、亚急性或慢性炎症病变。发病前,可有感冒或腹泻史。以后出现心悸、胸闷、乏力。重者可出现心力衰竭、心源性休克、阿-斯综合征,甚至猝死。中医的"心悸"、"怔忡"、"胸痹"、"虚劳"、"温病"与本病有类似之处。气阴虚损是其主要发病基础。麦冬益心气,养心阴,故可用于本病治疗中。此外,快速性心律失常(包括期前收缩、阵发性心动过速、心房扑动、心房颤动)是本病治疗中的一个难点。而现代药理研究证实麦冬具有抗快速心律失常作用,治疗本病尤为适宜。周教授常用处方:①症见心悸,发热,咽痛,大便干,小便赤,舌苔薄白,脉浮数者,治以清热解毒、养阴护心。常用处方:大青叶15g,板蓝根15g,麦冬15g,北豆根10g,贯众10g,黄芩10g,僵蚕10g,玄参12g。心前区痛,可加延胡索、瓜蒌皮;失眠,加首乌藤、茯神;期前收缩,加苦参。②症见心悸,胸闷,疲乏,气短,自汗或盗汗,易惊恐,舌苔薄白,脉弱者,治以益气养阴、安神宁心。常用处方:人参10g,麦冬15g,五味子10g,黄芪12g,黄精12g,丹参10g,百合15g,龟甲(先煎)15g,炙甘草10g。邪热未尽者,可加大青叶;体虚,可加白术、防风。③症见心悸,胸闷,疲乏,气短,心烦,失眠,易惊,舌红少苔,脉细数者,治以益气养阴、养血安神。常用处方:人参10g,麦冬20g,五味子10g,黄芪12g,百合15g,白芍12g,黄连6g,磁石15g,珍珠母15g。脉疾速,可加黄精、龟甲。④症见心悸,胸闷,气短,自汗或盗汗,颜面晦黯无华,舌有瘀斑,脉结代者,治以益气养阴、理气化瘀。常用处方:人参10g,麦冬15g,五味子10g,郁金10g,丹参10g,当归10g,红花10g,川芎10g,陈皮6g,口干欲饮者,可加石斛、玉竹;五心烦热,可加青蒿、地骨皮；头晕眼花，可加菊花、牛膝；胃纳不香，可加山楂、神曲。

枸 杞 子

肾阴亏虚用枸杞，眩晕昏花腰无力

周教授临证用枸杞子时，有"三用一不用"的基本框架。即症见眩晕、视物昏花、腰膝酸软者可用，大便溏薄者不用。"眩晕"为"眩"与"晕"之合称。"眩"为目眩，即视物昏花；"晕"为头晕，即感觉自身或周围事物旋转。周教授认为有些眩晕可由阴虚内热引起，治疗当予养阴清热，常可用枸杞子治之。对于有"眩晕"症的现代病，周教授亦常以"枸杞子"或"枸杞子+某药"治之。如其治疗阴虚内热之高血压病，常用"枸杞子+龟甲"治之。盖枸杞子能养阴润燥，但其清内热（虚热）之力不足。而龟甲味甘、咸，性寒，归肝、肾、心经。其能清化内热（虚热）。龟甲与枸杞子相配，其可助枸杞子清化内热（虚热）。

对于"视物昏花"，多系肝肾不足引起。周教授常以"枸杞子+菊花"治之。枸杞子补肾益精、养肝明目，其滋肝养血之力较强，但明目作用不显。而菊花平肝祛风，其明目作用明显。故枸杞子得菊花之助，既可治疗肝肾之不足，又可达到明目之目的。

对于肝肾不足之"腰膝酸软"，周教授常以"枸杞子+菟丝子"治之。盖枸杞子长于滋补肾阴，而菟丝子则补阳益阴。也就是说枸杞子以补肾阴为主。而菟丝子既能补阴，又能补阳。故对于肝肾不足之"腰膝酸软"，"枸杞子+菟丝子"对其较为适用。

"一不用"，就是"大便溏薄"者不用枸杞子。盖大便溏薄，则表示脾胃有湿，而枸杞子是补阴之药，用枸杞子去治"脾胃有湿"之病证，岂非湿上加湿。故大便溏薄者不用枸杞子。

肝肾阴虚得肝炎，枸杞白芍有专长

若症见肝区隐痛，低热腰酸，口干舌燥，手足心热，舌质红、少苔，脉细数，可治以养阴柔肝。常用处方：枸杞子15g，白芍15g，女贞子10g，旱莲草10g，麦冬12g，茯苓12g，当归10g，赤芍10g，郁金10g，丹参10g，生地12g，砂仁8g，甘草6g。枸杞子入肾经，功能滋补肾阴，故专于肾阴亏虚之本病为治。肝肾同源，肾阴虚常与肝阴虚相兼而成肝肾阴虚。故治疗时既要补肾阴，又要补肝阴。而枸杞子为一味既补肾阴、又补肝阴之药。《神农本草经疏》曰：枸杞子"润而滋补，兼能退热，而专于补肾、润肺、生津、益气，为肝肾真阴不足，劳乏内热补益之要药。"这就是指枸杞子有肝肾阴双补之功。

周教授临证常用"枸杞子+白芍"治疗肝肾阴虚之本病。盖本病常见肝阴虚与肾阴虚同存。而枸杞子主要是补肾阴，兼补肝阴。而白芍主肝经，其味酸甘，酸甘化阴，故可补益肝阴。《医学衷中参西录》曰：芍药"味苦微酸，性凉多液,单煮之其汁甚浓。善滋阴养血。"现代药理研究也证实白芍有保肝作用。由于乙癸同源,故本病之肝阴虚常与肾阴虚同存。周教授用"枸杞子+白芍"以达到补益肝肾之阴之目的。周教授临证治疗本病,也常用"枸杞子+当归"治之。盖"阴血互生",故补阴药与补血药同用,可起到协同作用。另外,阴虚常致络枯,引起血瘀。故周教授临证治疗本病也酌用"枸杞子+川芎"治之,以达到补阴化瘀之目的。

女 贞 子

肝肾阴亏兼虚热,女贞滋阴人无恙

周教授临证主要用女贞子治疗肝肾阴虚又兼有虚热之病。比如其用女贞子治疗肝肾阴虚,又兼有虚热之神经衰弱,就是一例。若临证只有肝肾阴虚,而无虚热者,则不用女贞子,或仅用女贞子作为辅助药。就是神经衰弱患者有阴虚症状,另外必须有"午后或入暮低热"、"五心烦热"、"潮热"中1项,加"口干"、"咽燥"、"颧红"中1项,即可用女贞子。

对于精神萎靡,失眠,神疲乏力,头脑空痛,腰膝酸软,注意力不集中,记忆力减退,男子阳痿早泄,女子月经不调,舌苔薄白,脉沉细等症,也是用女贞子的指征之一,但不是唯一的。女贞子药性不是寒,而是凉,说明其养阴清热作用不强。故周教授常以"女贞子+菟丝子"治疗阴虚阳亢但偏阴虚的各种病证。盖菟丝子补肾阴之作用较女贞子强,其与女贞子配伍,可助女贞子补肾养阴作用加强。对于阴虚不足、兼有血虚者,周教授常以"女贞子+熟地黄"治之。盖熟地黄甘,微温,功能养血滋阴,补精益髓。其与女贞子配合,其可助女贞子养血滋阴,可以治疗血虚阴虚之萎黄、眩晕、失眠、崩漏等病证。对肾阳虚又兼脾虚者,周教授常以"女贞子+党参"治之。盖党参补益脾气,其与女贞子配合,可起到养肾阴、益脾气之作用。失眠是神经衰弱的主要症状之一。若阴血不足,则脑不能受到滋养,脑功能失调,就会引起失眠。同时"阴血不足+虚热"则可引起心神不宁,更不易入睡。故而用养阴血、清虚热之女贞子治失眠,常有一定效果。

阴虚火旺出紫癜,女贞滋阴虚火灭

特发性血小板减少性紫癜是一种外周血中血小板减少的出血性疾病。若皮肤有斑瘀,其色发红,面红鼻衄,心烦口渴,手足心热,腰膝酸软,颧红,舌质红,脉细数,可治以滋阴、降火、止血。常用处方:生地12g,女贞子15g,玄参10g,丹皮10g,地骨皮12g,当归10g,桃仁10g,生甘草6g。女贞子在本方中起滋阴、降火、止血作用。方中生地、玄参、丹皮等助女贞子清热凉血;地骨皮助女贞子清虚热;桃仁、红花、川牛膝等助女贞子化瘀止血。本证型中瘀血并不突出,故在治疗过程中,只是添加活血化瘀之品。但是,阴虚火旺是造成血壅络破而出血的主要原因,所以女贞子之滋阴降火、止血作用不可小看。因而女贞子之用,可贯穿在本证型治疗之始终。化瘀止血固然是治疗本病之目的,但周教授认为临证不能以瘀化血止为治疗之终极。而必须追踪源头——阴虚火旺。重用女贞子,就是为了治疗本证型疾病之"本"。另外,在临证时,可以稍用些理气之药,以助女贞子能血行。

女贞子是否可以适用于所有本病各证型之治呢? 周教授认为非也。对于脾不统血、血热妄行、脾肾阳虚等证型,女贞子并不适合,只有阴虚火旺型,才适合用女贞子。这也就是临证要辨证选药,不能千篇一律地用药。

周教授临证常根据本病之发病机制,适当结合本病的现代研究选药:以"女贞子+仙鹤草"治疗血小板生成受阻之本病,以"女贞子+茜草"治疗凝血酶原时间增加之本病,以"女贞子+三七粉"治疗外周血红蛋白减少之本病,以"女贞子+黄芪"治疗血小板抗体增加之本病,以"女贞子+穿山甲"治疗抗原抗体免疫反应而致的本病。

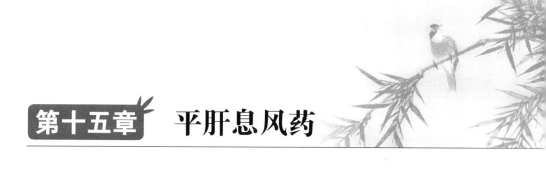

第十五章 平肝息风药

一、平抑肝阳药

牡 蛎

牡蛎软坚又潜阳，引经药至功效变

牡蛎具有重镇安神，平肝潜阳，软坚散结，收敛固涩的功效。《神农本草经》记载："牡蛎，味咸平，主伤寒，寒热，温疟洒洒，惊恚怒气，除拘缓、鼠瘘，女子带下赤白，久服强骨节，杀邪气、延年。"

周教授认为牡蛎的主要功能可归纳为三点：①软坚散结，主治郁热痰核癥块。《珍珠囊》说牡蛎能"软痞积。又治带下，温疟，疮肿，为软坚收涩之剂"，《本草纲目》则说牡蛎能"化痰软坚，清热除湿，止心脾气痛，痢下赤白浊，消疝瘕积块，瘿疾结核。"《本草备要》认为牡蛎"咸以软坚化痰，消瘰疬结核，老血疝瘕……微寒以清热补水，治虚劳烦热"。以上各医药文献所说的皆是牡蛎的这一功能。周教授临床常用牡蛎软坚散结之功能，治疗颈淋巴结炎、颈淋巴肉芽肿、甲状腺瘤、甲状腺结节、脑瘤、子宫颈癌等疾病。②滋阴潜阳。张元素说牡蛎能"壮水之主，以制阳光"，就是指牡蛎的这一功能。主要治疗阴虚阳浮所致的心、肝、肾三经病证。周教授常用牡蛎滋阴潜阳之功，治疗高血压病、前庭系统疾病、神经官能症等病。③收敛固涩。《海药本草》说牡蛎"主男子遗精、虚劳乏损，补肾正气，止盗汗"，就是指牡蛎能收敛固涩。可用来治疗体虚滑脱不禁诸症。周教授常用牡蛎收敛固涩的作用，治疗肺结核盗汗、甲亢汗多、功能性子宫出血等病症。

此外，周教授还特别强调，临床使用牡蛎时最好与引经药相配。因牡蛎在体内的靶作用方向不明确，如《神农本草经疏》称牡蛎"入足少阴、厥阴、少阳经"，而陈修园在《神农本草经读》中却说："牡蛎气平者，金气也，入手太阴肺经；微寒者，寒水之气也，入膀胱经。"由此可知，牡蛎或可归肝、胆、肾、肺、膀胱诸经。故为了使牡蛎在临证发挥作用集中于某一经，或某一脏腑，故临证常需用牡蛎配引经药。诚如《汤液本草》之说：牡蛎"入足少阴，咸为软坚之剂，以柴胡引之，故能去胁下硬；以茶引之，能消结核；以大黄引之，能除股间肿；以地黄为之使,能益精收涩,止小便。本肾经之药也。"周教授在临床中,常用防风引牡蛎药力达到肌表,以止汗;以熟地黄引牡蛎入肾,以固精气,治遗精、遗尿;以白术引牡蛎药力入脾胃,以燥脾利湿,治疗胃脘闷胀、大便溏软、呕恶泛水等症。

功血选用煅牡蛎,不同阶段都出席

功能失调性子宫出血病简称功能性子宫出血或功血,是由于神经内分泌失调引起的子宫内膜异常出血,为非器质性疾病,一般分为无排卵型和排卵型两大类。无排卵型多见,占功血的80%~90%,常发生在青春期及绝经期。有排卵功血常发生在生育年龄,出血有周期性,有排卵但黄体功能不足,或萎缩过程延长,出现月经周期缩短、经期延长、血量多或经前后淋漓出血,常发生在产后或流产后,与内分泌功能尚未完全恢复有关。可属中医的"崩漏"、"月经先期"、"月经量多"、"经期延长"、"经间期出血"等疾病。其病因有虚有实,或虚实夹杂,不可一概而论,而牡蛎有收敛固涩的作用,可以止血,故能用于功能失调性子宫出血症。

治疗崩漏的三大法则——"塞流"、"澄源"、"复旧",牡蛎均涉其中。第一,塞流。就是出血期止血治标,牡蛎能收敛固涩止血。且牡蛎之收敛固涩止血,与炭类药的止血不同,炭类药物止血,有留瘀的可能性,故不宜早用多用。而牡蛎则有在收敛固涩的同时,也有散积之效,能不使瘀血留滞宫中。第二,澄源。即正本清源,牡蛎能滋阴潜阳,达到求因治本。但功能失调性子宫出血病的本质还是与肾相关,故在使用牡蛎的同时,应配伍益肾固冲调经类药,如熟地黄、杜仲、续断等。第三,复旧。牡蛎能扶脾调肝,达到固本善后。但牡蛎复旧之力略显不足,可配伍补肾健脾药,如参、术、苓、草,熟地、山茱萸等。

处方举例:①临床表现为月经先期,色红质稠,形瘦肤干,头晕目眩,心烦咽干,或者颧红、潮热,舌红少津,苔少,脉细数,治以养阴清热止血。常用处方:牡蛎15g,生地12g,玄参10g,地骨皮12g,麦冬10g,阿胶10g,女贞子10g,椿根皮10g,黄芩10g。头晕目眩较重者,可加鳖甲、墨旱莲;经血量多者,可加仙鹤草、三七。②临床表现为经血非时而至,淋漓日久,色深红或紫红,质稠有块,头晕面赤,小腹胀痛,口干便秘,舌红,苔黄,脉弦数。常用处方:牡蛎15g,生地12g,地骨皮12g,山药10g,山茱萸10g,茯苓10g,泽泻10g,黄芩10g,茜草10g。经血量多,可加三七、仙鹤草;肝经郁热,可加柴胡、夏枯草;大便干结较为明显者,可加大黄。③临床表现为经血非时而至,淋漓不尽,色淡质稀,神疲乏力,面色萎黄,头晕纳呆,舌苔薄润,脉细弱。常用处方:牡蛎15g,人参6g,黄芪12g,白术12g,茯苓10g,熟地12g,升麻6g,炮姜6g,阿胶10g,炒艾叶6g,炙甘草6g。经血较多者,可加仙鹤草、乌梅炭;有血虚者,可加当归、续断;有心悸者,可加五味子、柏子仁。④临床表现为经行时间长达7天以上方净,经量少,色鲜红,质稠,咽干,潮热便干,舌红苔少,脉细数。可予牡蛎15g,生地12g,牡丹皮12g,茜草

12g,白术12g,黄柏10g,女贞子10g。手足心热者,可加地骨皮、银柴胡;口渴甚者,可加天花粉、北沙参;气短者,可加党参、五味子。

代 赭 石

平肝潜阳生赭石,过量久服砷毒至

代赭石具有平肝镇逆,凉血止血的功效。药理学研究中值得强调的是,代赭石对肠管有兴奋作用,使肠蠕动亢进,对中枢神经有镇静作用等,故可用代赭石治疗胃神经官能症、胃炎、胃癌、脱发、卵巢癌化疗后迟发性呕吐、高血压病、变异性哮喘、慢性肠炎等。

周教授临床使用代赭石,常与旋覆花相配伍,取"旋覆代赭汤"中旋覆花与代赭石相配之意。对于大多数气机失常所致的疾病,即使临床症状以气机上逆为主,若单纯只是降气,也是不行的,必须得有升有降,才能调理气机,从而达到治疗气逆诸症的目的。代赭石平肝降逆,以降为主,旋覆花宣肺利水,以升为主,两药相配,一降一升,则气机调畅,气逆可平。

代赭石含有微量的砷,故临证应用必须十分小心。一般代赭石煅后,砷变为砷蒸气挥发掉,就安全了。若服代赭石后出现头痛、头晕、心悸、恶心、呕吐、腹泻、大便有血等症,必须注意观察是否为代赭石引起的砷中毒,并及时治疗。此外,代赭石主含三氧化二铁,可使血管舒张,引起休克;且铁中毒,可产生许多铁蛋白,能抑制单核-吞噬细胞系统的功能而引起肝坏死。故临证应用煅代赭石,必须控制在10~30g,不可大剂量使用,也不可长期使用。

胃癌可用代赭石,胃气上逆可平息

代赭石有平肝镇逆的作用,又对中枢神经有镇静作用,是常用的治疗胃气上逆的中药,可用于胃癌及胃癌放化疗后有胃气上逆相关症状的治疗。

胃癌处方举例:

(1)临床表现为食入不畅,食欲缺乏,腹脘闷胀,时有腹痛,舌苔白腻,脉弦滑,可治以理气和胃、化痰软坚。①若本证型偏于气滞,则可用旋覆花(包煎)10g,代赭石(先煎)12g,煅瓦楞(先煎)12g,生牡蛎(先煎)15g,半夏10g,海藻10g,昆布10g,山慈菇10g,石见穿15g,白花蛇舌草15g。若癌块较明显,酌加半边莲、枳壳、薏苡仁、半夏、甘草。大便潜血,可用三七粉、仙鹤草止血;呕吐,可加砂仁;大便秘结,可用郁李仁、瓜蒌仁;血虚,可用丹参、当归;气虚,可加党参、黄芪。②本证型偏于食入不畅者,可用代赭石、山楂、麦芽、六曲、木香、枳实、延胡索、桃仁、赤芍、白花蛇舌草、半边莲。若胃有出血,可用三七粉、煅瓦楞;气滞,可用陈皮;胃痛甚,可用延胡索;有瘀,可用赤芍、丹参;癌块明显,可用海藻、昆布;癌块坚实,可用牡蛎;有痰,可用夏枯草;气虚,可用黄芪、党参;大便潜血,可用蒲公英、白及。③本证型偏于痰积,可用代赭石、夏枯草、瓜蒌皮、山药、白英、山慈菇、天南星、石见穿、白花蛇舌草。有湿,可用薏苡仁;有瘀,可用紫草;有水肿,可用茯苓、泽泻。

（2）临床表现为胃脘闷胀,有时作痛,食纳减少,呕吐反胃,嗳气腐臭,口苦舌干,舌苔黄,脉弦,可治以疏肝和胃、降逆止痛。①本证型若偏肝气郁滞,则可用代赭石12g,柴胡10g,白芍10g,枳实10g,陈皮6g,郁金10g,延胡索10g,丁香3g。②本证型若癌块肿大明显,可用代赭石、柴胡、木香、枳实、半夏、预知子（八月札）、白花蛇舌草、石见穿。大便秘结,可用瓜蒌仁、郁李仁;有热,可用黄连、黄芩。③本证型偏胃不和者,可用代赭石、防风、白芍、黄芪、乌梅、山楂、麦芽、黄连、枳实、厚朴、白花蛇舌草、炙甘草。若阳虚,可用附子、干姜;阴虚,可用石斛、麦冬;气血两虚,可用党参、当归;湿重,可用茵陈、车前子;血瘀,可用莪术、乳香、没药;血虚,可用太子参、丹参。④本证型偏于肝气上逆者,可用代赭石、柴胡、郁金、枳实、旋覆花、半夏、白花蛇舌草、石见穿、甘草。⑤本证型偏于肝胃气逆者,可用代赭石、枳实、陈皮、旋覆花、郁金、延胡索、甘草。

（3）确诊为胃癌,症见胃脘作痛,痛有定处,大便发黑,舌苔黄,脉细涩,可治以理气活血、化瘀止痛。①本证型若偏气郁,可用代赭石12g,生地10g,当归10g,半夏10g,枳壳10g,桃仁10g,厚朴10g,重楼15g,白花蛇舌草30g,郁金10g,炙甘草10g。若阳虚,可用熟地黄;血瘀严重者,可用红花;大便有血,可用升麻、三七;大便不畅,可用大黄。②本证型见癌块较大,则可用代赭石、川芎、地龙、葛根、三棱、牛膝、白花蛇舌草、八月札。此方有助于延长生存时间、改善生活质量,尚可用于本证型之癌块较大、未能全部切除者,或剖腹探查后正气虚与阴虚者。③本证型偏向瘀者,可予代赭石、当归、赤芍、桃仁、红花、延胡索、郁金、三七、枳实、石见穿、重楼。若见癌块较大且有溃疡,可以上方加减治之。

有部分胃癌患者经手术治疗后,仍遗留诸多症状,此时,亦可以代赭石为主药治之。如:①胃癌术后食入吐涎,可予代赭石、旋覆花、枳实、竹沥、石见穿、半夏、瓜蒌、陈皮,以降逆。②胃癌术后呕吐黄水,可予代赭石、旋覆花、党参、当归、黄柏、乌梅、干姜、黄连、吴茱萸。此方主以代赭石加旋覆花降气和胃。但胃癌术后呕吐黄水的病因很复杂,故此方有寒药、温药。其中乌梅性酸,作用全面,对该证有一定帮助。③胃癌术后腹胀,可予代赭石、旋覆花、枳壳、厚朴、瓜蒌、丁香、半边莲、白花蛇舌草。腹胀减轻后,可继用和胃理气药调理。④胃癌术后呕吐泄泻,可予代赭石、旋覆花、黄连、制附子、党参、钩藤、乌药、升麻、甘草。

刺 蒺 藜

平肝明目刺蒺藜,谨防中毒要仔细

刺蒺藜,有小毒,具有散风,明目,下气,行血的功效。药理学研究证实其有增强心脏收缩力与减慢心率,扩张冠状动脉和外周血管,利尿,增强耐温抗寒能力等作用。此外,刺蒺藜还能增强雄性大鼠性反射和性欲,促进雌性大鼠发情,提高生殖能力。

《神农本草经》称之为"蒺藜子",并记载其有"主恶血,破癥结积聚,喉痹,乳难,久服,长肌肉、明目轻身"的功效。

周教授强调,刺蒺藜的明目作用是值得大家注意的,临床上可将刺蒺藜用于治疗各种属肝火上炎证的眼病,如急性结膜炎、角膜炎、麦粒肿。目前药店有售的石斛夜光丸、明目地黄丸,常被作为治眼病之长期用药,这两个种丸药中均含刺蒺藜。而另有三味蒺藜散、挥云退翳丸、肝达片、天麻首乌片、白蚀丸等治疗性中成药也有刺蒺藜。周教授用刺蒺藜治疗眼病的常用药对有:"刺蒺藜+木贼",治疗麦粒肿;"刺蒺藜+菊花",治疗白内障。

将刺蒺藜与沙苑子做对比,有利于大家理解刺蒺藜的功效。从药味上来说,刺蒺藜味苦、辛,沙苑子味甘。从药性上看,刺蒺藜性平,而沙苑子性温。从归经上看,刺蒺藜只入肝经,而沙苑子入肝、肾二经。从主要作用来看,刺蒺藜长于平肝疏肝,而沙苑子长于补肾固精。其他作用方面,刺蒺藜破瘀散结、祛风止痒,沙苑子则能固精缩尿。周教授临床也常将刺蒺藜与沙苑子同用,取其平抑肝阳、补益肝肾之功,治疗肝炎、高血压病等病。

周教授特别强调,刺蒺藜有一定毒性,特别是其植物中含硝酸钾,摄入体内会被酶还原成亚硝酸钾,其对人体可造成危害。一般服刺蒺藜后,若见乏力、嗜睡、头昏、恶心、呕吐、心悸、唇甲及皮肤黏膜呈青紫色,则要及时停药,并采取适当措施。周教授临证常用刺蒺藜6~10g,但并不是说用刺蒺藜6~10g,就不会出现毒副作用,刺蒺藜中毒剂量很小,故即便在临证用刺蒺藜6~10g,也应观察病人是否有中毒症状。血虚气弱者及孕妇慎服。

刺蒺藜治肠易激,疏肝健脾为上策

肠易激综合征常以腹痛、腹泻为主要症状,每因情志的波动而诱发,此病与"肝"密切相关。情绪波动可导致肝气失调,肝克脾,故引起腹痛、腹泻,故疏肝理气为其主要治法,可用刺蒺藜。周教授强调,此病大多数是以肝郁为其主要病因,治疗当以疏肝理气为主要治疗大法,其他治法如健脾益气、养心安神可适当配合使用,但应主次分明。

处方举例:①若症见肠鸣腹痛,时作腹泻,常于恼怒、抑郁等情绪波动后发作,胸脘痞满,急躁易怒,时有嗳气,舌苔薄白,脉弦细,可治以疏肝健脾治之。常用处方:刺蒺藜10g,白术10g,陈皮6g,柴胡10g,白芍12g,枳实10g,防风10g,葛根12g,木香6g,乌药10g,山药10g,甘草6g。本证型虽以疏肝为主,但也有时有脾虚症状,此时对疏肝药与健脾药之间的比重应作调整,不能因伐肝而影响及脾,也不能因补脾而影响到气之流通。且本病发作与情绪波动有关,故在用药治疗的同时,心理疏导也很重要,病人心情要开朗乐观。②若大便稀薄,脐腹作痛,肠鸣不止,脘腹痞满,食纳欠佳,舌苔薄白,脉滑,可治以疏肝健脾、升阳导滞。常用处方:刺蒺藜10g,党参10g,白术10g,茯苓10g,山药10g,白芍12g,防风10g,木香6g,砂仁6g,枳壳10g,升麻6g,葛根10g,甘草6g。本证型以气滞为主,故治疗以疏肝理气为主,升阳为辅,若升阳药太多,或升阳药作用太强,则会阻滞气之流通。

二、息风止痉药

钩　藤

慢性胃炎从肝治,钩藤柴胡对肝施

　　周教授指出,肝属木而主条达,肝与脾肾为相生相克关系。在正常情况下,肝疏泄条达,有利于脾胃消化吸收。肝之疏泄条达功能正常,可助脾运化。但若肝病,则常影响及脾胃。《类证治裁》曰:"诸病多自肝来,以犯中焦之脾,刚性难训"。肝气郁结,常乘克脾胃,造成"肝脾失调"。此时治脾胃固然重要,然治肝更为重要,盖是肝病引起脾病也。钩藤清肝理气,故常用于本病之治疗。

　　若症见脘腹胀满,纳差口干,胸闷不舒,目睛赤红,常作嗳气,上述诸症常因情志波动而加重,舌苔微黄,脉弦,可治以清肝解郁、理气止痛。常用处方:钩藤12g,柴胡10g,赤芍10g,白芍10g,川芎6g,陈皮10g,旋覆花10g,郁金10g,建曲10g,麦芽10g,甘草6g。钩藤在本方中起清肝理气、解郁止痛作用。方内尚有柴胡、白芍、赤芍疏肝解郁;陈皮、郁金理气止痛;旋覆花降气止呕;建曲、麦芽健脾和中;甘草调和诸药。若腹胀明显,可用香附;胃痛明显,可用延胡索;食后闷胀,可用枳壳;食纳欠佳,可用山楂。本证型与情志关系密切,各症常在情志抑郁时加重,故在治疗本证型时,同时也要注意心理治疗。本证型可有脾虚存在,故可用益脾之药。然此脾虚乃肝热引起,故治脾虚不如治肝热重要。钩藤之应用正在于此。

　　若症见胃胀且痛,反酸嘈杂,纳差呕恶,肠鸣便溏,容易发怒,神疲乏力,舌苔黄,脉滑数,可治以理气、和胃、清肝。常用处方:钩藤10g,半夏10g,黄芩10g,干姜6g,陈皮6g,延胡索10g,白芍10g,建曲10g,佛手10g,蒲公英15g,甘草6g。钩藤在本方中起清肝降逆作用。方内尚有党参、甘草、茯苓补脾健胃;半夏、干姜降逆止呕;黄芩苦寒清浊;蒲公英清热解毒;陈皮、佛手、建曲理气消食;延胡索理气止痛;白芍柔肝止痛。本证型病机较为复杂,但肝热郁滞是病机中主要一环,故可用钩藤治之。至若用寒药、用湿药、用辛开药、用苦降药,都在辨证时做出决断。

　　周教授治疗本病,多以清肝药为主。因为本病多由肝病引起。本病患者,常

常情况多变,这时可见胃脘胀满疼痛,治疗还是要从"清肝"着手。钩藤辛散苦泄,药力不强,不易伤阴,故对本病之治颇为合宜。以柴胡与钩藤相较,柴胡疏肝力强,且易伤阴;钩藤疏肝力弱,不易伤阴。故治疗本病时,周教授喜以钩藤为主,或以"钩藤+柴胡"两药合用,各自药量可以减少,而药力则不减,伤阴之弊也减少。

头晕头痛又失眠,钩藤平肝睡得香

神经衰弱若症见头晕头痛,目眩耳鸣,心烦意乱,失眠多梦,面红耳赤,舌苔薄黄,脉弦细,可治以平肝潜阳。常用处方:天麻12g,钩藤10g,白蒺藜10g,石决明15g,杜仲10g,川牛膝10g,茯神10g,黄芩10g,菊花10g。钩藤在本方中起平肝潜阳作用,方内尚有天麻、石决明、白蒺藜平肝潜阳,黄芩、菊花清热去火,杜仲补肝肾,川牛膝引药下行,茯神宁心安神。若症见头痛且晕,烦躁易怒,失眠多梦,胸闷口苦,大便干结,舌红、苔黄,脉弦,可治以平肝泻火。常用处方:钩藤15g,丹皮12g,栀子12g,柴胡10g,香附10g,当归10g,白芍10g,茯神10g,炙甘草6g。钩藤在本方中起平肝泻火作用,方内尚有柴胡、香附疏肝理气,丹皮、栀子清热泻火,当归、白芍养阴,茯神、炙甘草宁心安神。若症见情志不畅,头昏目眩,时作太息,舌白,脉弦滑,可治以平肝解郁。常用处方:钩藤12g,当归10g,白芍10g,柴胡10g,茯神10g,白术10g,栀子10g,薄荷8g,生甘草6g。钩藤在本方中起平肝解郁作用,方内尚有当归、白芍养肝,柴胡理气解郁,茯神宁心安神,白术健脾抑肝,生甘草调和诸药,栀子、薄荷清火。

对于有情绪不稳、失眠多梦、时作太息、胸闷胁胀之本病者,应该先做各种检查。若各种检查无异常,方可考虑本病之诊断。然后就是要辨明属何证型。若有"肝风"、"肝火"之证,即可用钩藤治疗。本病固以虚证为主,然亦不可忽视"实证"之存在。对于失眠多梦、面色潮红、头痛头晕之类"风"象,治疗可用天麻。但若为心脾两虚型,则可用"党参、黄芪+钩藤";心肾不交型,则可用"黄连、肉桂+钩藤";心虚胆怯型,可用"龙齿+钩藤"。为何以上证型均用钩藤?盖钩藤是息风要药,而本病症状多端,与"风"之习性类同,故各证型中均可用钩藤。另外,现代药理研究证实钩藤具有镇静催眠作用,其又能提高机体生命活力——此对于以失眠、易怒之症颇为合适;而本病终以"虚"为主,提高机体生命活力,对于"虚证"来说是十分有益的。故而本病各证型中往往或主用钩藤,或主要配用钩藤。

天　麻

天麻平肝降血压,本虚标实选用它

天麻性甘、平而润,具有息风止痉、平抑肝阳、祛风通络的功效。药理学研究证明其具有降血压、镇静、镇痛、催眠、抗惊厥,对抗血栓形成、增强非特异性免疫和细胞免疫作用,促进生长发育等作用。此外,天麻能改善心肌循环,增加心肌供氧,对心肌缺血有保护作用。

《本草纲目》记载天麻为"肝气分之药",并言:"罗天益云,眼黑头眩,虚风内作,非天麻不能治。天麻乃定风草,故为治风之神药"。《本草备要》曰:天麻"根类黄瓜,茎名赤箭,有风不动,无风反摇,一名定风草"。《本经逢原》言:"天麻性虽不燥,毕竟风剂,若血虚无风,火炎头痛、口干便闭者,不可妄投"。

周教授临床喜用天麻治疗高血压病。天麻味甘质润,入肝经,能平抑肝阳而息风,故很适合用于治疗肝阳上亢、肝阳风动的高血压病。高血压病辨证与肝有关的,治疗时皆可配伍天麻。

本病以本虚标实为主,其"标"为"肝阳上亢",故用天麻平肝息风是正治,以常以阴虚为"本",故要考虑到养阴药的使用。且本病证型甚多,并非只用平肝养阴即可,或通、或补、或温、或清,都需要根据不同病情而选择。周教授说:"医者对于治疗中常规用药与非常规用药要予以正确对待。诊治一个病人,首先从常规药考虑,但同时也要考虑非常规用药。比如天麻为治疗高血压病的常规用药。但是否是每一个位病者都用天麻治疗?非也。对于一些非常规病证,可以选用他药治之。另外,不能因为现代药理研究证实天麻有降血压作用,就每病必用天麻。我们临证之用天麻,是首先要考虑病者有否"肝阳"、"肝火"这类病因(病机)。有,就用天麻;无,就不用天麻。而不是能一看病者血压较高,就选用天麻。当然,天麻之有降血压作用,在临证时可以予我们一些帮助,但不是决定因素。"

治疗时,可根据病程而确定疾病的分期,从而可知晓疾病"标"、"本"之症所占的比例,以指导天麻的用药。早期,一般症见头痛头眩,面色潮红,恼怒心烦,急躁多怒,口苦,舌黄脉数,可以天麻加钩藤、石决明、龙胆草等药物以平息肝风。初患高血压病,一般是肝中风阳而动发病,治疗肝风,自以天麻为主,酌配一些平肝息火之药。晚期,一般症见手足麻木,四肢震颤,泛泛欲吐,舌淡、脉沉,可以天麻加地龙、龙齿、牡蛎、龟甲、白芍、牛膝、生地黄药物治疗。高血压病之后期,常有伤阴之象,故需在平肝息风基础上用一些养阴药,根据阴阳对立制约的关系,使阴盛则阳弱,则风阳随之收敛。此外,若血压稳定,治疗重在养阴;若血压较高,在"阳亢"诸症明显时,治疗重在潜阳。且"久病必瘀",故得病时间久的高血压患者,在治疗应当配伍活血化瘀药,如丹参、川芎、丹皮。

处方举例:若症见血压升高,头痛头晕,面红耳赤,耳鸣心悸,失眠多梦,腰膝酸软,舌红、苔薄黄,脉弦细,可治以滋阴潜阳。常用处方:天麻12g,生白芍10g,生地黄12g,阿胶10g,生龟甲12g,生牡蛎15g,枸杞子12g,丹参10g,酸枣仁12g,甘草6g。

天麻平肝治神衰,关注情志选药对

神经衰弱症与情志密切相关,也与"肝"脏密切相关。现代药理研究证实天麻具有镇静催眠作用，又能提高人体免疫功能，故治疗以失眠、烦躁、免疫力低下为主要表现的神经衰弱症非常合适。本病症状表现多种多样，与"风"邪善行而数变的特点相似，故各证型均可适当配伍天麻以息风。

处方举例：①若症见头晕头痛，面红耳赤，耳鸣目眩，心烦意乱，失眠多梦，舌苔薄黄，脉弦细，可治以平肝潜阳。常用处方：天麻12g，钩藤10g，石决明15g，黄芩10g，川牛膝10g，杜仲10g，茯神10g，菊花10g，白蒺藜10g。方中川牛膝，引头目心神之风火向下行。②若症见情志不畅，头昏目眩，时作太息，舌白，脉弦滑，可治以平肝解郁。常用处方：天麻12g，当归10g，白芍10g，柴胡10g，茯神10g，白术10g，栀子10g，薄荷10g，生甘草6g。③若症见头痛且晕，烦躁易怒，失眠多梦，胸闷口苦，大便干结，舌红、苔黄，脉弦，可治以平肝泻火。常用处方：天麻15g，牡丹皮12g，栀子12g，柴胡10g，香附10g，当归10g，白芍10g，茯神10g，炙甘草6g。

全　蝎

颈椎病有五大症，痛麻痹厥用之灵

全蝎具有息风止痉，解毒散结，通络止痛的功效。《本草纲目》记载："蝎……足厥阴经药也，故治厥阴诸病。诸风掉眩、搐搦，疟疾寒热，耳聋无闻，皆属厥阴风木。故东垣李杲云，凡疝气带下，皆属于风，蝎乃治风要药，但宜加而用之"。

颈椎病是指颈椎间盘退行性病变、颈椎肥厚增生以及颈部损伤等引起颈椎骨质增生，或椎间盘脱出、韧带增厚，刺激或压迫颈脊髓、颈部神经、血管而产生一系列症状的临床综合征。主要表现为颈肩痛、头晕头痛、上肢麻木、肌肉萎缩、严重者双下肢痉挛、行走困难，甚至四肢麻痹，大小便障碍，出现瘫痪。与中医的"痹证"、"眩晕"、"颈筋急"等疾病相关。颈椎病中医辨证论治多为形盛气弱之人，嗜酒甘肥之品，脾胃受伤，运化失常，以致聚湿成痰，痰蒙上窍，因而患者此病症，全蝎可息风祛痰通络，故可用治颈椎病。

颈椎病主要有五大症状，周教授将全蝎的使用与否及用法用量与此五大症状的不同特点挂钩，并做如下总结，以方便大家参考：①痛：是寒邪入侵太阳经脉而出现的病证。此时一般不必用全蝎。若确有适应证要用全蝎，也宜小量应用。②痛麻：这是颈椎病最多见的症状，也是治疗颈椎病的关键。全蝎在这一症状的治疗中应用较多。一般每次可用全蝎2~5g。若研末吞服，则为每次0.5~1.0g。也可用全蝎（连尾）：蜈蚣（去头足）=5:3的比例，研末，每次1g，开水送服，每日2次。此方是利用全蝎能引蜈蚣药力直达病处之特长，而达到增强温通颈部络脉之效。③痹证：此证出现，常可用"全蝎配桃仁、红花"或"全蝎配当归、川芎"治之。④厥证：此证出现，表示病情较重。一般在未出现昏厥时,尚可用全蝎;若出现昏厥,则不宜用全蝎。⑤痿证:此证出现,表示病情甚重,当治以补益肝肾为主,不宜应用全蝎。

处方举例:临床表现为轻时头晕、头痛、恶心、耳鸣,重时可猝然晕倒,常于转头时引发症状,也可出现面部及肢体麻木、复视或共济失调,旋颈试验阳性。主要治以祛痰通络。常用处方:半夏10g,天南星10g,陈皮10g,全蝎3g,茯苓10g,白芍10g,当归10g,川芎6g。若兼血瘀者,可加桃仁、红花;痰多者,可加鲜竹沥;颈背强痛者,可加羌活;上肢麻木为主者,可加桑枝;下肢麻木为主者,可加牛膝。需要注意的是,若突然昏厥,不可用本方,急则治标,应先予通关散搐鼻开窍,待苏醒后再用上方。

全蝎有毒,全蝎含蝎毒素,系一种类似蛇毒神经毒的蛋白质,故用量不可过大,一般用2~5g,较大剂量则可用达10g。研末吞服,每次可用0.5~1g。外用适量。孕妇及血虚生风者,忌用。

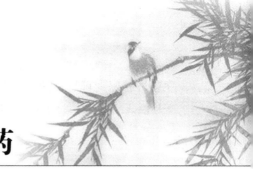

第十六章　活血化瘀药

一、活血止痛药

川　芎

川芎善于治头痛，合理配伍用量控

川芎是一味常用的活血药，性温味辛，归肝、胆、心包经，具有活血化瘀，祛风止痛的功效。《本草纲目》言其为血中气药，用途十分广泛。

川芎善治各种头疼，《神农本草经》记载川芎"主中风入脑、头痛"。历代医家对此也论述颇多，如李杲说："头痛须用川芎。"但周教授认为川芎治头痛不能一概而论，仍然需要辨证论治，川芎治疗头痛主要得益于其活血行气，祛风止痛的功效，对于风寒、风热、风湿、血瘀、血虚所致的头痛，用之往往效果较好。但是对于三阳火壅于上而痛者，得升反甚，此时若再用川芎反而适得其反。此外，临证选用川芎用量不宜过大，正如张锡纯在《医学衷中参西录》中所指出的，川芎治头痛，剂量不过二三钱（7.46~11.19g）。若较大剂量应用，反而会引起头痛。由于川芎作用多，临证用量又不宜过大，所以一般临证都不单独使用川芎。《本草衍义》所述：川芎"今人所用最多，头面风不可阙也，然须以他药佐之。"周教授临证亦常以他药相伍，如治疗外感风寒头痛，则配白芷、防风；风热头痛，则配菊花、石膏；风湿头痛，可配羌活、藁本；血瘀头痛，可配赤芍、红花；血虚头痛，可配当归、地黄；治风湿痹痛，可配羌活、独活。

川芎治疗胰腺炎，配上苦参效更强

急性胰腺炎是由于胰腺分泌的消化酶消化胰腺本身及其周围组织所产生的急性炎症。症主要可见饱餐或暴饮后1~2小时突然产生剧烈腹痛，大多伴有恶心呕吐、腹胀，有发热，体温在39℃以下。本病的一个特点是中上腹或左上腹疼痛与压痛，但疼痛程度与体检化验所见不成比例。属于中医"胃脘痛"、"腹痛"、"胁痛"、"呕吐"，以及"厥逆"等病证范畴。本病起因于暴饮暴食、暴怒伤肝、虫蛔蛔扰窜等，导致气机不畅，气滞郁闭，不通则痛，表现为腹痛。周教授

抓住川芎辛散之性强，行气活血之力厚的特点，配合清热燥湿，杀虫的苦参治疗急性胰腺炎证属湿热壅结、气血郁闭者，效果显著。常用处方：川芎12g，苦参10g，生大黄3g，芒硝10g，厚朴10g，茵陈10g，赤苓10g，川牛膝10g。大便通利后，去大黄、芒硝，酌加山楂、谷麦芽等健脾养胃之品。

血虚出血又发热，川芎丹参治再障

再生障碍性贫血，是由多种原因引起的骨髓造血干细胞缺陷，造血微循环损伤以及免疫功能改变，导致骨髓造血功能衰竭，出现红细胞减少的疾病。中医将再生障碍性贫血归属于"髓劳"。先天不足是主要原因，而诱因包括有毒药物及理化因素，邪毒瘀阻导致瘀血不化。《本草纲目》言：川芎"血中气药也，肝苦急，以辛补之，故血虚者宜之"，因此周教授常以川芎活血行气兼补血，配以清热凉血之丹参，两药合用，针对再生障碍性贫血的三大症状：血虚、出血、发热，具有较好的治疗效果。周教授常用处方：发热，面色晦黯无华，唇淡，甲床苍白，舌质紫黯，脉细者：常用处方：川芎12g，丹参12g，桃仁6g，红花6g，赤芍10g，生地黄12g，黄芪12g。若贫血较重，可加人参、当归、白芍、阿胶、鹿茸等；轻度出血，可加仙鹤草、藕节、茜草、侧柏叶；热较高，可加金银花、连翘。周教授同时指出，急性再生障碍性贫血初治阶段，病人若有严重的出血和感染时，则不宜应用川芎配丹参。

延 胡 索

血瘀气滞脏腑痛，气血畅通病无踪

延胡索，别名元胡或玄胡索。辛温，味辛、苦，归心、肝、脾经。周教授临证主要用于血瘀气滞的细菌性痢疾、胆道感染、心肌炎、消化性溃疡、胃癌、肝癌等。

周教授特别强调，延胡索为罂粟科植物延胡索的干燥块茎，其作用有点像吗啡（亦为罂粟科植物的提取物），凡是中枢性疼痛，用延胡索治疗容易有效果。对外周性疼痛也有效果，但不如治疗中枢性疼痛效果好，故跌打损伤用延胡索治疗的较少，但不能绝对化，有时与他药配合使用效果也很好。

《本草纲目》说：延胡索"能行血中气滞，气中血滞，故专治一身上下诸痛，用之中的，妙不可言。"故也有医家称延胡索为活血化气第一品药。但周教授认为在临证治疗痛证时，首先要区分是体内痛，还是体表痛。因为延胡索是入血分之气药，主要治疗体内各脏腑之痛，一般很少用于治疗体表肢节痛，比如肌肉痛、关节痛。周教授在临证时多用延胡索治疗体内诸痛，尤其是脏腑之痛，如用延胡索配山栀子，治疗（胃热）胃痛；延胡索配干姜、肉桂，治疗（寒冷性）腹痛；延胡索配瓜蒌、薤白，治疗冠心病心绞痛；延胡索配当归、香附，治疗痛经。此外，周教授认为掌握延胡索的用法，还必须注意延胡索不治"虚"痛。

因为延胡索为"破滞行血之品",所以"虚"性疼痛,不宜用延胡索。如产后血虚,或经血血枯,气虚作痛者,不可用延胡索。正如《本草求真》所述:"延胡索……不论是血是气,积而不散者,服此力能通达……以其性温,则于气血能行能畅,味辛,则于气血能润能散,所以理一身上下诸痛,往往独行功多……然此既无益气之情,复少养营之义,徒仗辛温攻凝逐滞。虚人当兼补药同用,否则徒损无益。"所以在临证时,不能一味记住延胡索能"理一身上下诸痛"(《本草求真》语),"专治一身上下诸痛"(《本草纲目》),而必须辨出疼痛的属性,是属气还是属血,是虚证还是实证。

延胡为何治失眠,调和气血为特长

随着现代人生活节奏加快,工作生活压力增大,失眠成为困扰很多人的常见疾病。临床多表现为入睡困难,睡眠不安,容易惊醒,噩梦连连等。属于中医"不寐"、"不得眠"、"目不瞑"、"不得卧"等病证范畴。失眠的病机比较复杂,一般认为有心脾两虚、心肾不交、肝阳扰动、心虚胆怯、胃气不和等。周教授认为气血失和是失眠的主要病机之一。所以治疗上也常以调和气血为主,疏其血气,全其条达,而致和平,阴阳平衡。而"延胡索,温则能和畅,和畅则气行;辛则能润而走散,走散则血活"(《神农本草经疏》)。气行血活,则失眠可除。现代药理研究也表明,延胡索能延长环己巴比妥的催眠时间,并有对抗小量苯丙胺的兴奋现象。延胡索甲素和丑素的镇静、安定与镇痛作用也较明显。周教授在临证用延胡索治疗失眠时,对于症见入睡较难,容易惊醒,噩梦连连,久治不愈,可伴烦躁不安,舌质紫黯,脉涩者,常予基本处方:延胡索12g,徐长卿12g,柴胡10g,桔梗6g,枳壳6g,当归10g,赤芍10g,红花6g,桃仁10g,牛膝10g,甘草6g。周教授也曾让失眠患者临睡前2小时,服用延胡索煎剂,或开水送服炒延胡索粉合炒酸枣仁粉,同样取得较好的治疗效果。

延胡化瘀又散结,行气止痛治胃炎

慢性胃炎是指多种原因引起的胃黏膜炎症病变,是临证常见病之一。临证主要以上腹部疼痛,饱胀,食欲缺乏,乏力等为主要表现。主要病机为脾胃素亏、过食生冷、偏嗜酒茶等,导致脾胃气虚,无力运转气机、水湿,气滞痰湿内阻,并促成胃络血瘀形成,或肝郁气滞,留瘀于胃;或由于七情刺激,影响肝的疏泄和胃气的升降,导致血瘀阻滞于胃。《医学启源》说:延胡索"治脾胃气结滞不散"。现代药理研究表明,延胡索可使胃液分泌总量显著减少,胃液酸度及消化力也明显降低。同时延胡索止痛作用强,治疗慢性胃炎见胃胀、胃痛者尤为适宜。周教授以延胡索为主治疗慢性胃炎症见胃胀胃痛,部位固定不移,舌质黯,脉细者。常用处方:延胡索12g,丹参10g,当归10g,白芍10g,白檀香(后下)6g,香附10g,陈皮6g,红花6g。

郁　金

郁金功效好掌握，"血"、"热"、"肝"、"心"四种郁

郁金，性寒，味辛、苦，归心、肝、胆经。具有活血止痛，行气解郁，凉血清心，利胆退黄等作用。

郁金功效全面，临床可用之处甚多，周教授认为对于郁金之功用只要抓住"四郁"即可，分别是"血郁"、"火郁"、"肝郁"、"心郁"。第一是血(气)郁，活血是郁金的主要功能之一。《新修本草》称郁金"主血积"，《本草备要》也认为郁金"泄血，破瘀"，《本草汇言》直接指出郁金是"散瘀血主药也"。周教授认为郁金为血分气药，活血行气止痛之功著，故可以治疗血瘀气滞的冠心病心绞痛、癫痫、高脂血症、肺癌等。第二是火(热)郁。郁金辛散苦泄，性寒，故能凉血，可以治疗血热(火)引起的甲亢、牙痛出血、吐血、衄血等。正如《神农本草经疏》所说："郁金本入血分之气药，其治已上诸血证者，正谓血之上行，皆属于内热火炎。此药能降气，气降即是火降。而其性又入血分，故能降下火气，则血不妄行"。第三是肝郁。郁金味辛能散，主入肝经，《本草备要》明确指出郁金"散肝郁"。周教授常以郁金配合柴胡、木香、枳壳等理气之品治疗肝郁气滞的黄疸型肝炎以及肝硬化。第四是心(脑)郁。郁金入心经，理气开郁之功著，《珍珠囊》称郁金"凉心"。《本草纲目》也认为郁金可治"失心癫狂"。《本事方》中用郁金7两、白矾3两，组丸，治疗因忧郁而得、痰涎阻塞包络心窍的癫狂证。周教授临证亦常借郁金舒心解郁之功，治疗一些难治性脑病，如抑郁症、精神分裂症等。

肝郁火郁致甲亢，郁金解郁敢担当

甲亢，是甲状腺功能亢进症的简称，主要是指甲状腺功能亢进、甲状腺激素分泌过多或因甲状腺激素在血循环中水平增高所致的一组内分泌病。20~40岁的青壮年多见，女性比男性多见。与中医的"瘿病"、"瘿气"、"气瘿"、"中消"等病类似。甲亢与情志因素关系密切：忧思恼怒，肝气不疏，气郁化火，凝津为痰，痰气瘀阻于颈项前，形成甲亢；也可由长期劳倦过度，暗耗阴血，气机抑郁，血行不畅，瘀阻项前，形成甲亢。郁金能入血分，有解郁散瘀、清热凉血之功，治疗肝郁化火、火气上逆之甲亢效果显著。周教授对于甲亢病人而见颈前瘿肿，按之较硬或有结节，呼吸受阻，声音嘶哑，或吞咽困难，舌质黯，苔薄白，脉弦者。常用处方：郁金12g，莪术10g，青皮6g，陈皮10g，夏枯草10g，法半夏10g，浙贝母10g，连翘10g，皂角刺10g，穿山甲6g，甘草6g。如气滞甚者，可加乌药；咽部梗塞者，可加紫苏梗、薄荷；头晕者，可加钩藤、菊花；口干者，可加天花粉、玄参；心悸者，可加珍珠母、柏子仁；甲状腺肿大明显者，可加鳖甲；阴虚内热者，可加石斛、知母。甲亢是由气血之郁成病，治当理气化瘀。但是在

治疗中,当辨气滞与血瘀之主次。血瘀为主者,乃郁金之适应证;气滞为主者,则非郁金之专长,此时应酌加理气疏肝之品,以增强疗效。

姜 黄

姜黄活血又止痛,肩臂胸肋痛无踪

姜黄味辛、苦,性温,归肝、脾经。历代医家均以姜黄为活血止痛之良药。如《赤水玄珠》之姜黄散,以姜黄为主药,配甘草、羌活、白术,治疗臂背痛、非风非痰。又如《百一选方》之姜黄散,以姜黄为主药,配以细辛、白芷,治牙痛不可忍。周教授认为现代疾病的范围已较古代为广泛,故用姜黄之治也可涉及更多病种。如周教授用姜黄治疗证属气滞血瘀之胃癌、冠心病心绞痛等。周教授临证用姜黄治疗各类疾病,常以风寒之邪侵入人体之由外及内之层次不同,有不同之配伍。如对风寒袭表、邪留肌肤之证,则常用"姜黄+羌活"治之。盖姜黄外散风寒之袭、内除风寒之郁,作用范围甚广。而羌活乃祛风散寒、胜湿止痛之药,对于风寒之邪客于肌肤者,更为合适。姜黄得羌活之助,其作用点比较集中于肌肤,故可治风寒在表之病。若风寒之邪已入体内,则需以"姜黄+桂枝"治之。盖姜黄可治风寒在外或风寒入里之病。然桂枝温经、散寒、止痛,其主要治疗风寒之邪已入体内之病。而姜黄得桂枝之助,则药力重点亦在于风寒之邪侵袭经脉。若风寒之邪进一步深入,则要以"姜黄+肉桂"治之。盖姜黄外可散寒、内可温通。而肉桂长于补火散寒,能祛入里的寒邪。姜黄得肉桂之助,则温里散寒之力倍增。

周教授指出,姜黄散寒止痛之药性较强,故临证若无瘀血凝滞、气逆作胀者,不可用之。由于姜黄有一定致畸作用,故孕、产妇忌用。姜黄有可能会升高血压,故高血压患者一般不用姜黄。

姜黄辅助土茯苓,治疗梅毒称克星

中医认为梅毒是因为感受霉疮毒气而发病,由精化、气化及胎传三种途径传染而致病。败血瘀滞是梅毒病机之一,故常可用姜黄治疗。

若于早期梅毒,症见下疳,糜烂渍水,发热、乏力,舌暗、苔黄,脉数,可治以清热散瘀、凉血解毒。常用处方:土茯苓15g,姜黄12g,乳香10g,黄芩10g,威灵仙12g,白鲜皮12g,苍耳子10g,生甘草6g。姜黄在本方中起化瘀散毒作用,方内尚有乳香与姜黄同起化瘀散毒作用,威灵仙、白鲜皮、苍耳子、土茯苓、黄芩、生甘草清热解毒。若于梅毒晚期,症见筋骨受损,腰膝酸软,两腿疼痛,视物昏花,可有阳痿,皮肤溃烂,舌紫苔黄,脉沉细,可治以滋补肝肾、散瘀解毒。常用处方:姜黄12g,土茯苓15g,乳香10g,熟地12g,巴戟天10g,山茱萸10g,石斛12g,肉苁蓉12g,肉桂10g,车前草15g,沙参10g,石菖蒲12g。姜黄在本方中起化瘀解毒作用。乳香在方内与姜黄同起化瘀解毒作用。方中尚有土茯苓,散解梅毒;熟地、巴戟天、山茱萸、石斛,滋补肝肾;石菖蒲,泄浊去毒;车前草,化浊去毒。

姜黄善治关节痛,祛瘀止痛有专功

本病常可因风寒湿邪入侵骨骼、气血失养、瘀滞于骨、骨失充养而致病。故用姜黄之破血祛瘀,可达到止痛作用。周教授认为姜黄是治骨关节病的关键用药。

若症见关节刺痛,关节畸形,弯腰驼背,舌紫、苔白腻,脉细涩,可治以活血行瘀。常用处方:姜黄12g,桃仁6g,红花10g,川芎10g,秦艽10g,独活10g,牛膝10g,没药10g,香附10g,甘草6g。

若症见关节刺痛,痛处固定,关节活动不利,舌紫、苔微黄,脉涩,可治以活血散寒、理气止痛。常用处方:姜黄12g,独活10g,羌活10g,桂枝10g,没药10g,香附10g,郁金10g,威灵仙10g,车前草10g,甘草6g。

乳 香

活血止痛用乳香,推陈致新病无恙

乳香性温,味辛、苦,归心、肺、脾经。主要为活血止痛,消肿生肌。乳香历来主要被用于外伤疾病。如《本草汇言》曰:"乳香,治血去风,舒筋止痛之药也。陈氏发明云,香烈走窜,故入疡科,方用极多……故痈疡可理,折伤可续……"但周教授认为掌握乳香功用,不可拘泥,应主抓一个"气"字,其活血之中尚能调气,对于有气滞血瘀见证的一些疑难病症,如雷诺现象、慢性前列腺炎、脉管炎、慢性胃炎、消化性溃疡、肝癌、胃癌等,只要切中病机,可大胆选用。此外,周教授特别提出而乳香有祛瘀生新的作用,为攻补兼施之品。《本草求真》说:"血因气逆,则血凝而不通,以致心腹绞痛;毒因气滞,则血聚而不散,以致痛楚异常。乳香香窜入心,既能使血宣通而筋不伸……复能入肾温补,使气与血互相通活,俾气不令血阻,血亦不被气碍,故云功能生血,究皆行气活血之品耳。非如没药气味苦平,功专破血散瘀,止有推陈之力,而无致新之妙。"但毕竟补益力弱,应与扶正药配伍,方能通痹不伤正,邪去而正安。

乳香治疗淋巴瘤,气血通畅有出路

恶性淋巴瘤是原发于淋巴结和淋巴组织的恶性肿瘤。临床以无痛性、进行性淋巴结肿大为主要表现,可伴有肝大、脾大,晚期又出现恶病质。本病可归属于中医的"失荣"、"石疽"、"阴疽"、"瘰疬"、"恶核"等范畴。主要为情志所伤,肝郁阻络,痰瘀互结所致。乳香通过活血化瘀理气,使气血通畅,邪有出路。现代药理研究表明,乳香对肿瘤细胞有抑制及分化诱导作用。周教授常用处方:①症见颈项耳后肿核,不痛不痒,皮色不变,肿核质硬,推之不移,面色少华,舌苔白腻,脉细滑者,常用处方:乳香10g,熟地黄12g,麻黄6g,白芥子

10g,肉桂3g,鹿角胶10g,天南星10g,夏枯草10g,生甘草6g。如肿瘤较大,可加穿山甲、土贝母。②症见消瘦腹胀,颈部腋下有肿块,腹痛纳呆,胸闷,便干,舌质黯,脉沉弦者,常用处方:乳香10g,鳖甲(先煎)15g,赤芍10g,丹参12g,川芎6g,三棱10g,莪术10g,白花蛇舌草30g。有低热者可加白薇、青蒿;盗汗者,可加牡蛎、山茱萸;肿块较大者,可另加冬葵子、水红花子;食纳欠佳者,可加焦六曲、山楂、炒莱菔子。

乳没功效本相近,相须为用主次分

此外,没药与乳香均有活血止痛、消肿生肌之作用,然没药性平,长于散瘀止痛,对于瘀血阻滞为主者多用;乳香性温,善于活血行气,对于瘀血气滞者多用。两者常相须为用,但周教授指出,两者合用,仍需主次分明,不宜完全等量使用。例如,凡是痛证,周教授多以没药为主,配之以乳香;对于痹证,周教授则多以乳香为主,配之以没药。

二、活血调经药

丹 参

丹参药性很平和,活血为主补血辅

丹参别名紫丹参,味苦,性微寒,归心、肝经。具有祛瘀止痛,活血通经,清心除烦之功效。关于丹参的药性,《神农本草经》谓"微寒",后世大多医药家也都认为丹参药性为微寒。但亦有陶弘景等一部分医药家认为丹参性微温。周教授认为寒温之争尚无定论,但无论丹参性微寒或是微温,其偏性都不显著,临证只要适当配伍,则无论偏寒或是偏温的血滞病证均可应用。而对于《妇人明理论》中所说:"一味丹参,功同四物,能补血活血。"周教授认为此处所言丹参能"补血活血"应有轻重之分,即丹参以"活血"为主,"补血"之力不足。临证上,应将丹参视为"活血"药,而不应视为"补血"药。因此周教授在临证时,常用丹参"祛瘀生新"之作用,治疗椎基底动脉缺血性眩晕、肝硬化、慢性胃炎、过敏性紫癜、红斑狼疮、雷诺现象等病。

丹参治疗精分症,宁心安神思维清

精神分裂症是一种常见的精神病,主要表现为精神活动脱离现实环境,思维、情感、行为三者之间互相不协调,简称精分症。临证见症繁多,一般可表现为缓慢起病,初起少言寡语,对人冷淡,生活懒散,逐步陷入幻觉妄想,喃喃自语。少数精分症可呈兴奋躁动,伤人毁物。血瘀气滞是精分症的病因病机之一,丹参功能活血化瘀,同时具有镇静、催眠作用。《重庆堂随笔》曰:"以心藏神而主血,心火太动则神不安,丹参清血中之火,故能安神定志"。现代药理研究也证实丹参对小白鼠有明显的镇静作用,并能延长环己烯巴比妥所致小鼠的睡眠时间。因此对于精分症而有血瘀病机者,周教授常以丹参为主组方治之,对于精分症而见妄言妄闻,幻听幻视,行为紊乱,舌苔微黄,脉滑数者。常用处方:丹参15g,白术12g,茯苓12g,远志10g,炒酸枣仁15g,郁金10g,石菖蒲10g,麦冬12g,生甘草6g。若见意志不定,可加川贝母、天竺黄;偶有烦躁者,可临时加用生大黄、栀子。

中气下陷胃下垂,补中益气丹参俱

胃下垂,是指人体站立时胃小弯切角迹低于髂嵴连线。劳倦伤脾,脾虚不运,胃失通降,七情所伤,气滞胃脘,都可以造成血瘀,形成气滞血瘀,胃络失养,而致胃弛缓而下垂。一般以东垣补中益气汤为主治疗胃下垂之主方。周教授指出补中益气汤原方是治清气下陷初起之轻症,故原方药量极轻。而现今所治胃下垂,往往病情较重,以轻药量治重病,颇不合适。故临证时要加大此方各药的药量。另外,气滞血瘀是胃下垂的病因病机之一。现代药理研究也证实丹参有可增强有关组织的收缩功能,可恢复筋膜张力和韧性,是治疗胃下垂的一味良药。在治疗胃下垂时用丹参,可用较大药量(15~24g),若再配上枳实更好。

红 花

血循障碍红花宗,不同用量功不同

红花性温,味辛,归心、肝经。功效活血通经,祛瘀止痛。《本草汇言》说:"红花,破血、行血、和血、调血之药也",周教授常用红花破血之功,治疗肝硬化、肝癌等;以其行血之功,治疗闭塞性脉管炎、雷诺现象等;以其和血之功,治疗病毒性肝炎、心脏期前收缩、糖尿病视网膜病变等;以其调血之功,治疗男性不育症等。周教授常用红花于中风偏瘫,肢体麻木疼痛,每与黄芪、当归、赤芍、桃仁等同用。治疗发热表汗不出,营虚血燥不能行汗者,用红花3~6g,入解表药中,也是利用红花之行血(助汗)之功。《药品化义》所述:红花"若止用二三分,入心以配心血,解散心经邪火,令血调和,此其滋养而生血也;若少用七八分,以疏肝气,以助血海,大补血虚,此其调畅而和血也"。因为红花活血化瘀力量较强,临证应用时应注意用量。《本草衍义补遗》中说:红花"多用则破血,少用则养血",周教授在临证时,破血常用红花12g,行血用8g,和血用5g,调血用2g。在临证时,常根据不同见症以及病人不同体质,对红花的用量做些调整,但一般不超过15g。另外,周教授在用红花作破血或行血用时,常和酒服之;而用作和血或调血时,则以水煎为主。

红花活血化瘀良,养血柔肝治肝炎

病毒性肝炎是肝炎病毒所致的消化系统疾病。若依疗程长短来分,可分为急性病毒性肝炎与慢性病毒性肝炎。临床常有乏力、纳差、肝区隐痛等症状,可见肝大或有脾大、肝病面容、蜘蛛痣等体征,实验室检查可见谷丙转氨酶反复或持续异常,或有球蛋白增高、浊度试验异常等。本病多因湿热毒邪与气血相搏,灼阴耗液,以致血滞而成瘀血;瘀血阻于肝,造成肝大。瘀血阻络是本病主要病机之一。红花入肝经,活血通经,祛瘀止痛,现代药理研究表明红花能降低谷丙转氨酶,并有改善肝功能及抗炎作用。因此周教授临证常选用红花结合辨证论治,针对肝炎有血瘀见证者疗效确切。周教授常用处方:症见两胁刺痛,痛有定处,红掌甲错,面色晦暗,舌质紫黯,脉细涩者。常用处方:桃仁10g,红花8g,白芍10g,川芎10g,枳壳10g,牛膝10g,鳖甲(先煎)15g,生甘草6g。若胁痛较剧,可加延胡索、柴胡。由于瘀血结于肝,故肝大,晚期则会引起肝硬化。所以对于肝大而坚者,可加穿山甲、王不留行等破血散积药。此外本病常兼蛋白代谢紊乱,如血清蛋白降低,球蛋白升高等,治疗上常较为棘手。因为本病的蛋白代谢紊乱,不单是肝肾不足、气血两虚所致,同时存在血行瘀阻、气血亏损之病机。周教授常在补脾肾方药外,加用红花、桃仁之类活血化瘀药,实为标本兼治之举。

桃 仁

桃仁活血又祛瘀,瘀血病证都能祛

桃仁性平,味苦、甘,归心、大肠经。具有活血祛瘀,润肠通便的作用。周教授认为桃仁的功用正如《神农本草经》所言:"主瘀血、血闭,癥邪"。陈修园在《神农本草经读》中所引"徐灵胎曰:桃得三月春和之气以生。而花色鲜明似血。故凡血郁血结之疾,不能调和畅达者,此能入于其中而和之散之。然其生血之功少,而去瘀之功多者何也。盖核桃本非血类,故不能有所补益。若癥瘕皆已败之血,非生气不能流通。桃之生气,皆在于仁。而味苦又能开泄,故能逐旧而不能伤新也"。

周教授认为桃仁所治之血瘀,可大体分为体内血瘀与体表血瘀。体内血瘀,可根据桃仁的归经分治心瘀病、肝瘀病、大肠瘀病。心瘀病,就如《神农本草经疏》所言:桃仁"及心下缩血坚痛。"类似于现代之冠心病心绞痛。心脑同治,故可用桃仁治疗脑血栓、精神分裂症、血管神经性头痛等病。成无己则说:"肝者血之源,血聚则肝气燥,肝苦急,急食甘以缓之。桃之甘以缓肝散血。"现代药理研究也表明,桃仁能改善动物肝脏表面微循环,具有保肝、抗肝纤维化作用。桃仁所治肝瘀病,有病毒性肝炎、肝硬化、肝癌等。桃仁所治之大肠瘀病,有便秘、肠梗阻、肠癌等。对于体表血瘀,主要是指皮肤血瘀病。《本草思辨录》曰:桃仁"主攻瘀血而为肝药,兼疏肤腠之瘀。"李杲曰:桃仁治"皮肤血热燥痒,皮肤凝聚之血。"周教授治疗血瘀性皮肤病也常用桃仁治疗,如治疗荨麻疹,用桃仁、杏仁、胡麻仁组方治之;治疗皮肤瘙痒,用桃仁配白鲜皮治之;治疗结节性红斑,用桃仁配红花、牡丹皮等组方治之。

桃仁化瘀治癥瘕,分期论治肝硬化

结节性肝硬化又称门脉性及坏死后肝硬化。其病因主要有病毒性肝炎、血吸虫病、嗜酒、药物性肝损害、长期循环障碍等。本病早期可有食欲减退、恶心、上腹不适、腹胀、乏力、肝功能异常等表现;后期可发展为腹水、肝性脑病、肝肾综合征等。中医认为本病主要是由于肝脾失调,气滞血瘀于肝而形成。因此治疗以破血逐瘀,桃仁是治疗蓄血证的常用药物。《神农本草经》言:桃核仁"主瘀血血闭,瘕邪";《神农本草经疏》也说:"桃核仁苦能泄滞,辛能散结,甘温通行而缓肝。"而现代药理研究也表明桃仁能改善动物肝脏表面微循环,有保肝、抗肝纤维化作用。故用桃仁治疗本病较为适宜。周教授临证主要根据病情之轻重分期治疗,即在本病代偿期,用桃仁10g,红花8g,当归10g,赤芍10g,丹参10g,鸡血藤15g,生甘草6g。在本病失代偿期,常用桃仁10g,茵陈10g,栀子10g,大黄6g,柴胡10g,当归10g,牛膝10g,连翘10g,生地黄10g,牡丹皮10g,生甘草6g。周教授指出,与土鳖虫等破瘀药相比,桃仁尚属温和。但对于体质虚弱者,仍需慎用,也可以先予扶正,待体质恢复,再用桃仁。而对于"已有出血"者,则忌用桃仁。总之,以桃仁为主药组方治疗本病,一是期待软化肝结节,或使其缩小,甚至消失;二是从根本上改善"血瘀"的环境,从而改善不适症状,提高机体的抵抗力和免疫功能,从而获得肝脏功能的改善。

益　母　草

活血利水益母草,治疗肾病效果好

益母草,性微寒,味辛、苦,归心、肝经,主要功能为活血化瘀、利尿消肿、清热解毒。虽名为益母草,实际上却是一味滑利之药。如《本草纲目》中所说:益母草"退浮肿,下水气及打扑瘀血,通大小便之类,皆以其能利也。"因此,周教授临证常用益母草利水消肿之功治疗急、慢性肾小球肾炎,取其活血祛瘀之效治疗各种血瘀性疾病。

益母草在《神农本草经》中附于"茺蔚子"后。两者同出一源:益母草为地上部分全草,茺蔚子为种子,因此两者功效相近,均能活血化瘀、调经止痛。唯茺蔚子长于凉肝明目,在妇科虚实夹杂证中多用之;而益母草长于利水消肿、清热解毒,妇科病属实证者多用之。周教授在临证多用益母草治疗腹痛拒按、经行有血块之妇科病以及下肢凹陷性水肿伴有血瘀症状者。而茺蔚子则用以治疗眼病为多。

肾病综合征是一种常见的肾病,系因肾小球基底膜通透性增高,引起蛋白从尿中漏出而致病。临床以大量蛋白尿、低蛋白血症、高胆固醇血症和水肿等为主要表现。本病常可出现严重凹陷性水肿,甚至可出现胸水、腹水,并可伴呕吐、腹泻、昏厥、血压下降等并发症。根据其病因病机及临床症状,可归属于中医"水肿"、"关格"、"胸痹"等范畴。周教授指出,对于本病之治疗,除一般的利水消肿外,还应充分考虑到血瘀病机的存在。实验室检查常有一定帮助,如出现红细胞聚集增高、血浆黏度增大、全血黏度及红细胞压积降低等,都可提示有血瘀证存在。活血化瘀、利水消肿是血瘀水停型肾病综合征的主要治法。益母草既能利水,又能化瘀,现代药理研究也证实益母草有利尿等作用,并能抗血小板凝集、抑制血栓形成。因此周教授临证常以益母草配合其他清热、活血、利水的中药治疗肾病综合征,效果显著。周教授常用处方:①症见水肿已久,面色晦暗,肌肤不润,舌有瘀点、苔薄白,脉涩者,治以活血、化瘀、利水。常用处方: 益母草15g,当归12g,赤芍10g,川芎10g,茯苓15g,泽泻12g,桃仁10g,红花10g,车前子10g。若有气滞,可用枳实、厚朴;水湿较重,可用猪苓。②症见全身水肿,面红耳赤,烦热汗出,胸闷口苦,小便短少,舌有紫斑、苔黄腻,脉弦者,治以清热、利水、化瘀。常用处方: 萆薢12g,益母草15g,白术12g,丹参10g,茯苓12g,黄柏10g,车前草15g,金银花15g,连翘10g,蒲公英15g。若小便混浊,可用石菖蒲;心烦较甚,可用莲心;水肿较重,可用猪苓;局部有感染者,可用野菊花。

随证配用益母草,用法用量掌握好

周教授常以益母草与他药配合,以期使益母草发挥更大作用。益母草常用药对:"益母草+毛冬青"治疗风湿性心脏病有瘀者;用"益母草+石韦"治疗肾炎水肿兼瘀者;用"益母草+黄芪"治疗冠状动脉性心脏病有瘀者;用"益母草+山慈菇"治疗乳腺增生有瘀者;用"益母草+鸡血藤"治疗原发性不孕症(输卵管不通);用"益母草+茯苓"治疗前列腺增生(以瘀为主者);用"益母草+赤芍"治疗过敏性紫癜(血瘀入络者)。益母草虽有奇效,但毕竟为滑利之品,不可多用,因此临证选用益母草,初始用量不宜过大。若病人在服用时,出现全身乏力、疼痛酸麻、出汗、血压下降、呼吸增快等症状,则要减量或停药。周教授临证用量常根据需要适当调整,如用其活血化瘀大致10~15g即可;利水消肿可用至15~24g;此外,周教授也曾用益母草24~30g治疗功血以达到止血目的,血止即减量或停用。若要用益母草超过30g时,要注意肾功能是否正常,并且要有较扎实的临证经验,否则不宜用此大剂量。

牛　膝

气血逆乱用牛膝,引药下行愈诸疾

牛膝性平,味苦、酸,归肝、肾经。主要有补肝肾,强筋骨,利尿通淋,引药下行等作用。清代张锡纯在《医学衷中参西录》中说"牛膝: 味甘微酸,性微温。

原为补益之品,而善引气血下注,是以用药欲其下行者,恒以之为引经。故善治肾虚腰疼、腿疼,或膝疼不能屈伸,或腿痿不能任地,兼治女子月闭血枯,催生下胎。又善治淋疼,通利小便,此皆其力善下行之效也。然《名医别录》又谓其除脑中痛,时珍又谓其治口疮齿痛者何也?盖此等证,皆因其气血随火热上升所致,重用牛膝引其气血下行,并能引其浮越之火下行,是以能愈也。愚因悟得此理,用以治脑充血证,伍以赭石、龙骨、牡蛎诸重坠收敛之品,莫不随手奏效,治愈者不胜纪矣。"周教授主要利用怀牛膝活血祛瘀、引药下行之功,适当配伍,治疗下半身疾病,如以牛膝配瞿麦、蒲公英治疗尿路感染,以牛膝配车前草、广金钱草治疗尿路结石,以牛膝配金银花、赤芍治疗血栓闭塞性脉管炎,以牛膝配三七治疗功能失调性子宫出血,以牛膝配羌活、麻黄治疗腰椎间盘突出症;用川牛膝治疗头面部疾病,如以怀牛膝配丹参、桃仁、当归、柴胡等治疗脑震荡后遗症,以怀牛膝配葛根、川芎、丹参等治疗糖尿性视网膜出血,以川牛膝配川芎、茺蔚子治疗血管神经性头痛,以怀牛膝配赭石、生龙骨、生牡蛎治疗中风证。

川牛膝与怀牛膝,鉴别用量要明白

牛膝虽性平,但毕竟为动血之品,临证需注意用量。由于怀牛膝力薄,故用于肝阳上亢、虚火上炎等病证治疗时,剂量可以略大,多者可用至每日30g。川牛膝,动血作用强于怀牛膝,故用量要小于怀牛膝,每日最多可用至24g。周教授临证怀牛膝常用量为6~15g;川牛膝常用量为5~10g。如果病情需要,可用怀牛膝每日15~30g,但一般不宜超过每日30g;川牛膝每日12~24g,但一般不宜超过每日24g。

牛膝治疗脑卒中,引血下行脑轻松

脑卒中是一组突然起病的脑血液循环障碍性疾病。主要表现为偏瘫、意识昏蒙、言语謇涩或不语、偏身感觉障碍、口舌㖞斜;其次还有头痛、眩晕、瞳神变化、饮水发呛、目偏不瞬、共济失调等症状。中医认为其主要病机为阴阳失调,气血逆乱,血壅于上,络损血溢,瘀阻脑络,导致卒然昏厥仆倒、不省人事。牛膝主入血分,性善引血下行,并能养血,针对本病病机,最为适宜;同时牛膝还有清热和补益肝肾的作用。现代药理研究表明牛膝有降脂、扩张血管、抗凝等作用。因此周教授治疗脑卒中常结合病机配以牛膝,引药下行,养血活血,往往能取得更好的疗效。周教授常用处方:①肝热血瘀型。症见头晕头痛,面赤耳鸣,猝然发生口眼㖞斜,半身不遂,语言謇涩,舌苔薄黄,脉弦者,治以清肝化瘀。常用处方:白菊花12g,石决明15g,川牛膝12g,川芎10g,丹参10g,地龙10g,水蛭6g。②气虚血瘀型。症见肢软无力,偏枯不用,面色萎黄,舌质黯紫,苔薄白,脉细涩者,治以益气活血。常用处方:黄芪20g,丹参15g,川牛膝10g,川芎10g,红花10g。③痰热阻脑型。症见面赤气粗,口眼㖞斜,舌强语謇,或肢体麻木,半身不遂,舌红苔黄,脉弦滑者。治以涤痰清热化瘀。常用处方:石菖蒲12g,胆南星10g,川牛膝10g,郁金10g,玄明粉10g,枳实6g。④肾虚血瘀型。症见半身不遂,患肢僵硬拘挛变形,舌强不语,或偏瘫,肌肉萎缩,舌红脉细者。治以益肾化瘀。常用处方:桃仁10g,红花10g,怀牛膝10g,熟地黄15g,当归10g,川芎10g,水蛭6g,桑寄生10g。

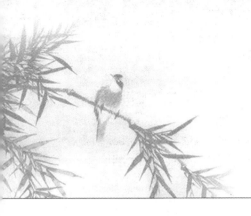

第十七章 理气药

陈　皮

陈皮配伍真多样，临床应用随之变

陈皮的主要功能为理气燥湿、化痰止咳。《神农本草经》言其："主胸中瘕热逆气，利水谷，久服去臭，下气通神。"陈皮作用比较广泛，临床适用范围极广，且其主治功能随配伍之药而有所侧重，诚如《本草纲目》所言"橘皮，苦能泻能燥，辛能散，温能和。其治百病，总是取其理气燥湿之功"，"同补药则补，同泻药则泻，同升药则升，同降药则降"。

周教授临床，常以陈皮配伍不同药物应用：①常以"陈皮+茯苓"治疗脾虚气滞、水湿内停之水肿和腹水（肝硬化腹水、肝癌后期腹水）。因陈皮理气燥湿，茯苓渗湿利水，两药合用，则利水消肿之力倍增；且陈皮与茯苓均为药性平和之药，即使两药伍用，亦无伤正之患，故治疗体虚病人的水肿、腹水特别适宜。②周教授还常以"陈皮+大腹皮"治疗气滞湿阻之水肿和腹水（肝硬化体质尚可者）。盖陈皮理气燥湿，大腹皮行水宽中，两药合用可理气行滞，气行则水行，水行则肿消；因大腹皮药力较茯苓强，故适用于体质尚可者。③还可以"陈皮+泽泻"治疗湿阻气滞之水肿（肾功能差，肌酐、尿素氮高者不用泽泻）和膀胱有热型的膀胱炎。陈皮理气健脾、燥湿，泽泻性寒，能泻肾与膀胱之热，亦可利水渗湿，两药合用，理气渗湿之功递增。④以"陈皮+半夏"治疗脾胃不和、痰湿内停之呕吐，此系用陈皮与半夏同起芳香醒脾、疏利气机之作用。⑤以"陈皮+竹茹"治疗胃热气逆之呕吐。陈皮性温，下气降逆，竹茹清热止呕，和胃消痰，两药相伍，则清热下气止呕之效增加；陈皮性偏略燥，竹茹可清热，两药相合，则竹茹清而不寒，药性更为平和，故可用于妊娠呕吐。此配伍有金匮橘皮竹茹汤之意，但用量从减。周教授临床对于主证（症）与《金匮》完全相同之病，常以《金匮》原方原药原量治之，但若主证（症）与《金匮》之载略有不同，则常视病情调整，或改配伍，或改药量，灵活处之。⑥以"陈皮+桑白皮"治疗肺热气滞（肺症+脾症）的哮喘。因陈皮燥湿化痰、理气止喘，桑白皮甘寒、泻肺中之火，两药合用，可起理气降火、止咳平喘之作用；且两药皆入肺经，共治肺病，药力更强。周教授特别强调："陈皮+桑白皮，不是治疗所有哮喘之病，而其治疗既有脾之症,如痰多、胀满;又有肺之症(证),如肺热咳嗽、咳嗽气逆、有痰。由此可知选用药对,不是"1+1"这样简单。如果仅有肺之症(证)之痰热哮喘,则可只用桑白皮,不必用陈皮伍之。临证必须要有脾(症)证+肺(症)证,方可用陈皮+桑皮。"⑦以"陈皮+藿香"治疗外感暑湿、内伤湿邪之痢疾,此乃陈皮与藿香同起理气和中作用。⑧以"陈皮+杏仁"增强化痰止咳之功。⑨以"陈皮+黄芩"治疗热性呃逆,以"陈皮+干姜"治疗寒性呃逆。⑩以"补益药+陈皮"既防补药滋腻碍胃,又使气得陈皮而畅,更好地发挥补益药的作用。

陈皮炒炭燥性减,津血受损仍需防

陈皮炒炭后,燥性大降,故周教授临床亦常用之。如以"陈皮炭+枳实炭",治疗痰湿气滞脘腹胀痛、气滞痞满之痢疾。此两炭合用,一者燥性大减;两者消导作用大增;三者一升一降,消胀止痛之功倍增;四者有保护胃肠黏膜之效。还可以"陈皮炭+沉香曲"治疗寒湿气滞之消化不良。因陈皮炒炭后收涩之力加强,行气之力有所下降,而沉香曲行气止痛,可升可降,两药合用,能升降合度,行气消胀,和中止痛。

陈皮可属药食同源之品,周教授认为,虽然,陈皮药性较为平和,但毕竟是药,对于亡液之人、汗多之人、气虚之人、吐血之人,要注意慎用。陈皮的常剂量为3~10g,对于湿证、气滞证较为明显者,用量可稍加大,但一般不超过15g。

枳　实

枳实破气消痰痞,胸腹闷胀无踪影

枳实破气消积、化痰除痞,临床十分常用。周教授临床,常以枳实为主药治疗以"胸痛+胸闷"为辨证要素的心胸疾病和以"腹痛+腹胀"为辨证要素的消化道疾病。①"胸痛+胸闷":以枳实为主药治疗"胸痛+胸闷"症古已有之。张洁古曰:枳实"治心下痞",《用药心法》对此作解释:"枳实,洁古用去脾经积血,故能去心下痞,脾无积血,则心下不痞"。《补缺肘后方》以枳实治"卒患胸痹痛",《简要济众方》用枳实治"伤寒后,卒胸膈闭痛"。枳实为主药治疗以"胸痛+胸闷"为辨证要素的心胸疾病还可参考《金匮要略》的"枳实薤白桂枝汤"。周教授常用"枳实+瓜蒌"治疗以痰热痰浊为主的冠心病心绞痛。枳实味苦,性微寒,苦能燥湿,寒能去热,故对于痰浊气滞的冠心病心绞痛较为合宜,并且瓜蒌性寒凉还具有润肠通便的功效,可予所化之痰以排出体外之通路。②"腹痛+腹胀":《本草求真》曰:"枳实专入脾、胃。气味与枳壳苦酸微寒无异。但实小性酷,下较壳最迅。故书载有推墙倒壁之功。"以枳实为主药治疗以"腹痛+腹胀"为辨证要素的消化道疾病,有胆汁反流性胃炎、胃下垂、消化性溃疡、老年习惯性便秘、功能性消化不良等。现代药理研究证明,枳实能使胃肠运动收缩节律增强而促进排便,故对便秘有效。不只对于实证便秘,气虚引起之便秘,周教授亦常以枳实为主药治之,因《神农本草经》言:枳实"长肌肉,利五脏,益气轻身",说明枳实有补气升清的作用。且因枳实有"长肌肉"之功,周教授也将其用于治疗重症肌无力;而枳实"轻身"的功效也可用于治疗肥胖病。

枳实善治胃下垂,痰湿瘀滞一起祛

胃下垂是指站立时胃的下缘达盆腔,胃小弯角切迹低于髂嵴连线的病证。其病因多为长期饮食失节,七情内伤,劳倦体乏,使脾胃失和,功能失常,脾虚升举无力,中气下陷。处方举例:①若症见食后脘腹胀满,腹有坠痛,嗳气连连,倦怠喜卧,舌苔白,脉缓弱无力,可治以补气升陷、健脾和胃。常用处方:黄芪30g,枳实15g,党参12g,白术12g,升麻6g,柴胡6g,当归10g,陈皮6g,炙甘草6g。此证型在胃下垂最为常见,"黄芪+枳实"为常用药对。值得强调的是,若无气滞症状,则可不用枳实。②若症见脘腹胀坠冷痛,泛吐清水,时有痰涎,喜温便溏,气少乏力,舌苔白,脉沉弱,可治以升阳益气、健脾和中。常用处方:党参15g,枳实12g,白术12g,干姜6g,升麻6g,炙甘草6g。此方中"党参+枳实"为主要药对,党参益气、枳实升阳,两药合用,共起温中补阳之功。③若症见胃中冷满,水饮漉漉,泛吐清水、痰涎,舌苔白滑,脉沉弦,可治以化饮祛痰、理气温胃。常用处方:茯苓15g,枳实12g,桂枝6g,苍术10g,姜半夏10g,甘草6g。此方中,茯苓、枳实、桂枝三药为主药,起化饮祛痰、理气温胃的作用。④若症见脘腹胀痛,嗳气频频,食后脘腹见胀坠,胸闷便秘,舌苔薄白,脉弦,可治以调和肝脾、升降气机。常用处方:柴胡12g,枳实12g,炙黄芪15g,白术10g,白芍10g,白豆蔻6g,升麻6g,炙甘草6g。此方中,以"柴胡+枳实"为主药,起调和肝脾、升降气机作用。⑤若症见疲倦乏力,纳少便溏,脘腹胀满,口苦嗳气,舌淡胖嫩、苔黄腻,脉濡,为脾虚失运、胃纳呆滞,可治以健脾和胃、消食导滞。常用处方:党参12g,枳实12g,白术12g,茯苓10g,陈皮10g,半夏10g,槟榔6g,砂仁3g,黄连6g,干姜6g,炙甘草6g。"党参+枳实"主起健脾和胃、消食导滞之作用。周教授特别强调,枳实对于各"滞",如湿"滞"、痰"滞"、瘀"滞"、饮"滞"均有作用。

木 香

木香配伍颇多样,临床需要随证变

《本草汇方》记载:"广木香,《本草》言治气之总药,和胃气、通心气、降肺气、疏肝气、快脾气、暖肾气。"《本草汇言》曰:"广木香……消积气,温寒气,顺逆气,达表气,通里气。"故木香的临床适用范围非常广泛,周教授常以木香治脾胃之病,如溃疡病;心病,如冠心病、高脂血症;治肺病,如哮喘;肾(系)病,如疝气。木香与补药相配,则药性偏补;木香与泻药相配,则药性偏泻。不同炮制方法的木香,使用亦有区别,周教授常以生木香治脘腹气滞胀痛之慢性胃炎;以煨木香治脾虚之慢性痢疾;以麦麸炒木香治脾虚之虚性腹泻。

木香常用配伍药对如下:"木香+生大黄"治疗胆囊炎,"木香+金钱草"治疗气湿滞留之胆石症,"木香+川芎"治疗急性腰扭伤,"木香+黄连"治疗湿热下注之痢疾,"木香+白花蛇舌草"治疗湿热郁肝之肝癌,"木香+小茴香"治疗湿留肠道之疝气。

周教授认为用木香治五脏之病,用量不宜过大,一般为3~6g。

木香善调三焦气,三焦辨证也容易

《本草纲目》曰:"木香,乃三焦气分之药,能升降诸气。"周教授言:"木香能调三焦气机,于临证有一定的实用意义。对于一些脏腑辨证有一定困难者,可以用三焦辨证诊断。如有中焦湿阻之腹痛泄泻,虽不明何病何脏为主,但亦可用木香为主药,酌配藿香、佩兰治之。又如下焦湿热之大便不畅、下利后重,也可不以辨脏腑为先,而以木香为主药,酌配槟榔、枳实治之。"

各种胃炎胃溃疡,木香理气胃无恙

消化性溃疡的发生可与五志七情之变化有关,如肝失条达,则木横克土,肝胃不和,气滞血瘀,不通则痛;病久则可致脾胃虚弱,局部气血失调,溃疡形成。故可用理气疏肝之木香治疗本病。

处方举例:①若症见胃脘胀痛,若情志不遂则加重,嗳气连连,口苦泛酸,胸闷食少,舌苔薄白,脉弦,可治以疏肝理气、和胃止痛。常用处方:木香10g,柴胡6g,枳实10g,白芍10g,陈皮6g,半夏10g,海螵蛸12g,甘草6g。木香在本方中主起疏肝理气止痛作用。②若症见胃脘灼痛,口苦泛酸,常喜冷饮,烦躁易怒,大便秘结,舌苔黄,脉弦,可治以清热理气。常用处方:木香10g,栀子12g,牡丹皮10g,浙贝母10g,陈皮10g,黄连3g,海螵蛸15g,白芍10g,甘草6g。木香在本方中主起理气作用,栀子在本方中主起清热作用。③若症见胃脘刺痛,痛处固定,胃痛剧烈,多汗黑便,舌质紫暗,舌苔黄,脉弦,可治以活血化瘀、理气通络。常用处方:蒲黄10g,木香10g,丹参10g,枳实10g,赤芍10g,桃仁10g,红花6g,当归10g,延胡索10g,煅瓦楞子(先煎)15g。"蒲黄+木香"在本方中方起活血化瘀、理气通络作用。

乌　药

乌药行气又止痛,下身疼痛有专功

乌药具有行气止痛、温肾散寒的功效,关于乌药临床使用的经验,周教授特列出以下三点供大家参考。

第一,乌药并不只具有辛散之功,还有"理元气"的功效。《本草述》言:"按乌药之用,耳食者本于寇氏'走泄多'一语,以为专于辛散而已,如海藏谓其'理元气',何以忽而不一绎也?如止于辛散,安得宿食能化,血痢能止,便数能节,症结能消,头风虚肿之可除,腹中有虫之可尽,妇人产后血逆及血海作痛之可疗,小儿积聚、蛔虫及慢惊昏沉之可安,即《日华》亦谓其功不能尽述者,是其徒以辛散为功乎?盖不等于补气之剂,亦不同于耗气之味,实有理其气之元,致其气之用者。使止以疏散为能,而不能密理致用,可谓能理气乎?丹溪每于补阴剂内入乌药叶,岂非灼见此味,于达阳之中而有和阴之妙乎?达阳而能和阴,则不等于耗剂矣。香附血中行气,乌药气中和血,离血而和气,是谓之耗,不谓之理,盖气本出于阴中之阳,达于阳中之阴也。"。

第二,从乌药、木香、香附三药的区别与联系中,可更好地理解乌药的功效特点,并指导临床。《本草求真》言:"乌药,功与木香、香附同为一类,但木香苦温,入脾爽滞,用于食积则宜;香附辛苦,入肝、胆二经,开郁散结,每于忧郁则妙;此则逆邪横胸,无处不达,故用以为胸腹逆邪要药耳。"

第三,对乌药药力的高低也要用一个明确的定位——乌药的药力不烈。《本草衍义》言:"乌药……不甚刚猛"。故周教授常将乌药与他药配合使用,以提高其药力。如乌药配香附,使乌药之辛开温通、顺气止痛之功增强,治腹痛、肝炎等;乌药配益智仁,使温肾缩泉之功增强,治疗遗尿、慢性肾炎等;用药配沉香,使纳肾之功更显,治疗疝气等;乌药配木香,使行气止痛、温里散寒之功增强,治疗消化不良、呕吐等病症。

尿路感染尿频急,乌药理气效可期

尿路感染是由细菌引起的泌尿道炎症性疾病,包括肾盂肾炎、膀胱炎和尿道炎,以尿频、尿急为主要表现,可属中医的"淋证"、"水肿"、"癃闭"、"关格"、"腰痛"等范畴。

《本草纲目》记载:乌药"止小便数及白浊",故可将其用于治疗尿路感染。现代药理研究表明乌药能抑制多种细菌,亦为乌药治疗尿路感染的佐证。

《药品化义》言:"乌药,气雄性温,故快气宣通,疏散凝滞,甚于香附。外解表而理肌,内宽中而顺气。"《日华子诸家本草》言:乌药"治一切气。"周教授强调,无论尿路感染处于何种时期,使用乌药都非常合适。在尿路感染的早期,清热解毒虽是常用手段,但理气通淋才是治疗尿路感染的关键。只有气机通顺,才能祛邪外出,若一味清热解毒,以致邪无出路,必然会遗患无穷。而尿路感染的中晚期,具有正虚为主、邪气未尽的特点,故在补正气的同时配伍理气药乌药,既防止补药太过,滋腻气滞;又使邪有出路,防止闭门留寇。

周教授治疗尿路感染常以病程长短分期辨证,处方举例:①早期:临床表现为小便频数,灼热刺痛,小腹胀痛,或伴有腰痛,口苦、恶心干呕、舌苔黄腻,脉濡数。常用处方:乌药10g,瞿麦10g,萹蓄10g,黄柏10g,车前子(布包)10g,生大黄(后下)6g,滑石12g,炒栀子10g,生甘草6g,随症加减。②中期:临床表现为尿意频急,排尿不畅,小腹胀痛,伴腰胁胀痛,舌苔薄白,脉沉弦。常用处方:乌药10g,王不留行10g,滑石15g,石韦10g,陈皮6g,白芍10g,随症加减。③晚期:

临床表现为小便频数,排而不畅,面浮足肿,纳呆腹胀,头晕、乏力、便溏,舌淡苔白,脉沉细。常用处方:乌药10g,白术12g,党参12g,茯苓10g,薏苡仁15g,山药10g,知母10g,杜仲10g,狗脊10g,黄柏10g,随症加减。

薤 白

薤白通阳又散结,胸痛彻背服之宜

气滞常为冠心病的病因,薤白通阳之力较好,故常用于冠心病之治疗。诚如《本草思辨录》所云:"药之辛温而滑泽者,惟薤白为然,最能通胸中之阳与散大肠之结,故仲圣治肠痹用薤白,治泄利下重亦用薤白。"现代药理研究证实薤白能增加冠状动脉流量。

若症见胸痛彻背,恶寒,胸闷心悸,喘急不停,舌苔白,脉沉细,可治以祛寒活血、宣痹通阳。常用处方:桂枝10g,薤白12g,当归10g,川芎10g,白芍10g,细辛3g,延胡索10g,降香(后下)6g,红花10g,甘草6g。若症见肢体沉重,形体较胖,胸闷气少,眩晕痰多,恶心纳呆,舌苔白腻,脉滑,可治以通阳泄浊、祛痰开结。常用处方:薤白12g,瓜蒌皮10g,半夏10g,厚朴10g,枳实10g,桂枝10g,茯苓10g,郁金10g,降香6g,甘草6g。

薤白与桂枝,均是周教授临证治疗冠心病喜用之药,两药均能通阳,对于阳气滞胸之冠心病较为合适。但周教授一般在治疗冠心病时,常常先用桂枝,若桂枝治效不佳时,则再用薤白。周教授指出,桂枝是一味通中寓补之药,其能扶助心阳而化心气,故对于冠心病初发者用之较好。但桂枝通阳之力不如薤白,故若病情发展,则拟停桂枝而改用薤白。但薤白是一味纯温之药,其无补益之力。所以在用薤白治疗冠心病时,亦须注意保护心阳,以免薤白过分通利而损之。另外,对于寒重之冠心病,当选桂枝;而对于有痰之冠心病,则可考虑用薤白。

薤白通阳力较强。若冠心病气滞较明显,可以用其他通阳之药辅助薤白,如细辛、苏合香等。

脘腹急痛胰腺炎,薤白通腑功效强

急性胰腺炎若症见突然脘腹疼痛,两胁胀满,恶心呕吐,身热口干,便秘,舌苔薄黄,脉弦数,可治以行气止痛、通腑泄浊。常用处方:柴胡10g,黄芩10g,薤白10g,白芍10g,延胡索12g,半夏10g,莱菔子10g,生甘草6g。本方中,"柴胡+薤白"乃主起行气止痛、通腑泄浊之作用。此两药虽均无直接止痛作用,但对气滞之腹胁作痛起作用。气结散除,则痛自止。方中尚有半夏、莱菔子除痰散结,白芍调理气血,延胡索理气止痛,黄芩清热,生甘草调和诸药。腹痛重者,可加香附、乌药;腹胀重者,可加大腹皮、厚朴;胁痛明显者,可加川芎、三棱;大便秘结者,可加大黄;身热明显者,可加银花、玄参。若症见脘腹胀痛,发作较剧,时有呕吐,大便秘结,身热烦躁,舌苔黄燥,脉弦数,可治以行气通里、清热攻下。常用处方:大黄10g,黄芩10g,薤白10g,芒硝10g,厚朴10g,延胡索10g,木香10g,半夏10g,白芍10g,白花蛇舌草15g,生甘草6g。本证型系胃肠热互结,肠腑闭塞不通,治之当以行气通下为主,故"通下药+薤白"能行气通里、通腑导滞,解除积滞,使胃肠肝胆之通降功能恢复。周教授指出,此证型治疗过程中很重要的一点是要观察大便:若药后便泻数次,则往往痛随泻减,热毒亦随泻而去;若药后不见便泻,则恐药力或药量不够;若药后便泻过度,则恐伤正,应在泻止后,予一定的补益药。若腹泻较甚,则可加槟榔;呕吐严重者,可加竹茹;身热较甚者,可加玄参、山栀。

薤白之于本病,常为重要之药。临证应根据患者的症情及体质状况选用不同剂量。周教授治疗本病时,一般用薤白10~12g。临证应用薤白时,若见有流涎、血压升高等现象时,应予停药。对于有高血压史或高血压病者,临证用薤白必须小心。若用薤白后出现醉酒状态,则要考虑停药。薤白是一味破气之药,临证应用时必须注意这一点。周教授指出,用薤白治疗本病,一般可见便泻,有一泻而症减,亦有二三泻而症减者,这要看患者之正气状态和其对薤白之敏感度而定,不能千篇一律地对待。

麻 黄

发汗散寒善宣肺,平喘利水消水肿,
风寒流涕也合适,有汗虚喘为禁忌。

麻 黄 汤

麻黄发汗散风寒,宣肺平喘肺气安。
桂枝解肌调营卫,杏草止咳又平喘。
外感风寒表实证,恶寒发热汗出瘥。

麻黄杏仁甘草石膏汤

麻黄宣肺又平喘,清热泻肺石膏襄。
杏仁止咳平喘好,止咳化痰甘草良。
表邪未解热壅肺,发热咳喘服之宜。

桂 枝

风寒感冒表虚证,脘腹冷痛及胸痹。
关节痹痛或经闭,调和营卫显神奇。

桂 枝 汤

桂枝发表祛风寒,配上白芍营卫调。
和胃止呕生姜襄,调理脾胃枣草尝。
外感风寒表虚证,恶风发热服之康。

桂枝茯苓丸

瘀阻胞宫易生癥,缓消渐散用桂苓。

桃仁丹皮善消癥,白芍缓急止痛灵。
善治漏下血不止,产后恶露能排净。

紫 苏 叶

风寒感冒气滞证,行气和胃效果灵。
妊娠呕吐胎气动,鱼蟹过敏服之瘥。

生 姜

生姜辛温气味浓,解表散寒又温中。
化痰止咳除腥膻,鱼蟹中毒显专功。

荆 芥

药菜两用荆芥穗,解表散风发热退。
感冒头痛风麻疹,风寒风热皆可配。

防 风

祛风解表胜湿好,止痛止痉疗效高。
感冒头痛及痹痛,风疹瘙痒效可靠。

羌 活

解表散寒又止痛,肩背酸痛有专功。
风湿痹痛配独活,头痛项强配川芎。

羌活胜湿汤

祛风除湿治痹痛,羌活独活有专功。
防风藁本散风寒,芎蔓善治头风痛。
辛散药性甘草调,肩背腰脊痛无踪。

白 芷

解表散寒又止痛,香气扑鼻又美容。
鼻塞流涕又头痛,都梁丸中配川芎。

细 辛

祛风止痛真灵验,头痛鼻塞关节炎。

辛不过钱是忠言,超量久服肾受残。

麻黄细辛附子汤

麻黄细辛附子汤,助阳解表响当当。
外感风寒能疏散,素体阳虚此方匡。
恶寒甚重发热轻,神疲欲寐服之康。

薄　荷

风热感冒宜辛凉,清利头目咽不痒。
疏散风热善透疹,疏肝行气胸胁畅。

桑　叶

桑叶原是蚕儿粮,疏散风热功效强。
风热感冒清肺燥,清肝明目有特长。

桑　菊　饮

桑叶菊花散风热,薄荷利咽治微渴。
桔杏甘草治肺咳,连芦透热津尤存。
风温初起咳嗽证,身热不甚较适合。

菊　花

观赏菊花不入药,药用菊花有定法。
风热感冒杭菊花,平肝明目滁菊花。
肝阳上亢白菊花,清热解毒野菊花。

桑　菊　饮

桑叶菊花散风热,薄荷利咽治微渴。
桔杏甘草治肺咳,连芦透热津尤存。
风温初起咳嗽证,身热不甚较适合。

柴 胡

疏散退热善和解,半表半里热邪瘥,
升举阳气治气陷,脱垂脱肛服之宜,
疏散退热宜生用,疏肝解郁醋炙它。

小 柴 胡 汤

寒热往来选柴胡,清泄少阳黄芩和。
生姜半夏和胃气,人参大枣脾气扶。
调和诸药有甘草,和解少阳诸证除。

大 柴 胡 汤

疏解少阳用柴胡,清泄少阳黄芩和。
大黄枳实泻腑热,行气破结苦满除。
白芍缓急又止痛,半姜和中胃气舒。
和解少阳泻热结,少阳阳明服之瘥。

葛 根

解肌退热又生津,升阳止泻又透疹。
突发耳聋宜早用,颈项不利可舒伸。

葛根芩连汤

葛根辛凉善升散,解肌升阳首选药。
芩连苦寒善清热,厚肠止痢有功效。
甘草缓急又和中,解表清里功效高。

生 石 膏

清热泻火除烦渴,外感高热又喘咳。
胃火上炎龈出血,脾胃虚寒不相合。

白 虎 汤

石膏大寒味甘辛,阳明大热效堪珍。
知母苦寒质滋润,清热除烦功效真。
调和诸药有甘草,粳米和胃又生津。
大热大烦脉洪大,阳明经证无踪影。

竹叶石膏汤

石膏清热又生津,除烦止渴效尤珍。
麦冬补气又养阴,半夏降逆胃气宁。
粳米甘草和胃气,清热益气又生津。

知 母

清热泻火除烦渴,滋阴润燥治干咳。
滋阴降火盐水炙,配伍葛根解热渴。

栀 子

泻火除烦清湿热,凉血解毒肿痛克。
热病烦躁淋证痛,脾胃虚寒不适用。

黄连解毒汤

黄连黄芩黄柏襄,苦寒直折效更强。
栀子清泻三焦火,泻火解毒功效彰。
三焦火灭不充斥,大热烦躁服之康。

夏 枯 草

清肝泻火治目痛,散结消肿治乳痛。
瘰疬瘿瘤头眩痛,颈部肿物有专功。

黄 芩

清热燥湿泻火毒,止血安胎有专功。
血热吐衄嗓子痛,胎热不安防胎动。

肺热咳嗽痰黄稠,食少便溏应慎用。

黄　连

苦口良药清湿热,泻火解毒难超越。
高热神昏且谵语,神志转清不胡说。
热毒泻痢为要药,疮疡肿毒不可缺。
降糖降脂降血压,心律不齐效卓绝。

黄连解毒汤

黄连黄芩与黄柏,苦寒直折功更强。
栀子清泻三焦火,泻火解毒功用彰。
三焦火毒不充斥,大热烦躁服之康。

戊　己　丸

左金黄连与吴萸,胁痛吞酸悉能除。
再加芍药名戊己,热泄热痢服之愈。

苦　参

清热燥湿治热痢,湿热黄疸与尿闭。
杀虫利尿疗淋沥,皮肤痒疹能平息。

金　银　花

清热解毒金银花,药食两用人人夸。
疏散风热治感冒,温病初起配连翘。
疮疡诸疾配合用,热淋下痢服之瘥。

银　翘　散

银翘善于散风热,清热解毒庶气灭。
薄荷桔梗与牛蒡,清利头目散风热。
荆芥豆豉散表邪,竹草芦根生津液。
风热初起发热证,头痛口渴服之宜。

仙方活命饮

银花清热善解毒,疮家圣药功效殊。
防风白芷散热毒,归芍乳没肿痛舒。
花粉贝陈消痰结,山甲皂刺排脓速。
疮疡肿毒初起者,红肿热痛服之瘥。

连　翘

清热解毒肿消散,疏散风热清心烦。
温病初起配银花,温病名方银翘散。
外痈内痈必须用,疮家圣药不虚幻。
苦寒只怕伤脾胃,气虚便溏要防范。

蒲 公 英

清热解毒治疮痈,消肿散结乳腺炎。
利尿通淋膀胱炎,内服外敷效更显。
苦寒只宜实热证,体虚阴疽不适宜。

土 茯 苓

解毒除湿有专长,通利关节不平常。
梅毒汞毒棉酚毒,消解诸毒有特强。

金 荞 麦

清热解毒善消痈,排脓祛瘀能止痛。
肺痈吐脓胸疼痛,肺热喘咳痰黄稠。
扁桃体炎为要药,密闭酒炖效更宏。

生 地 黄

清热凉血又养阴,热入营血效犹珍。
温毒发斑吐衄血,热病伤阴又伤津。
阴虚津亏易消渴,骨蒸劳热效如神。

炙甘草汤

生地养血又滋阴,炙草益气又养心。
麦冬阿胶养心阴,麻仁润燥为陪衬。
参枣补中又益气,桂姜清酒心气振。
心动悸与脉结代,虚劳肺痿效尤珍。

导赤散

生地甘凉入心肾,滋阴凉血效亦珍。
木通苦寒清心火,心火得清心神宁。
清热解毒甘草梢,调和诸药热下引。

玄 参

清热凉血解热毒,滋阴降火邪气伏。
解毒散结治瘰疬,脾虚便溏不宜服。

增液承气汤

玄参滋阴又降火,泄热软坚功效俱。
麦地滋阴又增液,黄硝通便热下趋。
热结阴虚肠燥证,燥屎不行服之瘥。

丹 皮

牡丹原是花中王,观赏名花不药用。
根部精华都在皮,清热凉血化瘀滞。
热入营血易吐衄,瘀血作祟诸病起。
血虚有寒不敢用,孕妇出血应禁忌。

赤 芍

赤芍白芍功不同,植物学名也类通。
赤芍清热凉血功,散瘀消癥又止痛。
热入营血易吐衄,癥瘕瘀痛显神功。

赤芍莫与藜芦见,血虚寒凝不敢用。

紫　草

清热凉血能解毒,血热毒盛能制服。
湿疹疮疡及烫伤,内服还需加外敷。

青　蒿

善清虚热除骨蒸,鲜药捣汁抗疟灵。
抗疟成分青蒿素,全球疟疾能除清。
造福人类获诺奖,中药前景更光明。

青蒿鳖甲汤

青蒿鳖甲好搭档,养阴透热能担纲。
生地滋阴又凉血,知母滋阴虚火降。
丹皮擅长清伏火,阴虚内热悉能康。

半　夏

半夏时节湿当令,每逢长夏湿气盛。
燥湿化痰治痰咳,降气止呕治胃病。
消痞散结小陷胸,消肿止痛外敷灵。
妊娠早期要慎用,半夏乌头不相成。

半夏泻心汤

半夏消痞又降逆,干姜温中散寒湿。
芩连泄热又消痞,人参草枣脾气益。
调节寒热与升降,胸脘痞满服之失。

半夏厚朴汤

半夏化痰又散结,厚朴降气胀满歇。
茯苓健脾又渗湿,紫苏生姜降呃逆。
气郁痰凝梅核气,行气化痰消郁结。

天 南 星

散结消肿止疼痛,外治蛇毒与痈肿。
南星善于祛风痰,善治癫痫与中风。
生品内服宜谨慎,妊娠早期应忌用。

清气化痰丸

清热豁痰胆南星,清肺化痰瓜蒌仁。
清热泻火用黄芩,化痰散结半夏迎。
枳陈理气又宽胸,止咳化痰用杏仁。
茯苓健脾杜生痰,痰热咳嗽服之清。

浙 贝 母

清热止咳化痰强,痰火咳嗽效犹显。
解毒散结能消痈,肺痈肠痈乳腺炎。
寒痰湿痰不宜用,贝母莫与乌头见。

瓜 蒌

清热涤痰治喘咳,热性咳喘皆适合。
宽胸散结治胸痹,瓜蒌薤白服之安。
消肿散结治肿疡,肺痈乳痈肠痈痊。
润燥滑肠治便秘,瓜蒌乌头互相叛。

瓜蒌薤白白酒汤

瓜蒌清热又涤痰,理气宽胸心气旺。
薤白通阳又散结,行气止痛得安康。
瓜蒌薤白白酒汤,胸痹心痛敢担当。
痰浊较甚加半夏,瓜蒌薤白半夏汤。

前 胡

苦辛微寒归肺经,降气化痰胸膈轻。
散风清热止咳好,咳痰诸证效尤珍。

前胡咳痰汤

前胡桔梗治咳痰,陈半苓草杜生痰。
黄芩清肺杏止咳,外感咳痰服之彰。

桔 梗

宣肺利咽治咽痛,祛痰排脓畅心胸。
载药上行如舟楫,气机上行应慎用。

杏 仁

降气止咳又平喘,宣肺开郁桔梗添。
润肠通便配桃仁,药有小毒不可忽。

百 部

润肺下气又止咳,暴咳久咳都适合。
杀虫灭虱治结核,蜜炙百部治劳咳。

止 嗽 散

紫菀百部善止咳,新久咳嗽均适合。
甘桔前陈治痰咳,荆芥疏风又发汗。
风寒犯肺咳嗽证,恶寒发热服之安。

桑 白 皮

泻肺平喘利水好,肺热咳喘疗效高。
肺气不宣水气滞,面目浮肿服之消。
降压降糖调免疫,桑树一身全是宝。

泻 白 散

清泄肺热桑白皮,肺中伏火地骨皮。
炙草粳米养胃阴,肺热咳喘服之瘥。

葶 苈 子

泻肺平喘治喘急,痰涎壅肺能消失。
行水消肿治心衰,胸水腹水不压迫。

附 子

回阳救逆能担纲,补火助阳响当当。
散寒止痛顶呱呱,四肢厥冷四逆汤。
久病阳虚欲脱证,元气暴脱参附汤。
半蒌贝蔹及攻乌,阴虚孕妇均避让。

四 逆 汤

回阳救逆用附子,心肾阳衰急救剂。
干姜辛热助附子,四肢厥逆恶寒弃。
甘草益气又缓急,药少力宏效神奇。

真 武 汤

温阳化水真武汤,温肾助阳附子昂。
健脾燥湿用白术,淡渗利湿茯苓加。
生姜和胃又降逆,筋肉瞤动白芍抗。

干 姜

干姜辛热生姜温,植物学名应同源。
温中散寒为共性,回阳通脉建奇勋。
温肺化饮配合用,寒饮喘咳效不逊。

附子理中汤

干姜温中祛寒强,温暖脾胃有特长。
人参益气又健脾,白术健脾化湿良。
调和诸药有甘草,脾胃虚寒服之宜。

脾肾虚寒加附子,附子理中更灵验。

肉 桂

补火助阳显神通,引火归原有专功。
散寒止痛真有劲,温通经脉效也宏。
阳痿宫寒腰冷痛,虚阳上浮面色红。
心腹冷痛寒疝作,寒凝血滞少腹痛。
虚寒诸证可选用,血证孕妇应忌用。

吴茱萸

辛苦燥热小毒襄,散寒止痛且助阳。
降逆止呕又止泻,厥阴头痛效更强。
耗气动火伤气津,阴虚内热不可尝。

吴茱萸汤

吴茱散寒胃气舒,温暖肝肾呕逆除。
生姜降逆又止呕,参枣益气脾胃舒。
温中补虚又降逆,虚寒诸证服之瘥。

温经汤

吴萸温肝又止痛,桂枝散寒血脉通。
活血祛瘀归芍芎,丹皮凉血治经痛。
阿胶麦冬润燥好,半夏化湿胃气通。
人参姜枣扶正气,冲任虚寒瘀滞松。

大 黄

荡涤胃肠去积滞,泻热通便治热秘。
凉血解毒治疮疡,祛瘀通经治经闭。
妊娠哺乳勿使用,胃寒经期要注意。
大黄不是减肥药,肝功异常要禁忌。

大 承 气 汤

大黄苦寒能泄热,峻下热结通大便。
厚朴行气消胀满,枳实散结消痞强。
芒硝软坚又通便,痞满燥实服之宜。

火 麻 仁

麻仁甘平质滋润,润肠通便效单纯。
肠燥便秘津血亏,老人产妇排便顺。
药食两用火麻仁,降脂降压效不逊。

麻 子 仁 丸

麻仁润肠能通便,大黄通便泄热强。
杏仁肃肺又润肠,白芍和血有特长。
朴枳行气又破结,蜂蜜补中又润肠。
脘腹胀满大便秘,舌红苔黄用咸宜。

山 楂

山楂健胃又消食,行气散瘀治经闭。
化浊降脂又解酒,酸甜适口多珍惜。
酸甜容易伤牙齿,胃酸过多不合适。

保 和 丸

山楂善于消肉食,神曲长于化面食。
莱菔化痰又消食,陈半行气能化滞。
茯苓健脾又渗湿,连翘散结助消积。
消食和胃方平和,脘腹痞满功效奇。

石 菖 蒲

开窍豁痰又醒脑,神昏癫痫疗效妙。
老年痴呆适度用,醒神益智要提早。

耳鸣耳聋又健忘,消痞开胃食欲好。

磁　石

镇惊安神治惊悸,平肝潜阳眩晕息。
聪耳明目左慈丸,纳气平喘补肾气。
磁石本为铁矿石,脾胃虚寒应禁忌。

酸　枣　仁

养心补肝宁心神,睡眠改善精神振。
敛汗生津保津液,常服养护精气神。

酸　枣　仁　汤

枣仁养血又安神,茯苓健脾宁心神。
知母滋阴又除烦,血虚肝郁川芎寻。
养血调肝又安神,虚烦失眠效亦珍。

三　七

不管三七二十一,凡是血证都受益。
散瘀止血消肿痛,孕妇不用为上策。

茜　草

凉血破瘀又止血,血热夹瘀效突出。
活血通经治闭经,跌仆肿痛服之瘥。

蒲　黄

止血化瘀又通淋,内外出血疗效灵。
胸腹刺痛尿淋沥,内服外敷效更珍。
蒲黄花粉宜包煎,孕妇慎用求安宁。

白　及

收敛止血效果奇,消肿生肌不可离。

皲裂肛裂烫灼皮,白及乌头不同剂。

仙 鹤 草

收敛止血止痢好,截疟解毒功效高。
别名又叫脱力草,补虚常常配大枣。
止血抗凝常矛盾,相反相成效更好。

五 味 子

收敛固涩又益气,虚喘滑精固肾气。
补肾宁心治心悸,久泻久痢能固摄。
表邪未解暂不用,实热未清勿入剂。

乌 梅

肺虚久咳能敛肺,涩肠止泻治久痢。
虚热消渴能生津,安蛔止痛效神奇。
表邪未解暂不用,外感咳嗽不入剂。

山 茱 萸

补益肝肾治眩晕,腰膝酸软常耳鸣。
收涩固脱治遗精,遗尿带下尿频频。
大汗虚脱配黄芪,止汗防脱效更灵。

桑 螵 蛸

固精缩尿助肾阳,遗精遗尿效亦良。
补肾助阳治阳痿,配上鹿茸效更强。

金 樱 子

精关不固易遗精,膀胱失约遗尿频。
固精缩尿肾气盛,遗精遗尿无踪影。
涩肠止泻治泻利,脾肾虚衰效亦灵。

独　活

祛风除湿治痹痛,腰腿膝脚易见功。
肩背酸痛配羌活,通治痹病效更宏。

独活寄生汤

独活善于祛痹痛,辛防秦艽有专攻。
寄生杜牛补肝肾,地归芎芍养血通。
参苓桂草补气好,痹痛改善渐轻松。

徐　长　卿

祛风化湿善止痛,各种疼痛常选用。
皮肤瘙痒疗效好,毒蛇咬伤显奇功。

桑　寄　生

祛风除湿治痹痛,补益肝肾筋骨壮。
胎元不固防胎动,扶正祛邪肝肾旺。

苍　术

苍术芳香性温燥,燥湿健脾功效高。
寒湿中阻脘腹胀,配上厚朴胀满消。
两眼昏涩夜盲症,苍术煮肝视力好。

平　胃　散

湿滞脾胃胀满生,燥湿运脾苍术加。
行气除痞配厚朴,理气和胃陈皮佳。
调和诸药用甘草,胃气平和诸证瘥。

厚　朴

吃喝应酬脾胃伤,食滞中焦脘腹胀。
燥湿消痰有专长,下气除满气机畅。

胃肠积滞易便秘,痰饮咳喘胸胁胀。
调理胃肠抗溃疡,脾虚津亏不相宜。

茯　苓

利水渗湿能健脾,各种水肿善调理。
心脾两虚而失眠,宁心安神治心悸。
五苓散中用茯苓,猪苓泽泻常一起。

苓桂术甘汤

茯苓健脾化痰饮,桂枝温阳饮邪尽。
白术健脾又燥湿,甘草佐之调药性。
饮邪上逆胸胁满,清阳不升眩晕悸。
温阳化饮健脾阳,淡渗利湿平冲逆。

薏苡仁

利水渗湿消水肿,健脾止泻建奇功。
舒筋利脉能除痹,解毒排脓能治痈。
各种肿瘤配合用,煮粥常吃保安康。
扶正祛邪新制剂,提高免疫把癌抗。

猪　苓

利水渗湿治水肿,妊娠水肿服之康。
脾虚水肿四苓散,水热互结猪苓汤。
猪苓多糖注射液,调节免疫把病抗。

猪苓汤

猪苓淡渗利水好,泽苓利水功效高。
滑石清热又利水,阿胶滋阴阴血保。
水热互结伤阴证,发热口渴服之好。

车前子

清热利尿且通淋,湿热下注尿淋漓。

渗湿止泻配合用,明目祛痰功效奇。

茵陈

三月茵陈四月蒿,五月茵陈当柴烧。

清利湿热退黄疸,茵陈蒿汤有奇效。

湿疹湿疮且瘙痒,苦参相配功效高。

邪去病退正自复,血虚萎黄不入方。

茵陈蒿汤

清利湿热用茵陈,湿热黄疸效尤珍。

栀子泄热又降火,三焦湿热能除尽。

大黄泻热又逐瘀,面目鲜黄服之瘥。

虎杖

清热利湿又退黄,散瘀止痛解毒疮。

止咳化痰且通便,经期孕妇慎入方。

人参

大补元气防虚脱,生津养血心神安。

补脾益肺效果好,生津养血治消渴。

肺虚喘咳配蛤蚧,藜芦灵脂不相合。

生脉散(饮)

大补元气用人参,甘草养阴麦冬寻。

参麦止渴又生津,敛阴止汗五味增。

气短力乏且咽干,益气养阴能胜任。

参苓白术散

参苓白术善益气，健脾渗湿又止泻。
山药莲子白扁豆，健脾止泻添薏苡。
砂仁芳香又醒脾，桔梗载药又保肺。
调和诸药有枣草，益气健脾治腹泻。

太 子 参

益气健脾似党参，生津润肺如沙参。
气虚津亏可以用，药性和平益心身。
无虚不用太子参，浪费资源又坑人。

黄 芪

补中益气响当当，升阳举陷能担纲。
气血两虚面色黄，配上当归补血汤。
若配白术与防风，固表止汗玉屏风。
托毒排脓效果好，敛疮生肌易见功。
行滞通痹治中风，半身不遂与痹痛。
防衰抗老降血糖，阴虚阳亢慎入方。

玉屏风散

玉屏风散用黄芪，益气固表实卫气。
白术益气又健脾，辅助黄芪扶正气。
防风走表御风邪，表虚自汗效神奇。

白 术

补脾之王为白术，脾虚诸证不可缺。
燥湿利水又止汗，益气固表应首选。
脾虚气弱胎不安，配上黄芩效卓越。

痛 泻 要 方

白术健脾又燥湿，白芍柔肝能缓急。

陈皮理气醒脾气,防风升散肝郁启。
脾虚肝郁腹痛证,肠鸣腹痛服之失。

甘 草

补脾益气养心气,炙甘草汤治心悸。
清热解毒利咽喉,善解诸毒功效奇。
祛痰止咳又润肺,各种咳嗽效可期。
四肢拘急脘腹痛,芍药甘草效神奇。
调和诸药很得力,国老称号谁能比。
藻戟遂芫俱战草,毒副反应要牢记。

巴 戟 天

补肾壮阳筋骨强,阳痿遗精效灵验。
祛风除湿治痹痛,阴虚火旺不适宜。

淫 羊 藿

补肾壮阳真灵验,效果胜过巴戟天。
强筋壮骨祛风湿,酒制效果更灵验。
降压降糖调免疫,肝功异常不相宜。

冬虫夏草

虫草性味为甘平,补益肺肾功效灵。
补肺益气平喘咳,补肾益精治遗精。
诸虚百损善调理,常服养护精气神。
表证未解暂不用,阴虚内热须谨慎。

当 归

补血活血功神奇,气血两虚加黄芪。
调经止痛首选药,配上川芎效珍奇。
湿滞中满不适用,大便溏泄应当忌。

生 化 汤

当归养血又止痛,川芎桃仁有专功。

炮姜散寒又温经,甘草缓急又调中。

温经止痛散寒凝,恶露排尽渐轻松。

当归六黄汤

当归地黄滋阴血,芩连黄柏火泻绝。

黄芪益气又固表,阴虚盗汗效突出。

熟 地

补血滋阴益精血,补精填髓效卓越。

肾阴亏虚易潮热,六味地黄不可缺。

肝肾阴虚腰膝软,眩晕耳鸣要首选。

食少腹胀与便溏,配上砂仁更安全。

四 物 汤

四物地芍与归芎,血虚瘀滞有专功。

补血和血调冲任,妇科百病此方宗。

六味地黄丸

熟地山药山萸肉,茯苓泽泻牡丹皮。

三补三泻补为主,滋阴补肾又填髓。

阳 和 汤

地黄补肾填精巧,温肾益精鹿角胶。

桂姜温阳又散寒,温化寒痰芥子饶。

甘草解毒调诸药,各种阴疽效堪夸。

白 芍

芍药花开红艳艳,妇科用药有特长。

养血调经治经闭,柔肝止痛平肝阳。
敛阴止汗治出汗,白芍藜芦不相见。

阿　胶

补血滋阴且润燥,血虚萎黄疗效好。
肺燥咳嗽且咯血,润肺止血功效妙。
各种出血配伍用,造血功能会提高。

何　首　乌

补益肝肾益精血,强壮筋骨乌须发。
化浊降脂治肢麻,肝功异常慎用它。

七宝美髯丹

赤白首乌补肝肾,益精壮骨功效增。
赤白茯苓补脾气,益气宁心亦安神。
枸杞菟丝补肝肾,骨脂温阳肾气振。

沙　参

沙参已分南与北,养阴清肺功效近。
益胃生津功相同,南善化痰北生津。
脾虚有痰南沙参,阴虚干咳北沙参。
沙参莫与藜芦见,风寒咳嗽不现身。

百　合

百合甘凉善养阴,清心润肺又安神。
失眠燥咳可选用,药食两用益身心。

百合固金汤

生熟二地善滋阴,肾阴肺阴随之增。
百合麦冬养肺阴,玄参滋阴降火珍。
归芍补血敛肺津,桔梗甘草善利咽。

麦 冬

养阴生津润肺心,阴虚心烦睡不宁。
肺失滋润易干咳,胃有内热烦渴甚。
肺燥肠燥都可用,虚寒痰浊不可近。

麦 门 冬 汤

滋养肺胃麦门冬,和胃降逆半夏从。
人参健脾善益气,草枣粳米和胃功。
虚热肺痿咳唾证,气逆呕吐效更宏。

益 胃 汤

生地麦冬益胃好,养阴生津又润燥。
沙参玉竹养胃阴,冰糖养胃调味道。
胃阴不足口干燥,大便干结疗效高。

枸 杞 子

滋补肝肾精血充,防衰抗老都认同。
阳痿遗精夜尿多,腰膝酸软且疼痛。
气香色红味甘纯,药食同源显神通。

女 贞 子

滋补肝肾性不腻,明目乌发功效妙。
善治眩晕耳失聪,内热消渴有专长。

牡 蛎

重镇安神治失眠,潜阳补阴治晕眩。
软坚散结治瘰疬,牡蛎煅后能收敛。
止汗止遗止崩漏,胃酸过多真灵验。

牡 蛎 散

敛阴潜阳煅牡蛎，固表止汗功效奇。
益气固表用黄芪，自汗盗汗能固摄。
收敛止汗麻黄根，浮小麦入止汗剂。

代 赭 石

平肝潜阳功效妙，脑立清丸降压好。
重镇沉降止呃逆，旋覆赭石疗效高。
凉血止血宜煅用，吐衄崩漏显奇效。

旋覆代赭汤

旋覆降气又消痰，代赭降逆可期盼。
半姜和胃又降逆，人参枣草养胃棒。

刺 蒺 藜

平肝解郁又祛风，肝阳上亢头晕痛。
肝郁气滞胸胁痛，乳汁不通乳房疼。
风疹瘙痒白癜风，明目去翳有专功。

钩 藤

息风定惊治惊痫，清热平肝降血压。
善治眩晕与心烦，小儿夜啼疗效高。

天 麻

平肝息风又止痉，惊痫抽搐得安宁。
平抑肝阳治头痛，祛风通络麻木轻。
天麻质润不耗津，调节血压益身心。

天麻钩藤饮

天麻钩藤平肝风，平肝潜阳石决从。

牛膝下行补肝肾,杜仲寄生肝肾充。
黄芩栀子清肝火,茯神交藤促睡功。
头痛眩晕血压高,肝阳平息病无踪。

全　蝎

息风镇痉治抽搐,攻毒散结治癌肿。
通络止痛治顽痹,偏正头痛病无踪。
全蝎有毒易过敏,血虚孕妇均禁用。

牵　正　散

祛风化痰白附子,风痰致痉全蝎治。
僵蚕化痰又通络,口眼㖞斜酒调制。

川　芎

活血行气治心痛,祛风止痛治头风。
头痛胸痹肢体痛,经带胎产建奇功。
辛温升散气味浓,阴虚火旺应慎用。

川芎茶调散

川芎活血治头痛,配上细辛效更宏。
薄荷白芷利头目,荆防羌活治头风。
甘草和中调诸药,清茶调服治头痛。

延　胡　索

活血行气又止痛,气血畅通不疼痛。
全身上下诸疼痛,适当配伍显专功。
炮制增效醋延胡,提高痛阈效更宏。

郁　金

姜科植物多辛温,郁金苦寒不一般。
活血止痛能行瘀,行气解郁又疏肝。

清心凉血治吐衄,利胆退黄治甲肝。
郁金莫与丁香见,相遇药效受羁绊。

姜 黄

破血行气又止痛,心胸刺痛有专功。
肩臂疼痛络不通,温经通络病无踪。

乳 香

乳香性味辛苦温,活血定痛肿痛消。
生肌消肿为常用,跌打损伤力独擅。
疮痛肿毒红肿痛,仙方活命力能襄。
气恶味苦易恶心,胃虚孕妇均勿沾。

丹 参

丹参活血又祛瘀,通经止痛月经舒。
清心除烦治失眠,凉血消痈疮毒祛。

红 花

花卉家族红花多,红花药名为正宗。
活血通经又止痛,痛经闭经配川芎。
胸痹心痛胁肋痛,散瘀消癥病无踪。

血府逐瘀汤

桃红牛膝祛瘀痛,四物和血瘀滞通。
柴胡桔枳调升降,调和诸药甘草充。
胸痛头痛唇色暗,瘀斑隐约功独崇。
胸中血瘀通用方,瘀痛化尽病无踪。

桃 仁

世外桃源有仁人,气血调和病不生。
活血祛瘀治闭经,止咳平喘效堪珍。

肠痈腹痛配大黄,润肠通便配杏仁。

血府逐瘀汤

桃红牛膝祛瘀痛,四物和血瘀滞通。
柴胡桔枳调升降,调和诸药甘草充。
胸痛头痛唇色暗,瘀斑隐约功独崇。
胸中血瘀通用方,瘀痛化尽病无踪。

益 母 草

活血调经消水肿,经期水肿效可珍。
痛经闭经配合用,产后恶露效若神。
肾炎水肿适合用,妊娠水肿不可近。

牛 膝

逐瘀通经且通淋,补益肝肾筋骨盛。
痛经闭经腰膝痛,筋骨无力效更灵。
引血引药都下行,妊娠妇女宜禁忌。

陈 皮

理气健脾化痰好,燥湿化痰功效妙。
陈半苓草二陈汤,湿痰咳嗽有特效。
阴虚燥咳不适用,痰中带血忌用好。

二 陈 汤

半陈苓草二陈汤,燥湿化痰善和中。
理气行滞化痰湿,咳嗽呕恶痰无踪。
苔白且腻脉又滑,痰湿化尽保安康。

枳 实

饮食积滞腹胀痛,破气消积建奇功。
脾虚生痰心下痞,化痰散痞效更宏。

痰浊气滞致胸痹,枳实薤白桂枝通。
枳实药性较猛烈,体虚孕妇不适用。

木 香

木香行气善止痛,健脾消食能调中。
香气醒脾增食欲,配上三仙效更宏。

乌 药

辛温行气能止痛,寒凝气滞病无踪。
温肾散寒治疝痛,并有缩尿止遗功。

四 磨 汤

乌药疏肝气机通,沉香下气降逆功。
槟榔破气又消胀,人参扶正脾肺隆。
肝气郁结胸膈闷,痞满喘急病无踪。

薤 白

薤白辛温气味浓,口感有些像小葱。
通阳散结除胸痹,行气导滞治胃疼。
药食两用好品种,心胸不舒可常用。

瓜蒌薤白白酒汤
(瓜蒌薤白半夏汤)

瓜蒌清热又涤痰,理气宽胸心气旺。
薤白通阳又散结,行气止痛得安康。
瓜蒌薤白白酒汤,胸痹心痛敢担当。
痰浊较甚加半夏,瓜蒌薤白半夏汤。